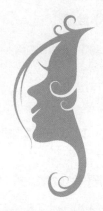

北京妇产医院医生说
宫颈癌

孔为民　主编

U0278529

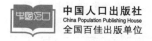

中国人口出版社
China Population Publishing House
全国百佳出版单位

图书在版编目（CIP）数据

北京妇产医院医生说宫颈癌 / 孔为民主编 . -- 北京：中国人口出版社，2022.7

（健康中国：癌症防治行动丛书）

ISBN 978-7-5101-8108-5

Ⅰ . ①北… Ⅱ . ①孔… Ⅲ . ①子宫颈疾病—癌—防治—问题解答 Ⅳ . ① R737.33-44

中国版本图书馆 CIP 数据核字（2021）第 231594 号

健康中国：癌症防治行动丛书
北京妇产医院医生说宫颈癌

JIANKANG ZHONGGUO: AIZHENG FANGZHI XINGDONG CONGSHU
BEIJING FUCHAN YIYUAN YISHENG SHUO GONGJING'AI

孔为民　主编

责 任 编 辑	刘继娟
策 划 编 辑	刘继娟
装 帧 设 计	华兴嘉誉
责 任 印 制	林　鑫　王艳如
出 版 发 行	中国人口出版社
印　　　　刷	天津中印联印务有限公司
开　　　　本	880 毫米 × 1230 毫米　1/32
印　　　　张	12.5
字　　　　数	240 千字
版　　　　次	2022 年 7 月第 1 版
印　　　　次	2022 年 7 月第 1 次印刷
书　　　　号	978-7-5101-8108-5
定　　　　价	68.00 元

网　　　　址	www.rkcbs.com.cn
电 子 信 箱	rkcbs@126.com
总编室电话	（010）83519392
发行部电话	（010）83510481
传　　　　真	（010）83538190
地　　　　址	北京市西城区广安门南街 80 号中加大厦
邮 政 编 码	100054

编委会

前　言　PREFACE

　　子宫颈癌（简称宫颈癌）是常见的妇科恶性肿瘤，在我国女性恶性肿瘤发病率中占第二位。GLOBOCAN 报道 2020 年我国新增宫颈癌 109741 人，死亡 59060 人，严重影响了我国妇女的健康。如何使广大女性全面而广泛并通俗易懂地认识宫颈癌，是医务人员面临的重要问题。2020 年 11 月，WHO 发布《加速消除宫颈癌全球战略》，其愿景是创造一个没有宫颈癌的世界，这需要我们一起努力。为此我们组织了 70 余位临床医师编写此书，普及并回答关于宫颈癌从发生、发展到治疗、预后全过程的知识及问题。

　　为了更直观地回答大家的问题，本书采用了问答式的编写方式，语言通俗易懂。撰写过程中，按照对宫颈癌及宫颈上皮内瘤变的基本认识，宫颈癌的病因、临床表现、诊断方法，宫颈上皮内瘤变的治疗方法，宫颈癌的各种治疗方法，宫颈癌的随访以及提高生活质量的方法，宫颈癌的预防的顺序进行了编排。

　　正确认识宫颈癌，了解宫颈癌以及其癌前病变的发病原因、检测方法、治疗方法与治疗后随访及预后将有助于广大女性重视宫颈癌的防治，缓解发病后的紧张心理、提高患者治疗依从性，同时有助于指导患者治疗后康复、提高患者生活质量。本书也对基层医院妇产科医师、医学生和护理专业学生了解宫颈癌及癌前病变相关专业知识有所帮助。

目 录 CONTENTS

认识子宫 揭秘宫颈癌
——基本认知篇

1 什么是宫颈癌 ························ 2

2 目前我国宫颈癌的发病形势严峻吗 ········ 2

3 女性生殖系统的构成（内、外生殖器）······ 3

4 什么是宫颈病变 ···················· 5

5 认识一下宫颈上皮内瘤变（CIN）········ 6

6 CIN 通常发生在宫颈的什么部位 ········ 7

7 CIN 怎样分级，不同级别 CIN 发展为宫颈癌的可能性有多大 ··· 8

8 宫颈上皮内瘤变累及腺体是什么意思 ······ 9

9 CIN 肯定会发展为宫颈癌吗 ············ 9

10 宫颈原位癌属于癌吗，如何治疗 ········ 10

11 哪个年龄阶段的女性容易发生宫颈癌 ······ 11

12 从大体形态上分，宫颈癌的类型有哪些 ····· 12

13 宫颈癌的病理类型有哪些 ·············· 12

14 宫颈腺癌的种类有哪些，预后如何 ········ 13

15 宫颈腺癌发病情况 ·················· 13

16 什么是宫颈残端癌 ·················· 14

17 为什么要对宫颈癌进行分期 ············ 14

18 现在临床上应用的最新宫颈癌分期是哪个机构颁布的 ······· 15

19 FIGO 对宫颈癌是怎样分期的 ··········· 15

20 为什么说宫颈癌分期主要靠妇科检查 ······ 16

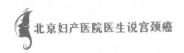

21 影像学检查、膀胱镜及直肠镜对宫颈癌分期的作用 …………… 17

22 宫颈癌有哪些转移途径，易转移到身体哪些部位 …………… 18

宫颈癌从何而来
——病因解惑篇

23 什么是人乳头瘤病毒（HPV）…………………………………… 20

24 高危、低危 HPV 是怎么回事 …………………………………… 21

25 哪些人容易感染 HPV …………………………………………… 21

26 HPV 是怎样传播的 ……………………………………………… 22

27 为何说大多数 HPV 是一过性感染 …………………………… 23

28 什么是 HPV 持续性感染，怎么处理 ………………………… 23

29 HPV 感染和自身免疫力有关吗 ……………………………… 26

30 有什么办法能加速清除 HPV 吗 ……………………………… 26

31 避孕套可以降低 HPV 感染风险吗 …………………………… 28

32 HPV 感染者配偶会感染 HPV 吗 ……………………………… 28

33 HPV 是宫颈癌及其癌前病变的第一凶手吗 ………………… 29

34 感染 HPV 肯定得宫颈癌吗 …………………………………… 30

35 宫颈病变与性行为有关系吗 …………………………………… 31

36 宫颈病变与分娩和流产次数有关吗 …………………………… 31

37 吸烟会加速宫颈病变的进展吗 ………………………………… 32

38 饮食习惯和宫颈病变有关吗 …………………………………… 33

39 宫颈癌会遗传吗 ………………………………………………… 33

40 宫颈癌是性传播疾病吗 ………………………………………… 34

41 什么是鳞状上皮化生，鳞状上皮化生是癌吗 ……………… 35

42 宫内节育器会导致宫颈癌吗 …………………………………… 35

43 只有卫生条件差的女性才会患宫颈癌吗 …………………… 36

44 宫颈炎和宫颈癌有关系吗 ……………………………………… 37

45 宫颈糜烂与宫颈癌有关系吗 …………………………………… 37

46 性病、生殖器疣会导致宫颈癌吗 ⋯⋯⋯⋯⋯⋯⋯⋯⋯⋯ 38

47 使用卫生巾会导致宫颈癌吗 ⋯⋯⋯⋯⋯⋯⋯⋯⋯⋯⋯⋯ 39

48 使用激素类避孕药是否增加患宫颈癌的风险 ⋯⋯⋯⋯ 39

49 配偶患阴茎癌及前列腺癌会导致女性患宫颈癌吗 ⋯⋯ 40

50 没有性生活的女性会发生宫颈癌吗 ⋯⋯⋯⋯⋯⋯⋯⋯ 40

51 何谓宫颈息肉，如何处理 ⋯⋯⋯⋯⋯⋯⋯⋯⋯⋯⋯⋯⋯ 41

52 何谓宫颈纳囊，如何处理 ⋯⋯⋯⋯⋯⋯⋯⋯⋯⋯⋯⋯⋯ 42

提高警惕　早期发现宫颈癌
——临床表现篇

53 CIN 有什么临床表现 ⋯⋯⋯⋯⋯⋯⋯⋯⋯⋯⋯⋯⋯⋯⋯ 46

54 宫颈癌患者常见的症状有哪些 ⋯⋯⋯⋯⋯⋯⋯⋯⋯⋯ 46

55 早期宫颈癌常见的症状有哪些 ⋯⋯⋯⋯⋯⋯⋯⋯⋯⋯ 47

56 中晚期宫颈癌常见症状有哪些 ⋯⋯⋯⋯⋯⋯⋯⋯⋯⋯ 48

57 哪些阴道流血需要引起重视 ⋯⋯⋯⋯⋯⋯⋯⋯⋯⋯⋯ 48

58 异常阴道流血一定是宫颈癌吗 ⋯⋯⋯⋯⋯⋯⋯⋯⋯⋯ 49

59 为什么宫颈癌患者常有异常阴道流血 ⋯⋯⋯⋯⋯⋯⋯ 49

60 宫颈癌患者阴道排液是怎么回事 ⋯⋯⋯⋯⋯⋯⋯⋯⋯ 50

61 白带发黄、有异味和宫颈癌有关吗 ⋯⋯⋯⋯⋯⋯⋯⋯ 50

62 宫颈癌患者会伴有腹痛、发热等症状吗 ⋯⋯⋯⋯⋯⋯ 50

63 妇科检查会发现宫颈癌患者的宫颈有什么改变 ⋯⋯⋯ 51

64 妇科检查发现宫颈光滑是否可以排除宫颈癌 ⋯⋯⋯⋯ 51

65 如何区别生理性和病理性"宫颈糜烂" ⋯⋯⋯⋯⋯⋯⋯ 52

66 妇科检查发现宫颈糜烂是否应高度警惕 ⋯⋯⋯⋯⋯⋯ 52

明确疾病　早期诊断
——宫颈癌诊断篇

67 宫颈癌筛查有什么作用 ················ 54

68 宫颈癌筛查仅仅筛查宫颈癌吗 ················ 54

69 宫颈癌筛查包括哪些项目 ················ 55

70 宫颈癌及其癌前病变的三阶梯诊断流程是什么 ········ 56

71 哪些女性应该做宫颈癌筛查 ················ 57

72 宫颈癌筛查前需要注意什么 ················ 58

73 阴道流血时可以做宫颈癌筛查吗 ················ 59

74 什么是巴氏涂片 ················ 59

75 什么是液基薄层细胞学检测（TCT），什么是 LCT ······ 60

76 什么是 TCT-DNA，它与 TCT 有什么区别 ········ 61

77 怎样解读 TCT 结果 ················ 61

78 TCT 报告中"化生细胞"是什么意思 ·········· 62

79 TCT 报告中炎症反应阳性是否需要治疗 ········ 63

80 TCT 报告中，IUD 反应是什么意思 ·········· 63

81 TCT 报告中，ASC-US 是什么意思 ·········· 64

82 TCT 报告中，ASC-H 是什么意思 ·········· 64

83 TCT 报告中，LSIL 是什么意思 ·········· 64

84 TCT 报告中，HSIL 是什么意思 ·········· 65

85 CIN I-CIN III 与 ASC、LSIL、HSIL 有什么关系 ·· 65

86 TCT 显示鳞状细胞癌肯定是宫颈癌吗 ········ 65

87 TCT 报告中，无明确诊断意义的非典型腺细胞（AGC-US）
是什么意思 ················ 66

88 TCT 报告中，非典型腺细胞倾向瘤变是什么意思 ···· 66

89 TCT 显示腺癌一定是宫颈癌吗 ············ 67

90 TCT-DNA 中 DNA 倍体异常细胞数有什么意义 ···· 67

91 TCT 可以对宫颈病变做出明确诊断吗 ········ 69

92 什么是 HPV 检查 ……………………………………………… 69

93 HPV 检测方法有哪些，各有什么优缺点 …………………… 70

94 哪些人群需要行 HPV 检测 ………………………………… 70

95 怎样看 HPV 检测的结果 …………………………………… 71

96 HPV 感染如何导致宫颈癌 ………………………………… 72

97 宫颈癌筛查需要同时进行 TCT 及 HPV 检查吗 …………… 73

98 什么是阴道镜检查，检查过程是怎样的 …………………… 74

99 阴道镜检查可以用作宫颈癌筛查方法吗 …………………… 75

100 什么情况下需要做阴道镜检查 ……………………………… 75

101 阴道镜检查前需要做哪些准备 ……………………………… 76

102 什么是宫颈活检 ……………………………………………… 77

103 为什么要会诊病理，如何进行 ……………………………… 77

104 阴道镜检查一定要做宫颈活检吗，哪些患者要做宫颈活检 … 77

105 阴道镜检查肯定不会漏诊吗 ………………………………… 78

106 肉眼下直接取活检和阴道镜下取活检有什么不同 ………… 79

107 怎样解读阴道镜结果 ………………………………………… 79

108 当阴道镜结果和 TCT 结果不同时怎么办 ………………… 80

109 什么是宫颈管内膜搔刮术（ECC），哪些患者要做 ECC … 80

110 阴道镜检查和宫颈活检或宫颈管内膜搔刮术后阴道出血怎
么办 …………………………………………………………… 81

111 阴道镜检查后有哪些注意事项 ……………………………… 81

112 宫颈癌筛查与诊断有什么关系，准确率是多少 …………… 82

113 宫颈癌筛查正常，但有不适症状时怎么办 ………………… 83

114 宫颈癌诊断、治疗及复查中有哪些影像学方法可以使用 …… 83

115 宫颈癌患者如何选择 B 超、CT、MRI 以及 PET-CT，这些
检查方法各有什么优缺点 …………………………………… 84

116 为什么宫颈癌治疗过程中有时需要查 CT，有时需要查 MRI … 86

117 什么是 PET-CT，对妇科肿瘤有什么作用 ………………… 86

118 B 超、CT 及 MRI 检查前各有什么注意事项 ……………… 87

119 什么是肿瘤标志物 ·· 88

120 宫颈癌有理想的肿瘤标志物吗，有何用途 ·········· 89

121 为什么宫颈癌患者除了 SCC-Ag 还查 CA125、CA19-9、CEA 等
·· 90

122 如何科学看待宫颈癌肿瘤标志物 ···················· 91

123 SCC-Ag 升高一定是宫颈癌吗 ······················· 91

124 宫颈腺癌有办法筛查吗 ································· 92

放松心情　积极治疗
——宫颈上皮内瘤变治疗篇

125 HPV 感染可以自愈吗 ·································· 96

126 HPV 感染有有效的药物治疗吗 ······················ 96

127 HPV 感染应该怎么治疗 ······························ 97

128 妻子 HPV 感染，丈夫需要检查吗 ·················· 98

129 TCT 正常而 HPV 阳性怎么办 ······················· 98

130 如果不治疗，子宫颈癌癌前病变会怎么发展 ········ 99

131 CIN 可以治愈吗 ······································ 99

132 CIN 有有效的药物治疗吗 ··························· 100

133 哪些 CIN 需要手术 ································· 100

134 不同程度的 CIN 应分别采取哪些治疗方法 ······ 101

135 为什么说 CIN I 不主张积极治疗 ················ 101

136 患了 CIN Ⅲ 生活还照样充满阳光 ··············· 101

137 为什么 CIN Ⅲ 一般不建议切除子宫 ············· 102

138 什么是 LEEP，适用于哪些患者 ················· 103

139 什么是宫颈冷刀锥切术（CKC），适用于哪些患者 ··· 103

140 LEEP 和 CKC 哪个好 ······························ 104

141 LEEP 和 CKC 都需要住院治疗吗 ················· 105

142 LEEP 和 CKC 前应做哪些检查 ··················· 105

143 LEEP 和 CKC 有哪些手术风险 ················· 106

144 LEEP 和 CKC 可采用哪些麻醉方式 ············· 106

145 月经期影响 LEEP 和 CKC 吗 ·················· 107

146 LEEP 和 CKC 术后需要注意什么 ··············· 107

147 LEEP 和 CKC 术后为什么会阴道出血 ··········· 108

148 LEEP 和 CKC 术后出现阴道出血怎么办 ········· 109

149 LEEP 和 CKC 术后为什么出现宫颈粘连 ········· 109

150 LEEP 和 CKC 术后为什么下腹坠胀、腰骶部不适 ··· 109

151 LEEP 和 CKC 术后为什么出现宫颈机能不全 ····· 110

152 LEEP 和 CKC 后阴道纱布及尿管什么时候能取出 ··· 110

153 LEEP 和 CKC 后多久可以有性生活，手术对将来的性生活有
影响吗 ··· 111

154 如何解读宫颈锥切的病理报告 ·················· 112

155 CIN 锥切（或者 LEEP）后切缘阳性怎么办 ······· 113

156 锥切术后病理提示早期浸润怎么办 ·············· 114

157 锥切术后病理提示宫颈癌怎么办 ················ 115

158 为什么锥切术后病理有时会出现降级 ············ 115

多种方法　战胜肿瘤
——宫颈癌治疗篇

159 宫颈癌患者治疗后可以长期生存吗，其预后与哪些因素有关 ·· 118

160 宫颈癌的治疗原则是什么 ······················ 119

161 宫颈癌的治疗方法有哪些 ······················ 120

162 宫颈残端癌如何处理 ·························· 122

163 宫颈癌患者如何选择综合治疗方案 ·············· 123

164 ⅠA1 期宫颈鳞癌如何治疗 ···················· 124

165 ⅠA2 期宫颈鳞癌如何治疗 ···················· 125

166 ⅠB1 期宫颈鳞癌如何治疗 ···················· 126

167 ⅠB2、ⅡA1 期宫颈鳞癌如何治疗 …………………… 126

168 何谓局部晚期宫颈癌 …………………………………… 126

169 ⅠB3 期和ⅡA2 期宫颈鳞癌如何治疗 ……………… 127

170 ⅡB 期至ⅣA 期宫颈鳞癌如何治疗 ………………… 128

171 ⅣB 期宫颈鳞癌如何治疗 …………………………… 128

172 什么是更年期综合征 ………………………………… 129

173 部分宫颈癌治疗后为什么会出现更年期综合征 ……… 130

174 宫颈癌患者治疗后出现更年期综合征如何消除 ……… 131

175 性激素替代治疗：妇科恶性肿瘤患者的福音 ………… 132

176 宫颈癌的治疗效果怎么评价 ………………………… 134

177 与宫颈鳞癌相比，宫颈腺癌的治疗有何不同 ………… 134

178 早期宫颈腺癌（ⅠA1 期至ⅠB2期,ⅡA1 期)的治疗 … 134

179 ⅠB3 期和ⅡA2 期宫颈腺癌如何治疗 ……………… 135

180 ⅡB 期至ⅣA 期宫颈腺癌如何治疗 ………………… 136

181 ⅣB 期宫颈腺癌治疗 ………………………………… 137

182 宫颈腺癌的预后明显比宫颈鳞癌差吗 ………………… 137

183 宫颈小细胞癌如何治疗，预后情况如何 ……………… 138

184 何为宫颈胃型腺癌，预后如何 ……………………… 139

手术治疗

185 什么是根治性手术和姑息性手术 …………………… 140

186 什么是择期手术、限期手术和急诊手术 ……………… 141

187 哪些宫颈癌患者可行手术治疗 ……………………… 142

188 按手术范围，宫颈癌的手术种类分为哪些 …………… 143

189 什么是保留膀胱神经的广泛子宫切除 ………………… 145

190 宫颈癌根治术的手术方式有哪些 …………………… 146

191 什么是保留生育功能的宫颈癌根治术 ………………… 146

192 什么是微创手术 ……………………………………… 147

193 微创手术行宫颈癌根治术能彻底吗 ………………… 148

194 微创手术和开腹手术有什么区别 …………………… 149

195 早期宫颈癌能做腹腔镜手术吗，人们进行了哪些手术改进来研究宫颈癌腹腔镜手术的可行性 …………………… 150

196 腹腔镜手术疗效比开腹手术差吗 …………………… 150

197 宫颈癌术前需要做哪些化验和检查，应注意什么 ……… 151

198 为什么要签署手术知情同意书，什么人有资格签署同意书 ·· 152

199 宫颈癌根治术术前为何要签署输血同意书 …………… 153

200 宫颈癌根治患者输血安全吗 …………………… 153

201 宫颈癌手术有哪些风险 …………………… 154

202 宫颈癌根治术麻醉方式有哪些 …………………… 156

203 宫颈癌根治术麻醉有哪些风险 …………………… 157

204 为什么术前麻醉医师要查看患者 …………………… 157

205 高血压、糖尿病患者术前需要注意什么 …………… 158

206 患者术前的血压、血糖控制到多少合适 …………… 159

207 哪些为宫颈癌手术的绝对禁忌证，哪些为相对禁忌证 …… 160

208 早期宫颈癌患者出现严重内科合并症时有必要冒险手术吗 ·· 161

209 宫颈癌术前为什么要行妇科查体 …………………… 161

210 为何妇科查体和手术要避开月经期 …………………… 162

211 宫颈癌术前为什么要行阴道分泌物细菌培养，结果阳性怎么处理 …………………… 162

212 宫颈癌术前为什么要行肠道准备，要怎么做 …………… 163

213 宫颈癌术前为什么要行皮肤准备，要怎么做 …………… 164

214 宫颈癌根治术患者术前紧张怎么办 …………………… 164

215 宫颈癌患者术前、术中和术后饮食应怎样安排 ………… 165

216 手术日、手术前患者需做哪些准备 …………………… 166

217 住院手术的患者家属需要注意什么 …………………… 166

218 手术的基本流程是怎样的 …………………… 167

219 哪些患者行宫颈癌根治术可以保留卵巢 …………… 168

220 何为卵巢移位术，在宫颈癌治疗中有何应用 …………… 169

221 切除子宫及卵巢后对生活有什么影响 …………… 170

222 宫颈癌手术当天患者及家属要注意什么 ………… 170

223 宫颈癌术后为什么会有阴道流血、流液 ………… 171

224 宫颈癌患者术后为什么会发热，怎么处理 ……… 172

225 宫颈癌术后刀口疼痛怎么办 …………………… 173

226 宫颈癌患者术后腹胀怎么办 …………………… 173

227 患者术后什么时候可以开始活动，怎样活动 …… 174

228 为什么宫颈癌患者术后易患下肢深静脉血栓 …… 174

229 怎样预防下肢深静脉血栓 ……………………… 175

230 怎样治疗下肢深静脉血栓 ……………………… 175

231 宫颈癌患者术后为什么要留置尿管 …………… 176

232 留置尿管期间应注意什么 ……………………… 176

233 不同手术范围的患者分别应保留尿管几天 …… 176

234 拔尿管后应注意什么 …………………………… 177

235 拔尿管后不能排尿或排尿不畅应怎么办 ……… 177

236 带尿管出院应注意什么 ………………………… 177

237 什么是残余尿，怎么测量，多少为合格 ……… 177

238 哪些宫颈癌患者术后需要放置引流管 ………… 178

239 带引流管患者应怎么护理 ……………………… 178

240 多长时间可以拔除引流管 ……………………… 179

241 术后几天给予腹部伤口换药，几天拆线 ……… 179

242 拆线后几天可以洗澡 …………………………… 180

243 术后切口愈合不良有什么表现 ………………… 180

244 哪些患者容易出现术后切口愈合不良 ………… 180

245 术后切口愈合不良怎么办 ……………………… 180

246 术后几天可以出院 ……………………………… 181

247 宫颈癌患者贫血怎么办 ………………………… 181

248 宫颈癌术后可以服用哪些辅助药物 …………… 181

249 如何解读宫颈癌术后的病理报告 ……………… 182

250 一些患者术后病理未见癌，是诊断错误吗 ············· 182

251 宫颈癌患者术后病理为什么会"升级"，怎么处理 ········· 183

252 宫颈癌术后出现哪些危险因素需要辅助放化疗 ········· 184

253 因良性疾病行子宫切除术后发现宫颈癌如何处理 ······· 185

254 宫颈癌患者术后可以有性生活吗 ················· 186

255 宫颈癌患者术后饮食、生活应注意什么 ············· 186

256 宫颈癌患者术后会遇到哪些情况，怎样处理 ··········· 187

257 宫颈癌根治术后发生淋巴囊肿如何处理 ············· 188

258 宫颈癌患者术后为什么会出现外阴及下肢水肿，怎么治疗 ··· 189

259 如何预防宫颈癌治疗后下肢淋巴水肿 ··············· 190

260 什么是下肢淋巴水肿的 CDT 治疗 ················· 191

放射治疗

261 什么是放射治疗 ··························· 192

262 放射治疗为何能治疗癌症 ····················· 193

263 放射治疗在宫颈癌（包括 HSIL）治疗中的应用 ········· 193

264 放射治疗有何进展 ························· 194

265 放射治疗的种类有哪些 ······················ 196

266 宫颈癌放疗内外有别 ······················· 196

267 什么是近距离放疗，主要采用哪些技术 ············· 198

268 什么是腔内治疗，什么是后装治疗 ··············· 199

269 什么是组织间插植 ························· 199

270 什么是远距离放疗，主要采用哪些技术 ············· 200

271 什么是三维适形、调强技术 ··················· 200

272 什么是 TOMO ···························· 201

273 什么是质子治疗 ··························· 202

274 宫颈癌放射治疗效果为何这么好 ················· 202

275 宫颈癌根治性放疗当中三维适形、调强技术能取代腔内治疗吗
··································· 203

276 宫颈癌患者如何选择放疗单位 ……………………… 203

277 哪些宫颈癌患者需要放射治疗 …………………… 204

278 宫颈癌放射治疗后有长期生存的可能吗，如何提高放疗效果 ·· 204

279 哪些宫颈癌患者禁忌放疗 ………………………… 205

280 不同期别的宫颈癌放疗效果如何 ………………… 206

281 宫颈腺癌放疗效果比鳞癌差吗 …………………… 207

282 宫颈癌治疗中，放疗可以取代手术治疗吗 ……… 208

283 宫颈癌患者放疗前需要接受哪些健康教育指导 ………… 208

284 患者放疗前需要做哪些化验和检查，怎样看待检查结果 …… 211

285 宫颈癌腔内照射、体外照射照几次，共多长时间 …… 212

286 宫颈癌患者放疗期间要怎样配合医生治疗 ……… 213

287 放射性皮炎的表现及处理 ………………………… 214

288 什么是宫颈癌的同步放化疗 ……………………… 216

289 宫颈癌的同步放化疗如何进行 …………………… 216

290 宫颈癌的同步放化疗常用哪些化疗方案 ………… 217

291 宫颈癌的同步放化疗疗效比单独放疗好吗 ……… 218

292 宫颈癌同步放化疗的患者有哪些注意事项 ……… 218

293 宫颈癌根治性放疗后如何评价近期疗效，何谓放疗未控 …… 219

294 什么是宫颈癌根治性放疗后复发，对复发和未控如何处理 ·· 220

295 哪些患者需要术前放疗，如何进行 ……………… 221

296 手术联合放疗的方式有哪几种，分别在什么情况下使用 … 221

297 哪些患者需要术后放疗 …………………………… 222

298 宫颈癌根治术后如何选择放疗的方式，放疗多长时间 …… 223

299 宫颈癌根治术后放疗何时开始 …………………… 224

300 宫颈癌根治术后同步放化疗用于哪些情况，如何进行 …… 224

301 宫颈癌放疗后有哪些近期并发症，怎么处理 …… 225

302 宫颈癌放疗后有哪些远期并发症，怎么处理 …… 227

303 宫颈癌放疗会掉头发吗 …………………………… 228

304 放疗期间为什么要监测血象，血象多少可以进行放疗 ……… 228

305 放疗患者阴道冲洗重要吗 ……………………………… 229

306 宫颈癌患者放疗后需要终身冲洗阴道吗 ……………… 229

307 宫颈癌患者放疗结束后感觉阴道干涩，性生活疼痛怎么办·· 229

308 放疗结束后需要哪些辅助药物治疗 …………………… 230

309 放射治疗后如何改善阴道健康状况 …………………… 231

310 宫颈癌根治性放疗会使患者丧失卵巢功能吗 ………… 232

311 宫颈癌根治性放疗后还会有月经吗 …………………… 232

312 宫颈癌放疗后还能有性生活吗 ………………………… 233

313 放疗后出现血尿怎么办 ………………………………… 234

314 放疗后发生膀胱阴道瘘怎么办 ………………………… 235

315 放疗后腹泻、便血怎么办 ……………………………… 236

316 放疗后发生直肠阴道瘘怎么办 ………………………… 237

化学治疗

317 什么是化疗 ……………………………………………… 238

318 哪些宫颈癌患者需要化疗 ……………………………… 238

319 哪些宫颈癌患者禁忌化疗 ……………………………… 239

320 宫颈癌化疗常见的药物有哪些，主要不良反应是什么 ……… 240

321 宫颈鳞癌常见的化疗方案有哪些，应用这些方案时有什么
注意事项 ………………………………………………… 241

322 宫颈癌每次化疗出院后要注意哪些问题 ……………… 242

323 宫颈腺癌如何选择化疗方案 …………………………… 243

324 什么是化疗耐药，化疗耐药怎么办 …………………… 243

325 化疗前患者需做哪些化验和检查，什么情况下才能开始化疗·· 244

326 为什么说化疗患者监测血象非常重要 ………………… 245

327 化疗过程中会出现哪些不良反应 ……………………… 245

328 化疗中出现恶心、呕吐怎么办 ………………………… 246

329 化疗中脱发怎么办，如何预防 ………………………… 247

330 化疗中骨髓抑制的表现是什么，怎么处理 …………… 247

331 化疗中便秘或腹泻怎么办 ……………………… 249

332 哪些药物化疗中会产生手脚麻木，怎么处理 ……… 250

333 化疗期间及化疗后饮食方面需要注意什么 ……… 251

334 什么是新辅助化疗，哪些患者需要新辅助化疗 ……… 252

335 化疗结束后可以应用哪些辅助药物 ……………… 253

靶向治疗

336 靶向治疗是什么 ………………………………… 255

337 靶向治疗常见药物有哪些 ……………………… 255

338 哪些宫颈癌患者禁忌靶向治疗 ………………… 255

339 靶向治疗应该注意什么 ………………………… 256

340 靶向治疗有什么不良反应 ……………………… 256

341 哪些宫颈癌患者适合接受靶向治疗 …………… 257

342 宫颈癌免疫治疗临床上有何进展，应用条件 …… 258

343 宫颈癌免疫治疗联合放、化疗有何进展 ……… 259

介入治疗

344 什么是肿瘤介入治疗 …………………………… 260

345 肿瘤介入治疗的机制是什么，有什么作用 ……… 260

346 肿瘤介入治疗的途径是什么 …………………… 261

347 宫颈癌在什么情况下需要介入治疗 …………… 261

348 宫颈癌怎样介入治疗 …………………………… 261

349 宫颈癌介入治疗的效果怎么样 ………………… 262

350 宫颈癌患者介入治疗有哪些注意事项 ………… 263

351 宫颈癌患者介入治疗常用到哪些药物 ………… 264

352 介入治疗可以代替放疗吗 ……………………… 264

核素治疗及射频治疗

353 什么是放射性核素治疗 ……………………………… 265

354 宫颈癌使用放射性核素治疗有效性和安全性如何 ………… 265

355 放射性核素治疗的适应证和禁忌证 …………………… 266

356 什么是射频治疗 ……………………………………… 266

357 射频治疗对宫颈癌有效吗，哪些患者能做射频治疗 ……… 267

中医治疗

358 中医药可以抗肿瘤吗 ………………………………… 268

359 中医治疗宫颈癌的优势 ……………………………… 269

360 中医能配合其他治疗一同进行吗 …………………… 270

361 一些中医保健品对宫颈癌患者有益吗 ……………… 271

362 宫颈癌治疗后下肢淋巴水肿中医有什么治疗方法 …… 271

363 宫颈癌放射性膀胱炎有什么中药经验方 …………… 271

364 宫颈癌放射性肠炎有什么中药经验方 ……………… 272

临床试验

365 什么是临床试验 ……………………………………… 274

366 临床试验分为几期 …………………………………… 274

367 参与临床试验对患者有什么好处 …………………… 275

晚期宫颈癌镇痛

368 什么是癌性疼痛 ……………………………………… 277

369 晚期宫颈癌疼痛怎么治疗 …………………………… 277

370 晚期宫颈癌疼痛常用的镇痛药物有哪些，各有什么优缺点 ·· 279

371 晚期癌症患者止痛使用吗啡的注意事项 …………… 279

372 宫颈癌镇痛需要终身用药吗 ………………………… 281

宫颈病变与生育功能
——生育篇

373 妊娠期女性会患宫颈癌及其癌前病变吗 …………………… 284

374 妊娠合并宫颈病变如何诊断 …………………………………… 284

375 LEEP 和 CKC 会影响患者怀孕吗 …………………………… 286

376 LEEP 和 CKC 后多长时间可以妊娠 ………………………… 286

377 LEEP 和 CKC 后怀孕了，妊娠期和分娩时需要注意什么 …… 287

378 妊娠期发现宫颈上皮内瘤变怎么处理 ……………………… 288

379 妊娠期发现宫颈上皮内瘤变产后怎么办 …………………… 289

380 宫颈上皮内瘤变患者可以经阴道分娩吗 …………………… 289

381 HPV 感染会传染给胎儿吗 …………………………………… 290

382 宫颈癌放疗后还能生育吗 …………………………………… 291

383 妊娠期女性检查出宫颈癌如何处理 ………………………… 291

384 宫颈癌保存卵巢功能的方法有哪些 ………………………… 292

385 卵巢冻存有什么意义 ………………………………………… 294

386 宫颈癌患者卵巢冻存有现实性吗，国内有条件吗 ………… 294

387 宫颈癌对胎儿有影响吗 ……………………………………… 295

388 得了宫颈癌还可以生育吗 …………………………………… 296

389 哪些宫颈癌患者可以保留生育功能 ………………………… 296

390 宫颈癌患者保留生育功能增加宫颈癌复发风险吗 ………… 297

391 保留宫颈癌患者生育功能的方式有哪些 …………………… 297

392 保留宫颈癌患者生育功能后要注意哪些问题 ……………… 298

393 宫颈癌患者保留生育功能手术后何时可以妊娠 …………… 298

394 宫颈癌患者保留生育功能生育后需要做子宫切除吗 ……… 299

定期随防　严密复查
——随访复查篇

395 宫颈上皮内瘤变和宫颈癌患者治疗以后为什么要定期复查 ·· 302

396 宫颈上皮内瘤变如何进行复查 ……………………………… 303

397 宫颈癌患者术后如何进行复查 …………………………… 303

398 宫颈癌患者放化疗后应怎样随访，查些什么 …………… 304

399 为什么 CIN 做完锥切后 HPV 仍阳性，多久能转阴 ……… 306

400 宫颈癌治愈后 HPV 能自然转阴吗，何时能转阴 ……… 307

401 宫颈癌治疗后出现哪些不适要及时就诊 ………………… 307

402 宫颈癌治愈后对日常生活有什么要求吗 ………………… 308

403 何谓宫颈癌治疗后复发，与治疗后未控有何不同 ……… 308

404 宫颈癌手术或放化疗后复发的表现有哪些 ……………… 308

405 宫颈癌复发后怎么办 ………………………………………… 309

406 宫颈癌复发后何时选择手术，手术怎么做 ……………… 310

407 宫颈癌复发后何时选择放疗，怎么放疗 ………………… 312

408 宫颈癌复发后何时选择化疗，常见化疗方案有哪些 …… 312

409 宫颈癌治疗疗效如何判定，为何远期疗效评定多选择五年
生存率 ……………………………………………………… 313

410 各期宫颈癌的五年生存率为多少 ………………………… 314

411 宫颈癌患者达到五年生存期后，还有可能复发吗 ……… 315

心宽福厚　人生平稳
——心理调节篇

412 为什么心理调节非常重要 ………………………………… 318

413 宫颈上皮内瘤变患者应怎样缓解自己烦躁的心情 ……… 318

414 宫颈癌患者要怎样面对自己的病情 ……………………… 319

415 宫颈癌患者怎样来缓解紧张的心情 ································ 320

416 宫颈癌患者家属应该告诉患者本人病情吗 ················ 323

417 怎样看待宫颈癌的五年生存率 ···························· 324

418 宫颈癌患者治疗后应如何调整心态 ···················· 325

419 宫颈癌治疗后会很快衰老，失去女性特征吗 ············ 326

420 宫颈癌患者性生活会受影响吗，要怎样调节 ············ 327

421 年轻宫颈癌患者失去生育功能，要怎样调节自己的心理 ····· 328

422 宫颈癌治疗后在生活、工作方面应怎样调节 ············ 329

居安思危　对自己负责
——疾病预防篇

423 如何预防宫颈癌，什么是宫颈癌的三级预防 ·············· 334

424 生活中哪些不良习惯会致宫颈癌 ························ 336

425 注意哪些个人行为可以预防宫颈癌 ···················· 336

426 哪些女性需要进行宫颈癌筛查 ························ 337

427 出现哪些早期症状应提高警惕，加强体检 ·············· 337

428 无性生活史的女性需要做妇科检查吗 ·················· 338

429 宫颈癌筛查包括什么 ································ 339

430 宫颈癌筛查会造成组织缺损吗 ························ 340

431 什么是 HPV 疫苗，有哪些类型 ······················ 340

432 HPV 疫苗的成分有哪些，为何能预防 HPV 感染 ·········· 341

433 HPV 疫苗的"价"是什么意思 ························ 341

434 目前大陆有售 HPV 疫苗是什么类型，这些疫苗一般如何使用

　　　　·· 342

435 国产 HPV 疫苗与进口 HPV 疫苗有何区别 ·············· 344

436 HPV 疫苗为何能预防大多数宫颈癌 ···················· 344

437 HPV 疫苗能治疗宫颈癌吗 ·························· 345

438 HPV 疫苗安全吗，有何不良反应 ···················· 346

439 HPV 疫苗是不是价越高越好 ······················· 348

440 HPV 疫苗有用吗，哪些人群适合接种 ··············· 349

441 哪些人不宜接种 HPV 疫苗 ························· 350

442 经期、妊娠期间和哺乳期间能否接种 HPV 疫苗 ······· 351

443 如果感染过 HPV，或者已导致宫颈癌或癌前病变但目前已
治愈，可以接种 HPV 疫苗吗 ······················· 352

444 中国内地（大陆）哪些机构可以接种 HPV 疫苗 ······· 353

445 各种 HPV 疫苗的接种程序、价格、给药方式是怎样的 ····· 354

446 HPV 疫苗的预约和接种流程如何 ··················· 355

447 HPV 疫苗接种前要做什么准备，有何注意事项 ········· 355

448 打过 HPV 疫苗是否就不需要做定期宫颈癌筛查了 ······· 356

449 如果不能或者不想接种 HPV 疫苗，怎么预防宫颈癌 ····· 356

450 使用避孕套可以预防 HPV 感染吗 ··················· 358

451 有预防宫颈癌的食谱吗 ····························· 358

提前了解　少走弯路
——就诊经验篇

452 妇科检查：女性每年不能忽视的工作 ················· 362

453 怀疑得了宫颈癌应怎样选择医院 ····················· 365

454 怀疑得了宫颈癌应怎样选择科室 ····················· 366

455 网络（电话）咨询可靠吗 ··························· 366

456 患者应怎样预约挂号 ······························· 366

457 患者就诊前应做好哪些准备 ························· 367

458 医生做妇科检查时应怎样配合 ······················· 368

459 为何要做病理会诊，其程序如何 ····················· 369

460 商业保险如何报险、索赔 ··························· 370

461 本地医保及新农合患者如何报销 ····················· 371

462 外地医保及新农合患者如何报销 ····················· 372

认识子宫　揭秘宫颈癌
——基本认知篇

1 什么是宫颈癌

对于癌症，其实我们都不陌生，癌症是人体内某些细胞生长失去控制，从而导致肿瘤或新生物的形成。并非所有的新生物都是癌症，那些可以播散到身体其他部位并且干扰机体正常功能的新生物，才被称为癌。

子宫颈癌，我们习惯称之为宫颈癌，是起源于宫颈的癌症。宫颈细胞开始异常地生长后，如果不给予治疗，就有可能发展为癌。宫颈癌是最常见的妇科恶性肿瘤，其病因多与人乳头瘤病毒（HPV）感染有关。其主要组织学类型是鳞癌，其次是腺癌，还有些其他少见类型。

宫颈癌的症状主要有阴道流血，常为接触性出血（性生活后阴道出血），也可为阴道不规则流血，此外可有阴道排液，排液为白色或血性，可为水样或米泔样，有腥臭味。晚期宫颈癌患者亦可有尿急、尿频、便秘、贫血、消瘦等继发及全身症状。

2 目前我国宫颈癌的发病形势严峻吗

根据最新的统计结果，我国宫颈癌的发病率和死亡率均稳居女性恶性肿瘤的第 2 位。

我国宫颈癌高发区主要集中于经济相对落后的省份或山区，如湖北、陕西、江西、山西、甘肃、四川等地，与当地的经济发展、文化水平及卫生条件等情况有关。

在过去的 30 年，很多发达国家可能由于开展了筛查和治疗计划，子宫颈癌的发病率已经有所下降。相反，在大多数发展中国家子宫颈癌的发病率居高不下，甚至有所上升。而发达国家也存在不均衡情况，生活在乡村和贫穷的女性患子宫颈癌的风险最高。

3　女性生殖系统的构成（内、外生殖器）

女性生殖系统包括内生殖器和外生殖器。

女性外生殖器，又称外阴，包括阴阜、大小阴唇、阴蒂及阴道前庭。阴阜是指耻骨联合前方的皮肤隆起，这里皮下脂肪组织丰富。大阴唇是两腿内侧一对纵行隆起的皮肤皱襞，自阴阜向后延伸至会阴。皮下为疏松结缔组织和脂肪组织，含丰富血管、淋巴管和神经，外伤后易形成血肿。小阴唇是位于两大阴唇内侧的一对薄皮肤皱襞，表面湿润、色褐、无毛，富含神经末梢。大、小阴唇后端会合，形成阴唇系带。阴蒂位于两小阴唇顶端下方，由海绵体构成，在性兴奋时勃起。阴道前庭是一个菱形区域，前面是阴蒂，后面是阴唇系带，两侧为小阴唇。此区域内有尿道口、阴道口、前庭球和前庭大腺。阴道口位于尿道口后方的前庭后部，其周缘覆有一层较薄的黏膜皱襞，就是我们熟知的处女膜。处女膜多在中央有一孔，后可因性交撕裂，并受分娩影响，产后仅留有处女膜痕。前庭球，又称球海绵体，位于前庭两侧，由具有勃起性的静脉丛组成，表面覆盖球海绵体肌。前庭大腺，又称巴氏腺，位于大阴唇后部，如黄豆大，左右各一，开口于小阴唇与处女膜之间的沟内，性兴奋时分泌黏液起润滑作用，若腺口闭塞可形成囊肿或脓肿。

女性内生殖器包括阴道、子宫、输卵管及卵巢，后二者称为附件。阴道是一个上宽下窄的通道，是性交器官，也是月经血排出及胎儿娩出的通道。前与膀胱尿道后与直肠相邻，阴道与宫颈间的圆周状隐窝称阴道穹隆。阴道壁自内向外由黏膜、肌层和纤维组织膜构成，富有静脉丛，损伤后易出血或形成血肿。

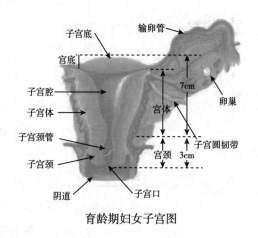

育龄期妇女子宫图

子宫是孕育胚胎、胎儿和产生月经的器官，是由平滑肌组成的、厚壁的、梨形中空器官。它由几种结缔组织结构支撑：子宫圆韧带、子宫主韧带、子宫骶韧带、子宫阔韧带。子宫内膜覆盖着子宫腔，它是一种腺上皮，随着月经周期改变变化很大。一般正常的没有怀孕和病理改变的子宫宫腔长度约为 10 厘米。

子宫颈是子宫下端长而狭细的部分，呈圆柱形，上经子宫峡部与宫体相接，下经宫颈外口与阴道相通，长 2.5 ～ 3 厘米，直径 2.2 ～ 2.5 厘米。其下段伸入阴道的部分称为宫颈阴道部，也是我们探讨的宫颈病变的主要发生部位。宫颈管贯穿宫颈中心从连接宫腔的宫颈内口直到宫颈外口，窥器检查时可于宫颈中心部位见到其外口。未产妇的宫颈外口呈小圆形，经产妇的则呈宽的、唇样、不规则裂口状。

输卵管是卵子与精子结合场所及运送受精卵的通道，是一对细长弯曲的肌性管道，内侧与子宫角相连通，外端呈伞状接近于卵巢，由内向外分为间质部、峡部、壶腹部及伞部。

卵巢是生产和排出卵子并分泌激素的一对扁椭圆形性腺，由骨盆漏斗韧带（卵巢悬韧带）、卵巢固有韧带及卵巢系膜固定其位置。育龄期妇女卵巢大小约 4 厘米 ×3 厘米 ×1 厘米，绝经后逐渐萎缩变小、变硬。

4　什么是宫颈病变

宫颈病变一般是指在宫颈区域发生的各种病变，包括炎症、损伤、肿瘤（以及癌前病变）及畸形等。

临床较为常见的宫颈疾病有以下几种。

慢性宫颈炎：包含我们较为熟知的宫颈糜烂、宫颈肥大、宫颈息肉等。其中"宫颈糜烂"实际上是由于单层的宫颈管内柱状上皮暴露在宫颈阴道部，柱状上皮菲薄，其下间质透出呈红色，而并非宫颈发生真正的糜烂。它与年龄、体内雌激素水平、分娩损伤和一些生理状态有关。国外多年前已经摒弃这一说法，国内妇产科界也正在逐步改变这一观点。

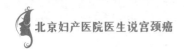

宫颈癌癌前病变：即宫颈上皮内瘤变（包括宫颈鳞状上皮内瘤变 CIN 及宫颈腺上皮内瘤变 CGIN），可分为Ⅰ级、Ⅱ级及Ⅲ级，近来也常分为低级别上皮内瘤变（LSIL）和高级别上皮内瘤变（HSIL）。这些病变有可能发展成宫颈癌。

宫颈浸润癌：也就是我们常说的宫颈癌，在之后的章节中会详细介绍。

因此，宫颈病变并不单单包括宫颈恶性肿瘤及癌前病变。我们不应谈及宫颈病变就过度恐慌，但也应给予重视。这对宫颈癌的预防和早期治疗有着积极意义。

5 认识一下宫颈上皮内瘤变（CIN）

宫颈上皮内瘤变（CIN）是一组与宫颈癌密切相关的癌前病变，它反映了宫颈癌发生发展的连续病理过程。青春期早期和育龄期初期，当宫颈发生鳞状上皮化生，感染 HPV 病毒，可以诱导新转化的细胞发生改变，病毒颗粒会整合到人体细胞 DNA 中。如果病毒持续存在，可能导致癌前病变，而后细胞失去正常的调控，发生癌变。

CIN 的好发年龄为 25 ~ 35 岁，早于宫颈癌的发病高峰年龄。

发生 CIN 的高危因素主要包括以下方面：①人乳头瘤病毒（HPV）感染，80% ~ 90% 的 CIN 患者有 HPV 感染。②性活跃、性生活过早，即在 16 岁以前已有性生活以及 20 岁以前结婚者。因其生殖道发育尚未成熟，对致癌因素的刺激比较敏感，一旦感染某些细菌或病毒后，易导致宫颈癌癌前病变及宫颈癌的发生。

多个性伴侣、性生活不洁和性活跃也是高危因素。③其他，如吸烟、性传播疾病、经济状况落后、口服避孕药和免疫抑制剂等因素均与之相关。

　　具有上述危险因素的女性是宫颈癌及其癌前病变的高危人群，应特别重视，定期进行妇科检查及细胞学检查。宫颈上皮内瘤变发生时通常无特殊症状，阴道镜检查是 CIN 重要辅助诊断方法之一，最终确诊要依据宫颈活检的病理检查。

6　CIN 通常发生在宫颈的什么部位

　　CIN 通常发生在宫颈的转化区（移行带），要想了解它的发生，我们就要先简单了解一下宫颈的组织学特点。

　　被覆宫颈阴道部的是复层鳞状上皮，被覆在宫颈管内表面的是柱状上皮，子宫颈鳞状上皮与柱状上皮交接部称为鳞－柱交界，鳞－柱交界又分为原始鳞－柱交接部（OSCJ）和生理性鳞－柱交接部（NSCJ）。原始鳞－柱交接部为原始鳞状上皮与宫颈管柱状上皮的交界。该交界在胚胎 20 周即形成，位于宫颈外口阴道段。生理性鳞－柱交接部为化生的鳞状上皮的内周与柱状上皮会合之交界，随年龄、性激素水平等向内外变化。原始鳞－柱交接部和生理性鳞－柱交接部之间的区域称为转化区（移行带）。

　　转化区内未成熟的化生鳞状上皮代谢活跃，在人乳头瘤病毒的刺激下，可发生细胞异常增生、分化不良、排列紊乱、细胞核异常、有丝分裂增加，最后形成宫颈上皮内瘤变，这就是 CIN 通常发生于宫颈的转化区（移行带）的原因。

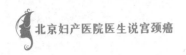

7 CIN 怎样分级，不同级别 CIN 发展为宫颈癌的可能性有多大

CIN 根据非典型增生的程度可分为三个级别。

CIN Ⅰ：相当于病理学上的轻度非典型增生，不成熟的异形细胞局限于上皮厚度的下 1/3。CIN Ⅰ发生进展及癌变的风险为 10%～15%。约 60% 以上的 CIN Ⅰ会自然消退，因此 CIN Ⅰ可随访观察。主要随访内容包括：细胞学及 HPV 检查，必要时需进行阴道镜检查。

CIN Ⅱ：相当于中度非典型增生，不成熟非典型细胞局限于上皮的下 2/3。CIN Ⅱ发生进展及癌变的风险为 30% 左右。CIN Ⅱ一般需临床干预，根据阴道镜检查选取不同的治疗方案，阴道镜诊断满意者可选用激光、冷冻等物理治疗方法，也可选用宫颈环状电切（LEEP），不满意阴道镜诊断者主要首选 LEEP 或宫颈冷刀锥切（CKC）治疗。

CIN Ⅲ：相当于重度非典型增生，上皮全层几乎都为不成熟非典型细胞。CIN Ⅲ发生进展及癌变的风险为 45% 左右。

原位腺癌（AIS）：是宫颈腺上皮的癌前病变，不像鳞状上皮病变那样分为轻、中、重度，是宫颈管表面小灶柱状上皮或单腺管癌变，未突破基底膜。

CIN Ⅲ和原位腺癌多需行宫颈锥切术治疗，老年人宫颈萎缩或无随访条件者，可行子宫切除术。

CIN Ⅰ、CIN Ⅱ和 CIN Ⅲ进展为浸润癌的风险分别为正常人群的 4 倍、14.5 倍和 46.5 倍。

从 CIN 的发生到宫颈癌的自然演变过程一般需要 10 年左右，这是一个重要的时段，因此 CIN Ⅰ 患者应按时复诊，对组织活检证实的 CIN Ⅱ、CIN Ⅲ 均应进行积极治疗，以防进一步发展乃至发生宫颈癌。

8　宫颈上皮内瘤变累及腺体是什么意思

经常有宫颈病变的患者因病理报告单上"累及腺体"几个字而焦急，不知所措，误认为自己的病很严重，其实没必要如此紧张。那么宫颈上皮内瘤变累及腺体究竟是什么意思呢？

宫颈上皮内瘤变"累及腺体"说明宫颈上皮内腺体细胞被异型细胞取代。因腺体本身位置常较深，所以提示病变范围深度较深，但并不提示宫颈病变严重。

9　CIN 肯定会发展为宫颈癌吗

CIN 并不是一定会发展为宫颈癌。事实上，子宫颈上皮内瘤变的发生发展是一个缓慢而可变的过程，这一过程可达十数年之久。CIN 发生后会有三种转归：①自然消退或逆转；②病变稳定，持续不变；③进展（或癌变）。其中，CIN Ⅰ 患者大部分病变可自行消退，只有约 10% 在 2～4 年发展成中、重度不典型增生。CIN Ⅱ 和 CIN Ⅲ 进展的风险则明显增高，年轻女性发展为浸润癌的概率较中老年女性更低。在一些病例中，中、重度不典型增生的发生可能不经过轻度不典型增生。

CIN 的转归主要受以下因素的影响：① CIN 的级别，级别越高，进展的风险越大；② HPV 的感染，持续的高危型 HPV 感染者，尤其是 HPV16、HPV18 型感染，其 CIN 进展（或癌变）的可能性大，而 HPV6、HPV11 型等低危型引起的病变易于逆转；③年龄，年龄越大其 CIN 自然消退的概率越小；④全身情况，免疫力低下者 CIN 易发生进展。

10 宫颈原位癌属于癌吗，如何治疗

首先，什么是癌？癌症是所有恶性肿瘤的总称。尽管随着医疗水平的提高，很多癌已经可以被治愈，但是人们每每提及"癌"字，通常会比较恐慌，心理负担加重。

其次，什么是原位癌？原位癌曾经是医学上的一个重要概念，是指上皮细胞在形态上发生了恶性转化，但这些细胞位于表皮层，并未突破皮肤或黏膜的基底膜到达真皮层。由于表皮层无血管、淋巴管等"管道"，所以原位癌没有道路向其他部位转移。判断良恶性的标志就是转移和侵袭，很显然，原位癌不具备转移的条件，现阶段也没有侵袭性。

所以，原位癌严格意义上讲不应属于癌，如果非要争论，也只能说原位癌有恶性潜能。

由于医学技术的发展和人们防癌意识的提高，肿瘤的早期发现比例较之前有了很大的提高，原位癌的诊断也经常在病理报告中出现。宫颈原位癌就是其中的一种。由于"癌"一词会给患者带来强烈的负面情绪并影响临床医师治疗决策，近年来病理学上

出现了"上皮内瘤变"的概念，将原位癌和上皮内不典型增生统称为上皮内瘤变。相对宫颈原位癌来说，宫颈上皮内瘤变这样的称呼听起来比较温和。

综上所述，宫颈原位癌不属于癌，它是一种最接近癌但不是癌的癌前病变，通常不会危及生命。研究发现有 30%～40% 的宫颈原位癌患者一年内会发展为宫颈浸润癌，经过积极治疗亦有完全缓解的可能，而且病理上也已经取消了宫颈原位癌的诊断，所以，请患者见到"原位癌"这个词后，不必紧张。

宫颈原位癌的治疗通常是子宫颈锥切术，包括 LEEP 和 CKC。经子宫颈锥切确诊，年龄较大，无生育要求，无随访条件，合并有其他手术指征的妇科良性疾病患者也可行全子宫切除术。经过以上治疗后，定期随访是必要的。

11　哪个年龄阶段的女性容易发生宫颈癌

宫颈癌在 30 岁以下女性中非常少见，多数发生在 40 岁以上的女性。随着年龄的增加，宫颈癌发病率明显升高。55～65 岁是高发年龄，但近年来宫颈癌有逐步年轻化的趋势，小于 30 岁的宫颈癌患者也并非罕见。

宫颈癌在世界范围均可发生，发病率最高的国家是智利，其次就是中国。在我国各民族间宫颈癌的发病率亦存在差异，发病率居前三位的为维吾尔族、蒙古族和回族。

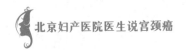

12 从大体形态上分，宫颈癌的类型有哪些

宫颈癌外观上可以有以下几种类型。

（1）糜烂型：早期可见，与柱状上皮移位的"糜烂样"改变相似，与之不同的是容易发生接触性出血。

（2）外生型：为最常见类型，癌灶向外生长，呈菜花状或乳头状，质脆容易出血。

（3）内生型：癌灶向宫颈深部组织浸润生长，以致宫颈管增粗，呈"桶状"宫颈改变，宫颈表面可光滑，或肥大。

（4）溃疡型：由外生型或内生型癌组织继续发展合并感染坏死形成，坏死组织脱落后形成溃疡或空洞。

（5）颈管型：癌灶发生在宫颈外口内，隐藏在宫颈管内，常常侵入宫颈及子宫下段供血层，或转移至盆腔淋巴结。

13 宫颈癌的病理类型有哪些

宫颈癌最常见的病理类型有鳞癌、腺癌和腺鳞癌。

宫颈鳞状细胞浸润癌，占宫颈癌的80%～85%。宫颈鳞癌根据癌细胞分化程度可分为：Ⅰ级高分化鳞癌（角化性大细胞型，G1）、Ⅱ级中分化鳞癌（非角化大细胞型，G2）、Ⅲ级低分化鳞癌（小细胞型，G3）。

宫颈腺癌相对少见，近年来也有增多趋势，占宫颈癌的15%～20%，是宫颈腺上皮来源的恶性肿瘤，目前根据肿瘤与HPV的关系分为HPV相关型腺癌和非HPV相关型腺癌。

宫颈腺鳞癌占宫颈癌的 3% ～ 5%，由储备细胞同时向腺细胞和鳞状细胞分化发展形成，故癌组织同时含有腺癌和鳞癌两种成分。

14　宫颈腺癌的种类有哪些，预后如何

宫颈腺癌分类包括：普通型宫颈腺癌和黏液性腺癌。黏液性腺癌根据形态学特征又进一步分为胃型、肠型、印戒细胞样和非特指型。

普通型腺癌患者中，其肿瘤分化越低、临床分期越高，生存期越短，预后越差。黏液性腺癌中则有一类特殊而罕见的子宫颈胃型腺癌（G-EAC），其通常与高危型 HPV 感染无关，虽然分化非常好，却几乎是所有宫颈腺癌中预后最差的一种亚型，多数患者确诊时已为晚期，且该亚型对常规化疗具有耐药性，其五年生存率仅约为普通型宫颈腺癌的一半。

15　宫颈腺癌发病情况

宫颈癌是妇科最常见的恶性肿瘤之一，世界范围内，最新数据显示，宫颈癌是引起女性死亡的第四大恶性肿瘤。随着宫颈癌筛查的普及和 HPV 疫苗的应用，晚期宫颈鳞癌的发病率逐步降低，而很多研究报道宫颈腺癌的发病率则呈上升趋势，尤其是 20 ～ 39 岁的年轻女性。目前宫颈腺癌约占宫颈癌的15%～ 20%，明显高于 20 世纪 70 年代的 5%～ 10%。尤其是在

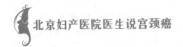

经济发达的欧洲，宫颈腺癌的发病率以每年 0.5% ～ 3% 的速度增长，其在宫颈癌中的比例甚至已达到 30%。而在临床工作中，我们也见到越来越多的宫颈腺癌患者。

16　什么是宫颈残端癌

宫颈残端癌，顾名思义，是指宫颈残留末端发生的癌症。部分女性患者由于子宫肌瘤、子宫腺肌病、异常子宫出血或者产科大出血等原因在宫颈检查正常的条件下行保留宫颈的子宫次全切除手术，术后残留的宫颈组织发生的癌症为宫颈残端癌。主要包括两种类型：①隐性（并存）宫颈残端癌，子宫次全切除术后 2 年内发生的子宫颈癌。普遍认为这一类型的患者在行子宫次全切除术时就已经存在宫颈病变，但术前没有确诊，术后宫颈病变继续发展而在术后 2 年内发现宫颈残端癌。②真性宫颈残端癌，手术 2 年后发现的子宫颈癌。一般认为这一类型的宫颈癌患者在子宫手术时并不存在宫颈病变，但由于大部分子宫颈癌的发生发展比较缓慢，并不能完全排除此类病例在子宫切除术时已经存在宫颈病变的情况。

17　为什么要对宫颈癌进行分期

和其他所有的恶性肿瘤一样，合理的治疗计划依赖于准确的肿瘤分期，统一规范的分期诊断是制订治疗方案、评价疗效及评估预后最重要的因素，并有利于对各国之间和不同单位资料进行比较及研究。

18 现在临床上应用的最新宫颈癌分期是哪个机构颁布的

宫颈癌的国际分期始于 1929 年，目前有两种：国际抗癌联盟（UICC）推荐的 TNM 分期和国际妇产科联盟（FIGO）制定的临床分期，后者为国内外广泛应用的分期。目前我国宫颈癌最新分期采用 2018 年 FIGO 制定的临床分期系统。

19 FIGO 对宫颈癌是怎样分期的

FIGO 一直在不断地完善宫颈癌的分期，最新的版本是 2018年 10 月颁布的 FIGO2018 分期，该新分期对 2009 年的分期进行了改变，FIGO2019 对此分期进行了修订（参见下表）。

分期	描述
Ⅰ 期	肿瘤局限在子宫颈（扩展至宫体将被忽略）
ⅠA	镜下浸润癌，最大浸润深度 ≤ 5 毫米
ⅠA1	间质浸润深度 ≤ 3 毫米
ⅠA2	3 毫米 < 间质浸润深度 ≤ 5 毫米
ⅠB	浸润癌最大浸润深度 >5 毫米（大于 ⅠA 期），病变局限在子宫颈
ⅠB1	浸润癌间质浸润深度 ≥ 5 毫米，癌灶最大径线 ≤ 2 厘米
ⅠB2	2 厘米 < 浸润癌癌灶最大径线 ≤ 4 厘米
ⅠB3	浸润癌癌灶最大径线 >4 厘米
Ⅱ 期	肿瘤超越子宫，但未达阴道下 1/3 或未达骨盆壁

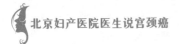

续表

分期	描述
ⅡA	肿瘤侵犯阴道上 2/3，无宫旁浸润
ⅡA1	浸润癌癌灶最大径线 <4 厘米
ⅡA2	浸润癌癌灶最大径线 ≥ 4 厘米
ⅡB	有宫旁浸润，但未达到盆壁
Ⅲ期	肿瘤已累及阴道下 1/3，或扩展到骨盆壁，或引起肾盂积水或肾无功能，或盆腔淋巴结转移，或腹主动脉旁淋巴结转移
ⅢA	肿瘤侵犯阴道下 1/3，但未达骨盆壁
ⅢB	肿瘤扩展到骨盆壁，或引起肾盂积水或肾无功能（除非已知是由于其他原因引起）
ⅢC	盆腔和腹主动脉旁淋巴结转移
ⅢC1	仅有盆腔淋巴结转移
ⅢC2	腹主动脉旁淋巴结转移
Ⅳ	肿瘤超出了真骨盆，或侵犯膀胱直肠黏膜
ⅣA	肿瘤侵犯临近的盆腔器官
ⅣB	远处转移

20 为什么说宫颈癌分期主要靠妇科检查

宫颈癌的诊断和分期主要根据有经验的妇科肿瘤医生的妇科检查、阴道镜病理结果、宫颈锥切术后病理结果以及各项辅助检查来确定。

我们在治疗前进行的分期是临床分期，目的是确定治疗方案，因为宫颈癌的治疗不仅仅是手术，很大一部分患者不需要手术或者不能手术而直接选择放化疗。专业妇科肿瘤医生的妇科检查，要评估盆腔情况，肿瘤有没有浸润双侧宫旁，有没有累及阴道，这些都是除了影像学检查，非常重要的决定治疗方式的因素。

过去影像学检查没有现在的准确，宫颈癌的评估更要依赖医生的检查，现在影像学检查对病情的评估起到了越来越重要的作用。

21 影像学检查、膀胱镜及直肠镜对宫颈癌分期的作用

影像学检查包括以下几种：X 线（如胸片、静脉肾盂造影）、B 超、计算机断层扫描（CT）、磁共振成像（MRI）以及正电子发射计算机断层显像（PET–CT）等。

宫颈癌分期注意事项中有一部分内容是妇科检查触及不了的，比如，肿瘤侵及宫旁导致输尿管狭窄引起的肾盂积水或肾无功能，即使妇科检查符合 I 期或 II 期，也应定为 III B 期，此时可应用静脉肾盂造影判断是否有肾盂积水或肾无功能；妇科检查无法判断肿瘤是否侵及膀胱黏膜或直肠黏膜，但结合膀胱镜或直肠镜进行活检可进一步明确诊断，若有膀胱黏膜或直肠黏膜受侵，临床分期定为 IV A。若癌灶超出真骨盆，逃出了妇科检查的范围，此时胸部 CT、B 超、盆腹腔增强 CT、MRI、PET–CT 等检查可协助发现远处器官的可疑病灶。医生要根据患者的需要选择相应的影像学检查，而不是价格越高越好。

22 宫颈癌有哪些转移途径，易转移到身体哪些部位

宫颈癌转移途径以直接蔓延和淋巴转移为主，血行转移少见。

直接蔓延： 最常见，癌组织局部浸润，向邻近器官及组织扩散。向上累及宫体，向下至阴道，向前侵及膀胱，向后侵及直肠，可引起相应的压迫症状。向两侧浸润到宫颈旁、宫旁、盆壁，甚至压迫输尿管以致输尿管梗阻、肾盂积水、肾衰竭。

淋巴转移： 宫颈癌淋巴转移规律，一般先转移到髂外、髂内及闭孔淋巴结，后转移至髂总及腹主动脉旁淋巴结等，跳跃式转移少见。

血行转移： 极少见，约占5%，远处转移以肺转移为常见，其次是肝、骨、脑等脏器转移。

（商若天　赵轩宇　金碧霞　索红燕　周　鑫

赵小玲　唐　宏）

宫颈癌从何而来
——病因解惑篇

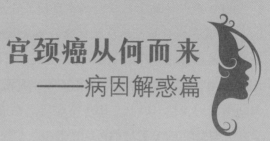

23 什么是人乳头瘤病毒（HPV）

HPV 是一种属于乳多空病毒科的乳头瘤空泡病毒，是球形 DNA 病毒，能引起人体皮肤黏膜的鳞状上皮增殖，常可导致皮肤寻常疣、生殖器疣（尖锐湿疣）等病。目前已分离出 200 多种 HPV 分型，不同的型别引起不同的临床表现。其中与宫颈癌发生最为密切的包括 HPV16、HPV18 型等，也俗称 HPV 高危型，感染此类型别的 HPV 致癌的可能性最高。

HPV 感染可导致不同疾病，根据侵犯的组织部位不同可分为以下类型：①皮肤低危型，包括 HPV1、HPV2、HPV3、HPV4、HPV7、HPV10、HPV12、HPV15 等，与寻常疣、扁平疣、跖疣等相关。②皮肤高危型，包括 HPV5、HPV8、HPV14、HPV17、HPV20、HPV36、HPV38 等，与疣状表皮发育不良有关；还可能与一些恶性肿瘤的发生有关，如外阴癌、阴茎癌、肛门癌、前列腺癌、膀胱癌。③黏膜低危型，如 HPV6、HPV11、HPV13、HPV32、HPV34、HPV40、HPV42、HPV43、HPV44、HPV53、HPV54 等，多感染生殖器、肛门、口咽部、食道黏膜。④黏膜高危型，如 HPV16、HPV18、HPV30、HPV31、HPV33、HPV35、HPV39，与宫颈癌、直肠癌、口腔癌、扁桃体癌等有关。

24 高危、低危 HPV 是怎么回事

根据 HPV 亚型致病力大小或致癌危险性大小的不同，可将 HPV 分为高危型、低危型两大类。

高危型：除可引起生殖器疣病外，更重要的是引起外生殖器癌、子宫颈癌和高度宫颈上皮内瘤变，如 HPV16、HPV18、HPV31、HPV33、HPV35、HPV45、HPV51、HPV52、HPV56、HPV58、HPV61 等，尤其是 HPV16、HPV18 型。当发生高危型 HPV 感染时，应警惕宫颈癌的发生。

低危型：主要引起肛门皮肤及男性外生殖器、女性大小阴唇、尿道口、阴道下段的外生性疣类病变和低度宫颈上皮内瘤变，其病毒亚型有 HPV6、HPV11、HPV30、HPV39、HPV42、HPV43 型及 HPV44 型。此类 HPV 多导致良性病变，致癌性较低。

25 哪些人容易感染 HPV

性伴侣过多者：性行为是湿疣发病和复发的重要因素，性伴侣越多，复发的概率越高，男性性工作者的湿疣发病率和复发率要高于同性恋者。

初次性交年龄低的女性：首次性生活年龄小于 19 岁者其发病率和复发率要高于其他人。首次性生活年龄小于 25 岁的女性患肛门生殖器疣的危险因素增大。

免疫功能低下者：如恶性肿瘤、红斑狼疮患者、肾移植、应

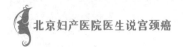

用糖皮质激素者，湿疣发病和复发的概率成倍增加，且疣体也大。

其男性性伴侣有其他宫颈癌性伴侣的女性：因不洁性生活可使 HPV 感染的风险大大增加。当男性性伴侣感染 HPV 后可通过性传播使女性感染 HPV。

爱抽烟喝酒者：吸烟和饮酒是多种性病发病和复发的危险因素。因为吸烟和饮酒能降低人体免疫功能。酒精能抑制中枢神经系统，减轻焦虑，增加性欲及卖淫行为，使性伴侣增多。同时，酒后避孕套的使用减少，暴力性性行为增多，生殖器损伤的机会和程度增加，也增加了该病的发病和复发率。

性生活不协调者：婚姻状况也与此病的发病和复发有关。男性离婚、夫妻分居、丧偶和未婚者、夫妻生活不协调者，由于增加了高危性行为，复发概率也增加。性生活中选择避孕措施不当，也会导致此病的发病和复发。

26 HPV 是怎样传播的

HPV 主要通过性行为传播。世界各国 HPV 感染的患病率不同，感染高峰在 20 ～ 24 岁，为 20% ～ 30%，30 岁以后下降到 3% ～ 10%。约有 80% 的年轻女性 HPV 感染是一过性的，在 12 ～ 18 个月内清除。少数 HPV 感染经母婴传播途径传播。生活中极少数病例还可能因接触带有 HPV 的生活用品而感染，如内裤、浴盆或浴巾等。

27　为何说大多数 HPV 是一过性感染

　　在女性一生中 HPV 感染的终生风险为 70% ～ 80%，在我国 15 ～ 60 岁女性高危型 HPV 总感染率为 9.9% ～ 27.5%；按年龄呈双峰分布，第一个高峰在 17 ～ 24 岁，第二个高峰在 40 ～ 44 岁。通常情况下 70% ～ 80% 的 HPV 会短暂感染且无症状，免疫系统会在几个月至 2 年内将其消除。50% ～ 70% 的新发 HPV 感染在 1 年内可消除，90% 可在 2 年内消除，尤其是年轻女性 HPV 感染具有短暂性，仅有小部分女性呈持续性感染，时间间隔约为 1 年。在所有的 HPV 感染中只有 20% ～ 30% 是持久的，1% ～ 2% 导致宫颈癌的发生。HPV 清除率与年龄及病毒因素存在时间相关，HPV 感染约 400 天后清除率下降，年龄每增加 5 岁，HPV 感染清除率降低约 15%。21 ～ 24 岁女性高危型 HPV 感染率虽然较高，约 42.2%，但鉴于年轻女性中 HPV 感染大多数为一过性，美国阴道镜和宫颈病理学会（American Society of Colposcopy and Cervical Pathology，ASCCP）2020 年建议有性生活女性 >25 岁时开始宫颈癌筛查，并且以 HPV 检测为首选。

28　什么是 HPV 持续性感染，怎么处理

　　高危型 HPV 的持续性感染是导致 HSIL 及宫颈癌的主要原因，大部分学者认为持续性感染为连续两次 HPV 检测为阳性，但间隔时间尚未有定论，基于间隔 6 个月或更短时间内持续性感染率为 41%，而间隔 1 年后这种持续性降低到 20%，目前认为 12 个

月是一个安全的监测时间窗口。另外有学者认为持续性高危型HPV感染定义为2个时间节点检测到同一型别高危型HPV阳性，时间间隔应>12个月，强调了持续感染为同一高危型别。HPV多重感染则可能会导致持续感染的危险性增加。

子宫颈细胞学检查阴性的女性中高危型HPV阳性率为4%～14%，且与年龄相关，HPV16型阳性占10%～18%，HPV18/45型占4%～8%。所以若HPV阳性而细胞学结果阴性，中国优生科学协会阴道镜和子宫颈病理学分会（CSCCP）推荐行HPV分型检查：①其中25岁以上HPV16/18型阳性的非妊娠女性，无论有无细胞学结果以及细胞学结果如何均推荐转诊阴道镜检查；②非HPV16/18型阳性患者及HPV未分型患者1年后复查。

阴道镜及子宫颈活检无病变者12个月后重复检测，若HPV16/18型阳性者，严格遵循并重复上述流程，当再次子宫颈活检证实无子宫颈病变者，6个月后再进行复查。持续性高危型HPV感染超过12个月，子宫颈HSIL患病率明显升高，因而以6个月为节点似乎更为妥善和安全；对于持续性HPV16/18型感染且细胞学阴性患者，部分学者建议随访时间间隔定为6个月。高危型HPV阳性但阴道镜或（及）组织学提示无病变或仅为CINⅠ的女性，经过平均2年的随访，有25.6%的女性呈持续性高危型HPV感染，累计6.3%发展为CINⅡ或更高级病变。因此，对于持续性高危型HPV感染2年但细胞学结果正常者，国内学者认为推荐阴道镜检查，尤其需要重视同一型别高危型HPV感染患者。

对于没有HPV基因分型的细胞学阴性而高危型HPV阳性女性，美国阴道镜和宫颈病理学会（ASCCP）推荐：根据既往筛查史的不同其处理方法不同：①如既往筛查史不详，或既往 HPV 阴性，或既往细胞学结果为 ASC-US、HPV 阴性，建议 1 年随访；②如果既往筛查细胞学结果为 LSIL、HPV 阴性，或既往细胞学阴性、HPV 阳性，建议即刻转诊阴道镜检查。

对于备孕女性孕前检查发现高危型 HPV 感染，经子宫颈细胞学及阴道镜检查排除 HSIL 者，可以妊娠。对于此次妊娠前未做常规子宫颈癌筛查的孕妇，初次产前检查应包括子宫颈细胞学检查，但 HPV 检查并非常规检查项目。如果子宫颈细胞学检查结果 ≥ ASC-US，一般建议应用高危型 HPV 检测分流。如高危型 HPV 检测阴性，则随访子宫颈细胞学；如高危型 HPV 检测阳性，则应行阴道镜检查但不可行宫颈管搔刮取样。

持续性高危型 HPV 感染的妊娠期女性，处理方式同非妊娠期，CIN I 仅需随访不用治疗；HSIL 应每 12 周进行 1 次阴道镜和子宫颈细胞学检查，只有随访中高度提示子宫颈浸润癌时，推荐子宫颈活检或诊断性子宫颈锥形切除术，以排除妊娠期子宫颈癌。

由于缺乏特异性的抗 HPV 药物，目前认为对于缺乏病变证据的单纯高危型 HPV 感染无须治疗。适龄女性可注射 HPV 疫苗预防 HPV 感染，尽管这些疫苗可有效预防 90% 的 HPV 感染，但消除早期感染的作用有限，仍需定期筛查。保护性性交也很重要，建议患者感染期间使用避孕套，可有效降低 HPV 感染率，并可以增加子宫颈鳞状上皮内病变的消退率。过多的没有循证医学证据证实的外用甚至口服、静脉药物治疗都属于过度治疗，频繁地过早地复查只会增加患者的焦虑情绪。

HSIL 患者经手术去除病变后，高危型 HPV 含量显著减少，持续性高危型 HPV 感染的发生率为 8% ～ 32.4%；北京妇产医院曾观察宫颈癌治疗后 2 年内高危型 HPV 消退情况，随访 2 年时高危型 HPV 感染率约为 20%。

所以，持续性高危型 HPV 感染定义为同型高危 HPV 感染 1 年以上比较可靠；持续性高危型 HPV 感染发生率比我们预计的要高，要引起足够的重视。目前国内外药物治疗 HPV 的疗效还有待观察。

29　HPV 感染和自身免疫力有关吗

HPV 在人体内生长繁殖情况与自身免疫力息息相关。比如，艾滋病患者就特别容易感染并且持续感染 HPV，进一步发展为宫颈癌。其实，有性生活的女性下生殖道 HPV 感染十分普遍，多数感染是隐匿性的和无症状的，其病变呈自限性，只有少部分人存在持续感染。而且目前无明确抗 HPV 感染的药物，无论是西医还是中医，治疗 HPV 的主要方法以提高机体抵抗力和免疫力为主，因此，感染 HPV 的患者应保持身心愉悦，坚持锻炼身体，争取早日将体内病毒清除。

30　有什么办法能加速清除 HPV 吗

门诊患者经常询问有什么途径或方法可以加速 HPV 转阴，这里要说的是，第一，药物清除 HPV 感染，这种说法大多数不可靠。HPV 属于病毒的一种，如流感病毒导致的感冒一样并没有很有效的药物。此外，由于 HPV 感染主要是以局部为主的感染，目前大量研究注重于提高宫颈、阴道局部免疫力以尽早清除 HPV。临床上使用的药物有干扰素或中药阴道栓剂，在一些研究中显示可能有效，可以提高 HPV 转阴率，但是效果还需要进一步证实。第二，要严防相互传染、重新感染。HPV 主要通过性生活进行传播，有些女性还没到复查时间，HPV 就转阴了，但是由于性生活不注意，可能和性伴侣之间发生互相传染，又重新感染上 HPV。所以防止重新感染，得做好这几点：尽量保持唯一性伴侣，并要求对方也做到这一点；性生活全程戴避孕套，可以阻断大部分的 HPV 传染；戒烟（重点提醒）；及时治疗生殖道炎症。最后要提醒大家，对于单纯 HPV 感染，是不需要治疗的（关键靠人体免疫力清除，充足睡眠，锻炼身体，强健体魄）。HPV6 型、HPV11 型等感染引起的生殖器疣属性传播疾病范畴，是需要治疗的，这里不再过多阐述。医师通常会建议年轻的、刚刚发现 HPV 感染或 CIN I（宫颈上皮内瘤变 I 级）的患者可以随诊而不需要任何特殊治疗，通过自身免疫力清除病毒就可以。那么，在生活中要怎么做才能提高免疫力呢？

人体的免疫力是人体自身的防御机制，是人体识别和消灭任何外来侵入异物（病毒、细菌等）的能力，是处理衰老、损伤、死亡、变性的自身细胞以及识别和处理体内突变细胞和病毒感染细胞的能力。影响机体免疫力的因素可以是多方面的，如经常熬夜、饮食不规律等均会严重损伤机体的免疫力。而加强体育运动可以提高人体对疾病的抵抗能力。人体生物钟正常运行是健康的保证，每天保证 7 ～ 8 小时睡眠，代谢水平将上升，能迅速恢复并提高免疫力。均衡饮食，避免暴饮暴食，多食水果、蔬菜，多补充维生素有利于健康。另外，保持好的心态。会提高一氧化氮的水平，让神经递质得到平衡，免疫力得到改进，不好的心态会给身体带来负面影响。

具体提高免疫力的方法：每周 4 ～ 5 天、每次半小时以上的中等量运动；不熬夜（早在 2007 年，世界卫生组织就把熬夜列入致癌因素中）；戒烟、酒；适当多吃蔬菜、水果；保持心情舒畅。

31　避孕套可以降低 HPV 感染风险吗

因 HPV 主要通过性接触传播。性生活中使用避孕套可以减少 HPV 感染已得到临床专家的广泛认可。然而，HPV 还可通过接触传播等方式感染，因此还应注意公共卫生，提高个人卫生意识，以减少 HPV 感染的风险。

因为通过避孕套防止 HPV 感染并不能达到百分之百，即使应用避孕套也推荐每年定期行宫颈癌的筛查。

32　HPV 感染者配偶会感染 HPV 吗

HPV 感染是性传播疾病之一，绝大多数感染经性接触传播。因此，夫妻双方中一方感染 HPV，其配偶感染 HPV 的可能性很大。医学研究表明，丈夫阴茎若有 HPV，可使妻子宫颈感染 HPV 的危险增加 9 倍，甚至男性性伴侣的数量也与女性 HPV 的感染有关，在只有单一男性性伴侣的女性中，HPV 检出率为 17%～21%，而在有 5 个以上男性性伴侣的女性中，HPV 检出率竟高达 69%～83%。

所以，配偶之间可相互传染 HPV 病毒。

33 HPV 是宫颈癌及其癌前病变的第一凶手吗

流行病学研究发现，宫颈癌及癌前病变的发生、发展与多种危险因素有关，包括某些致癌型 HPV 感染、初次性生活年龄过低、多个性伴侣、多产、长期口服避孕药、吸烟、社会经济地位低下、衣原体和滴虫感染、微量元素缺乏、蔬菜和水果缺乏等。

目前一种或多种高危型 HPV 持续感染被认为是发生宫颈癌癌前病变和宫颈癌的必要因素。大量流行病学证据可证明 HPV 感染—宫颈上皮内瘤变（CIN）—宫颈癌三者的相关性，细胞涂片证明在 CIN 损害有 HPV 结构蛋白存在，在 CIN 损害发现 HPV16 和 HPV18 DNA 序列整合于宿主细胞 DNA，最终发展成为浸润癌。30% 以上的 CINⅢ 会发展成宫颈癌，CINⅢ 组织中 HPV16 和 HPV18 DNA 阳性率为 50%～100%。

但是，仍有大概 10% 的宫颈癌是非 HPV 相关型的，大家并不能因为 HPV 阴性而掉以轻心，定期进行宫颈癌筛查还是非常必要的。

34 感染 HPV 肯定得宫颈癌吗

　　HPV 是一种在自然界广泛存在的脱氧核糖核酸病毒。人类 HPV 感染率偏高，在性活跃人群中，高达 20% ～ 80% 的人存在 HPV 感染。虽然 HPV 感染特别是高危型 HPV 的持续性感染是宫颈癌的重要致病因素，但并不是导致癌变的充分条件。大多数女性感染 HPV 后均可自行消退，只有 5% ～ 10% 发展为持续性感染，仅 2% ～ 3% 的 HPV 感染最终发展为宫颈癌。宫颈癌的发生是多因素综合作用的结果，正是这多种危险因素与 HPV 的协同作用，导致了宫颈病变的持续进展。这些危险因素包括性行为不当、性传播疾病、病毒感染、子宫颈糜烂、包皮垢、吸烟等，概括起来可分为三大类。第一类是行为相关因素，如性生活过早、性生活紊乱、口服避孕药、性卫生习惯不良，多孕多产、吸烟、社会经济地位低下、营养不良及配偶性生活混乱等方面；HPV 感染率高低也主要取决于人群的年龄和性行为习惯，性活跃的年轻女性 HPV 感染率最高，高峰年龄在 18 ～ 20 岁。因此，性生活越早 HPV 感染概率越大。第二类是生物学因素，如细菌、病毒、衣原体感染等各种微生物的感染。第三类是遗传易感性，宫颈癌的发生发展是由量变到质变、渐变到突变的连续发展过程，这些前驱病变可存在多年，通常为 10 年左右，而高危 HPV 感染一般持续 8 ～ 24 个月可发生宫颈癌癌前病变，平均 10 年左右可发生宫颈癌。

　　综上，感染 HPV 不一定患癌，建议广大女性定期进行宫颈癌筛查，发现危险因素及时干预，会大大减少宫颈癌发生的可能性。

35 宫颈病变与性行为有关系吗

宫颈病变和性行为有密切关系。

大量流行病学资料和相关研究认为，初次性生活过早（<16岁）和多个性伴侣都与宫颈癌的发生有关。

青春期子宫颈的发育还不成熟，对致癌因素比较敏感，易受致癌因素的刺激而致病。性行为改变了阴道和宫颈的外部环境，带入了外来的微生物，有些微生物和宫颈癌的发生有着密切的关系，如 HPV 感染。性行为为 HPV 的传播提供了方便，所以初次性生活不宜过早。

性伴侣增多也会增加宫颈癌的发病概率。不同的性伴侣会带来不同的致病菌，多个性伴侣会使阴道处于一种复杂高危的环境，导致宫颈和阴道的炎症，使局部抵抗力下降。高危型 HPV 感染是宫颈癌发生的重要原因，HPV 可以通过性行为传播，多个性伴侣增加了高危型 HPV 感染机会，从而增加宫颈癌的发生。

36 宫颈病变与分娩和流产次数有关吗

宫颈病变与分娩和流产次数有关。

有资料显示，阴道分娩次数 ≥ 4 次者较 ≤ 1 次者宫颈癌发病危险性增加 2 倍。怀孕时，子宫颈移行带会发生变动，反复多次怀孕使移行带反复变动，分娩时有可能引起子宫颈撕裂；人工流产的过程中，手术器械的钳夹也有可能造成宫颈的损伤。所以，分娩和流产的次数越多，子宫颈受到创伤的概率也越大。宫颈有创伤的时候如果正好有 HPV 存在于阴道中，感染 HPV 的概率会大大增加。反复的创伤和修复为 HPV 感染提供了可乘之机，也会增加细胞的不典型增生，发展为宫颈病变。分娩及妊娠期女性内分泌及营养状态也有改变，患子宫颈癌的危险增加。部分女性在月经期及产褥期（俗称坐月子期）卫生习惯不好，也增加宫颈癌发生的风险。孕期女性自身免疫力较低，也容易感染 HPV。

另外，分娩次数增多，也代表着无保护的性行为增多，HPV 感染风险相应增加。

37 吸烟会加速宫颈病变的进展吗

大量数据研究显示，宫颈癌与吸烟有关。吸烟可能增加宫颈癌发病概率，主动吸烟可以使宫颈癌的发生率增加 2～5 倍。宫颈低度鳞状上皮内病变的患者治疗后大多数可以自行消退，但吸烟会使宫颈低度病变持续存在的风险较非吸烟者增加 2 倍。吸烟时间越长，每天吸烟量越多，宫颈高度病变进展为宫颈癌的风险就越高。研究表明，小于 16 岁开始吸烟，吸烟史超过 10 年，连续吸烟大于 5 年的女性是宫颈癌的高危人群。被动吸烟的女性发生宫颈癌的风险相对于不吸烟的女性也有所增高。被动吸烟者吸入的烟雾也含有大量致癌物，某些致癌物质如亚硝胺在被动吸烟者吸入的烟雾中的浓度甚至比主动吸烟者还要高。有研究表明，单纯被动吸烟（每天至少 3 小时暴露于被动吸烟环境中）也能增加宫颈癌的发病风险。虽然吸烟对宫颈癌的易感性有个体差异，但大量研究显示无论是主动吸烟还是被动吸烟，都有可能加速宫颈病变的进展。

38 饮食习惯和宫颈病变有关吗

目前没有证据表明，某些饮食习惯与宫颈病变有明确的因果关系。但有研究表明，茶、禽畜肉类、水果、鱼类的摄入是宫颈的保护因素，水果蔬菜中的多种维生素和叶酸对宫颈有保护作用，多吃禽畜肉类和鱼类也对宫颈有保护作用。茶叶中的茶多酚具有很强的抗氧化性和生物活性，能清除人体内的有害自由基，阻断亚硝胺等有害物质的合成，有抗癌作用。宫颈病变是病毒感染引起的，机体免疫力强，病毒清除的概率就大一些，饮食习惯与人的免疫力有关，良好的饮食习惯可以增加机体免疫力，增加抗病能力，不仅是对宫颈病变患者，对所有人群都有好处。一般来说，应注意膳食平衡，多吃蔬菜、水果等新鲜食物，少吃腌制食品，不吃发霉、过期的食品，可以适当饮茶。

39 宫颈癌会遗传吗

这里所说的宫颈癌遗传性，并非指肿瘤会直接由亲代遗传给子代，而是指对致病因子的易感性和倾向性的遗传。目前临床上已经发现了宫颈癌的家族性发生倾向，1.7% ～ 7% 的宫颈癌患者有家族史。但具有癌症家族史的人，只是比一般人有更大的可能发展成癌的风险，而并非一定发展成癌，可能与共同的生活环境

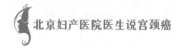

和生活习惯有一定的关系。

对有宫颈癌家族史的女性，要提高防癌意识，定期行宫颈癌筛查。HPV 疫苗可以有效预防宫颈癌的发生，特别是对于还未发生性行为的年轻女性，注射 HPV 疫苗对于宫颈癌的预防具有重要意义。有条件者可进行相关遗传基因检测，对于突变基因携带者和有预防性手术指征者，可实施降低风险的预防性手术，以降低恶性肿瘤的发病率，提高生存率。

40　宫颈癌是性传播疾病吗

严格来讲，宫颈癌并不是性传播疾病，其本身并不具有传染性。宫颈癌的发生与 HPV 密切相关。HPV 是一种具有传染性的病毒，是导致宫颈癌的必要条件。HPV 主要通过性接触传播，在男性和女性中都相当常见。

大多数情况下，HPV 感染并不需要特殊治疗就能通过人体的免疫力自行转阴。患者可通过增强自身免疫力，如加强体育运动、保持正常的作息时间等方式促进 HPV 的转阴。但当 HPV 持续感染，尤其是连续 2～3 年检测 HPV 仍为阳性，就有可能导致宫颈病变，甚至是宫颈癌的发生。有性生活史的女性都有感染 HPV 的可能，尤其对于性生活混乱的女性，感染 HPV 的可能性更高。研究表明，同房时使用避孕套可减少 HPV 感染的可能性。

41 什么是鳞状上皮化生，鳞状上皮化生是癌吗

鳞状上皮化生不是癌！

正常女性从外阴至子宫颈外口的黏膜都被鳞状上皮细胞覆盖，宫颈管内生长的是柱状上皮，在两种上皮交界处会有一个明显的界线。宫颈鳞状上皮化生是指宫颈管内的柱状上皮长到了宫颈口外，即宫颈阴道部，这部分柱状上皮受阴道酸性环境的影响，逐渐被柱状上皮下面储备的新生的鳞状上皮细胞取代。在外界不良因素的影响下，鳞状上皮化生不仅发生在宫颈糜烂面，而且在陈旧的腺体、外移的宫颈黏膜、宫颈息肉所覆盖的柱状上皮上，都可以发生。化生的鳞状上皮既不同于正常的鳞状上皮，也不同于不典型增生，更不是癌，但需要定期检查。成熟的化生鳞状上皮对致癌物的刺激相对不敏感，但未成熟的化生鳞状上皮代谢活跃，在人乳头瘤病毒等的刺激下，有可能导致细胞异常增生、分化不良、排列紊乱等，最后形成宫颈不典型增生甚至宫颈癌。

42 宫内节育器会导致宫颈癌吗

绝大多数子宫颈癌是高危型 HPV 感染所致，宫内节育器与子宫颈癌无关。一些研究发现，利用宫内节育器避孕的女性更容易发生宫颈癌，分析原因，可能与这些女性性生活时不使用避孕套有关。一般认为，使用避孕套可以明显降低 HPV 感染的可能。虽然避孕套并不能完全避免 HPV 感染，但使用避孕套可

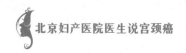

以起到一定的隔离效果，到目前为止，避孕套依然是有效预防下生殖道感染性疾病的最好工具。宫内节育器有可能造成子宫和宫颈的无菌性炎症，带尾丝的宫内节育器因尾丝不断摩擦刺激宫颈，有可能导致宫颈的慢性炎症，但与宫颈癌没有明确的因果关系。

43 只有卫生条件差的女性才会患宫颈癌吗

不健康的生活方式和生活习惯与宫颈癌的发生有一定的关系。不良卫生习惯，如外阴不清洁、不注意经期卫生、配偶有包皮垢等，与宫颈癌发生有关。平时不注意性生活卫生或性生活过于频繁，会影响阴道的自净作用；产后、经期不注意卫生易发生生殖道感染；长期生活不规律会使机体免疫力下降，也有可能导致 HPV 感染并发展成宫颈病变。经期要禁止性生活，平时尤其是在性生活前，一定要注意外阴的清洁，性伴侣一定要注意包皮卫生。目前尚无证据表明卫生条件差会导致子宫颈癌。但是卫生条件差有可能接触的病原体种类相对较多，数量较多，有可能增加宫颈感染的概率。宫颈癌的发生与高危型 HPV 感染有密切关系，而性行为是 HPV 感染传播的重要途径，频繁更换性伴侣或多个性伴侣更容易导致 HPV 感染，另外家族史、吸烟等均和宫颈癌的发生有关。所以不是只有卫生条件差的女性才会患宫颈癌。

44　宫颈炎和宫颈癌有关系吗

　　宫颈炎是宫颈癌发生的高危因素，和宫颈癌的发生有一定的关系。炎症刺激宫颈上皮细胞修复，有可能在修复过程中发生细胞的异常增生，导致宫颈病变的发生。但宫颈炎和宫颈癌并没有明确的因果关系。由于宫颈自身的生理和解剖原因，导致它比较容易遭受各种物理、化学和生物等因素的刺激。急性宫颈炎通常由多种病原体感染引起，常见的病原体有沙眼衣原体和淋球菌，也可以由物理化学因素刺激或机械性子宫颈损伤、子宫颈异物伴发感染导致。慢性宫颈炎可以由急性宫颈炎迁延而来，也可以是病原体持续感染导致。慢性宫颈炎的表现有宫颈肥大和宫颈息肉等。宫颈癌也可以表现为宫颈糜烂和宫颈肥大，但肉眼很难鉴别，需要做宫颈细胞学检查或 HPV 检测，以早期发现宫颈癌或癌前病变。

45　宫颈糜烂与宫颈癌有关系吗

　　宫颈糜烂是指子宫颈的糜烂样改变，它的诊断是以医生肉眼看到的宫颈的状态来决定的。糜烂面少于 1/3 称为轻度糜烂，糜烂面覆盖宫颈的 1/3 ～ 2/3 称为中度糜烂，超过 2/3 是重度糜烂。宫颈糜烂可以是生理性病变（也称生理性柱状上皮移位），也可以是病理性改变。宫颈糜烂在之前很长一段时间被诊断为子宫颈炎。随着医学不断发展，现在再使用宫颈糜烂作为慢性子宫颈炎的诊断术语，已经不恰当了。生理性柱状上皮移位多见于青春期、生育年龄妇女雌激素分泌旺盛者、口服避孕药者或妊娠期。但是子宫颈的生理性柱状上皮移位、子宫颈上皮内瘤变，甚至早期宫颈癌都可以呈现子宫颈糜烂样改变。"宫颈糜烂"是否为宫颈病变靠肉眼无法鉴别，所以需要定期做宫颈细胞学检查或HPV检测。

46　性病、生殖器疣会导致宫颈癌吗

性传播疾病包括滴虫性阴道炎、淋病、梅毒、生殖器疱疹等很多种类，分别由不同的病原体感染造成，不同的性病症状也不相同。HPV感染也可以通过性交传播，但不属于性病。性传播疾病与宫颈癌没有明确的因果关系。但性病患者阴道和宫颈所处的环境较复杂，局部抵抗力下降，容易在被其他病原体感染的同时感染HPV，所以一定要积极治疗性病。性病的发生和多个性伴侣有一定关系，所以，女性朋友们要尽量减少性伴侣，并且与丈夫沟通多性伴的风险。

生殖器疣不会导致宫颈癌。子宫颈癌是由HPV高危亚型引起。生殖器疣是由不同的低危型HPV引起的。低危型HPV一般不导致癌，但它可通过性接触传播，在男性和女性中都相当常见。感染高危型HPV的女性中，只有少数发展为癌前病变。这些癌前病变如果不治疗，少数人可以在多年后发展为子宫颈癌。低危型HPV不会导致宫颈癌，会有部分感染者出现生殖器疣，多数感染者没有症状。

47　使用卫生巾会导致宫颈癌吗

　　使用卫生巾与宫颈癌的发生没有明确的关系。子宫颈癌是病毒感染所致，如果经期不注意卫生，不及时更换卫生巾，或使用劣质的、不合格的卫生巾，就有可能导致阴道局部的炎症，导致局部抵抗力下降，如果此时正好接触到 HPV，就更有可能感染，逐渐发展为宫颈癌癌前病变或宫颈癌。但目前还没有资料显示卫生棉条或卫生巾与子宫颈癌的发生有直接关系。购买卫生巾一定要去有正规进货渠道的商场超市，注意商品保质期。使用卫生巾或卫生棉条时要及时更换，至少 6 小时更换一次。每日要清洁外阴，月经期不要盆浴，不要游泳，不要进行水中的体育锻炼和娱乐活动，不要有性生活。除了经期必须使用卫生用品外，其他时间尽量不使用卫生用品，平时穿着透气性良好的纯棉内裤，尽量保持会阴部的干燥和卫生。

48　使用激素类避孕药是否增加患宫颈癌的风险

　　长期口服避孕药是否增加患宫颈癌的风险目前还有争议。大多数肿瘤的发生是多种因素共同作用的结果。有数据表明，对于 HPV 感染人群，长期口服甾体激素类避孕药可以轻微增加患子宫颈癌的危险。有研究显示，口服避孕药小于 5 年者患宫颈癌的风险并未增加，5～9 年者风险增加 1.6 倍，使用口服避孕药 10 年及以上，风险增加 2.2 倍，使用的时间越长，患宫颈癌的风险就越大。对于曾经使用口服避孕药的老人来说，停药时间

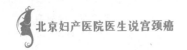

越长，导致宫颈癌的风险越低。口服避孕药的女性应该常规做宫颈癌筛查，每 1 ～ 2 年做一次宫颈癌筛查就可以大大减少患宫颈癌的风险。使用口服避孕药导致子宫颈癌的概率很低，而使用避孕药的好处大于所带来的风险，所以没有理由因此而停用避孕药。

49　配偶患阴茎癌及前列腺癌会导致女性患宫颈癌吗

我们都知道，女性宫颈癌的发生与 HPV 感染有密切的关系，尤其是 HPV16 型。那么 HPV 在阴茎癌中有什么作用呢？一直以来，人们认为阴茎癌的发病与两大因素有关：一是炎症和包皮垢，二就是 HPV。同宫颈癌一样，阴茎癌的发生也与 HPV 感染有关。这里有一个高危男性的概念，凡具有阴茎癌、前列腺癌或前妻曾患有宫颈癌者均为高危男性。与高危男性有过性接触的女性非常易患宫颈癌。而前列腺癌的病因尚不明确，可能与种族、遗传、性激素、食物、环境有关。

50　没有性生活的女性会发生宫颈癌吗

没有性生活的女性也有可能发生宫颈癌，但是发生率极低。大量流行病学资料显示，HPV 感染是宫颈癌发生的主要危险因素，几乎 100% 的宫颈鳞状细胞癌和 70% 的宫颈腺癌能检出 HPV，没有性生活的女性感染 HPV 的可能性较小，患宫颈癌的概率也较小。但是 HPV 感染虽然主要是经过性接触传播，也有极少数可以通过直接接触感染 HPV 的物品或环境而感染。因此没有性生活的女性也有可能感染高危型 HPV，从而发生宫颈癌。另外，约有 10% 的宫颈癌并不是因为 HPV 感染导致的，其病因不明确，与是否有性生活关系不大。所以，如果无性生活的女性反复阴道不规则出血，必要时也应该在麻醉下做妇科检查，排除宫颈肿瘤。

51 何谓宫颈息肉，如何处理

宫颈息肉是慢性宫颈炎的一种，在已婚女性中比较多见，好发于 30～50 岁，主要是由于慢性炎症的长期刺激，促使宫颈管局部黏膜过度增生，形成突出于宫颈外口的红色小赘生物。可能与炎症、内分泌紊乱特别是雌激素水平过高有关。

宫颈息肉的危害主要有以下两点：①宫颈息肉如不治疗，会逐渐长大，阻塞宫颈口，就可使子宫颈口狭窄或子宫颈管变形，从而妨碍精子正常上行引起不孕症；②还会造成性交出血或血性白带，影响性生活。

宫颈息肉的治疗以手术切除为主，药物只是辅助治疗。由于息肉易于复发，应定期复查，并应积极治疗阴道炎。不应忽略定期做宫颈刮片检查，以除外恶性变。平时也应做好经期、产后或流产后的保健；注意外阴清洁，忌用刺激性洗涤剂。注意性生活卫生，男性阴茎包皮过长者更应彻底清洗。宫颈息肉往往和宫颈慢性炎症有关，如果只切除息肉，因为宫颈的慢性炎症并未祛除，致病菌仍然潜伏在宫颈组织内，仍有可能复发。因此在治疗宫颈息肉后，还应对宫颈慢性炎症予以治疗，以防息肉复发。息肉虽然罕有癌变的，但癌变率亦在 0.2% ～ 0.4%，因此在手术切除后应常规将息肉送做病理检查，如有恶变征象，就要尽早采取治疗措施。

预防宫颈息肉的发生和复发，首先，保持良好情绪，做好经期、产后或流产后的保健；其次，要注意外阴部卫生，防止阴道炎症和宫颈糜烂，同时要保持性生活卫生；再次，要勤晒被褥，宜穿棉织品内裤并勤洗、勤换；最后，定期的妇女病检查也是十分重要的，尽早排除恶性病变，及早治疗。

52　何谓宫颈纳囊，如何处理

宫颈腺囊肿又叫宫颈纳氏囊肿（简称"宫颈纳囊"），同宫颈糜烂、宫颈息肉一样，是慢性宫颈炎常见的一种表现。在宫颈炎愈合过程中，新生的鳞状上皮覆盖宫颈腺管口或伸入腺管，将腺管口阻塞；腺管周围的结缔组织增生或瘢痕形成压迫腺管，使腺管变窄甚至阻塞，腺体分泌物引流受阻、滞留形成的囊肿叫宫颈纳囊，其包含的黏液通常清澈透明，但也可能由于合并感染而呈混浊脓性。

表浅部位的宫颈纳囊可见子宫颈表面突出单个或多个青白色小囊泡，容易诊断，但深部的宫颈纳囊，子宫颈表面无异常，表现为子宫颈肥大，应与子宫颈腺癌鉴别。宫颈纳囊是炎症而非肿瘤，但在长期炎症刺激下，少数具有恶变倾向。

宫颈纳囊通常不需处理，只需定期进行子宫颈细胞学检查。

但对于密集的较小的纳氏囊肿或比较大的囊肿，可考虑光疗、激光、微波、自凝刀等物理治疗，对于较大的突出于宫颈表面的囊肿，可考虑电刀切除治疗。

（邓波儿　赵轩宇　徐　硕　金碧霞　张　月　陈　娇

赵小玲　周　鑫　宋建明　王焜煜）

提高警惕　早期发现宫颈癌

——临床表现篇

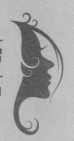

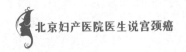

53 CIN 有什么临床表现

CIN 一般无明显症状和体征，部分有白带增多、白带带血、接触性出血及宫颈肥大、充血、糜烂、息肉等慢性宫颈炎的表现，宫颈外观正常者也占相当比例（10% ～ 50%）。

54 宫颈癌患者常见的症状有哪些

宫颈癌患者最主要的表现就是接触性出血，发生在性生活后或大便后（不能确定出血部位），出血量可多可少。早期出血量一般较少，晚期病灶较大时，出血量多，甚至表现为大出血。年轻患者也可表现为月经期延长、月经周期缩短、月经量增多等。老年患者常表现为绝经后不规则阴道流血。同时可有阴道分泌物的改变，有的患者自觉阴道排液增多，这种排液可以为白色也可以为血性，可稀薄如水样或米泔状，或有腥臭。晚期患者因癌组织坏死伴感染，可有大量米汤样或脓性恶臭白带。根据癌灶累及范围出现不同的继发性症状。如尿频、尿急、便秘、下肢肿痛等；癌肿压迫或累及输尿管时，可引起输尿管梗阻、肾盂积水及尿毒症；晚期可有贫血、恶液质等全身衰竭症状。

55　早期宫颈癌常见的症状有哪些

　　早期宫颈癌常无明显症状，常常在体检、普查时发现。不少患者因为有接触性阴道出血而就医。少数患者阴道分泌物增多，呈粉红色并有恶臭。对于绝经后的女性，发现阴道流血更要引起足够的重视。

　　（1）接触性出血：接触性出血是宫颈癌最突出的症状，70%～80%的宫颈癌患者有阴道出血现象。多表现为性交后、行妇科检查或用力大便时，阴道分泌物混有鲜血。老年女性若遇到性交后出血，不要总认为是由于性交用力不当而引起的，忽略宫颈癌存在的可能性。若每次性交后都出血，更应引起重视，及时就医。

　　（2）阴道不规则出血：老年女性已绝经多年，突然无任何原因又"来潮了"。出血量常不多，而且不伴有腹痛、腰痛等症状，极易被忽视。其实，这种阴道不规则出血常是宫颈癌的早期征兆，许多老年患者就是以此症状来就诊，得到早期诊断、及时治疗的。因此，应当引起老年人的高度警惕。年轻患者也可表现为经期延长、经量增多。

　　（3）疼痛：下腹或腰骶部经常出现疼痛，有时疼痛可出现在上腹部、大腿部及髋关节，每到月经期、排便或性生活时加重，尤其当肿瘤向后沿子宫骶韧带扩展或沿阔韧带底部蔓延，形成慢性子宫旁结缔组织炎，子宫主韧带增粗时，疼痛更甚。每触及子宫颈时，立即引起髂窝、腰骶部疼，有的患者甚至出现恶心等症状，影响性生活。

（4）阴道分泌物增多：临床上75%～85%的宫颈癌患者有不同程度的阴道分泌物增多。大多表现为白带增多，后来多伴有气味和颜色的变化。宫颈癌患者由于癌灶的刺激，子宫颈腺体的分泌功能亢进，产生黏液样白带，故生育年龄患者不再有白带性状与量的周期性变化，绝经后患者则一反常态，白带量有所增多，且具黏性，有时为血性。这种白带异常的表现，是宫颈癌的早期症状。

56　中晚期宫颈癌常见症状有哪些

（1）阴道流血：宫颈癌中晚期症状为阴道不规则流血。出血量根据病灶大小、侵及间质内血管情况而不同，若侵袭大血管可引起大出血甚至休克。

（2）阴道排液：晚期患者因癌组织坏死伴感染，可有大量米汤样或脓性恶臭白带。

（3）根据癌灶累及范围出现不同的继发性症状，如尿频、尿急、便秘、下肢肿痛等；癌肿压迫或累及输尿管时，可引起输尿管梗阻、肾盂积水及尿毒症；晚期可有贫血、恶病质等全身衰竭症状。

57　哪些阴道流血需要引起重视

著名妇科专家林巧稚曾经强调过"凡阴道出血都要看"，因为对妇科疾病来说这是一个危险的信号，不能放任不管。所以，发生在性生活后、用力大便后或妇科检查后的无痛性阴道出血，年轻患者出现月经期延长、月经周期缩短、月经量增多等，老年患者出现绝经后不规则阴道流血都应该引起足够的重视，及时就医。

58　异常阴道流血一定是宫颈癌吗

阴道出血是女性生殖器官疾病常见的症状。出血可来自外阴、阴道、子宫颈和子宫内膜等。良性疾病所致者预后良好；而出血量少的，也可能是恶性肿瘤的最早症状，如忽视反而延误治疗引起不良后果。阴道异常出血并不一定是宫颈癌，但出现性生活后、用力大便后无痛性阴道出血，年轻患者出现月经期延长、月经周期缩短、月经量增多等，老年患者出现绝经后不规则阴道流血等情况不能除外宫颈癌的可能，要及时就医。

59　为什么宫颈癌患者常有异常阴道流血

80% 的宫颈癌患者性生活后有阴道出血或者血性分泌物增多的表现，医学上称为"接触性阴道出血"。这种出血特点与月经周期无关，颜色鲜红，量可多可少，性生活后立即发生，这是由于宫颈一旦发生恶性肿瘤，通常会血运丰富，并且出现不正常的粗大血管，容易破裂出血。大部分患者可以自发止血。宫颈癌中晚期阴道出血量根据病灶大小、侵及间质内血管情况而不同，若侵袭大血管可引起大出血。

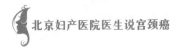

60 宫颈癌患者阴道排液是怎么回事

阴道排液是指大量的液体自阴道排出。宫颈癌患者由于癌灶的刺激，子宫颈腺体的分泌功能亢进，产生黏液样白带，开始时排液量少，随癌组织溃破产生浆液性分泌物。晚期大量癌组织坏死，若感染则出现大量米汤样恶臭白带。

61 白带发黄、有异味和宫颈癌有关吗

白带发黄有异味，是很多女性朋友遇到过的问题。白带发黄一般来说是由阴道、宫颈炎症的发生导致的，但宫颈癌的早期也多有阴道分泌物的异常。若伴有其他症状，如腰酸背痛、性交后出血、阴道不规则出血等，应警惕有宫颈癌的可能，建议尽早地去正规医院检查治疗。

62 宫颈癌患者会伴有腹痛、发热等症状吗

早期的宫颈癌患者通常因为盆腔炎症反应可能会有下腹坠痛等不适，但一般不伴有发热。晚期宫颈癌因为肿瘤浸润子宫骶韧带等周围组织，造成盆腔炎症加重，可能会出现比较严重的下腹痛以及腰骶部疼痛，特别是有神经浸润或骨转移的时候，疼痛较剧烈，需要止痛药物辅助治疗。晚期宫颈癌患者因癌组织出现坏死感染，患者常出现发热，一般在下午和晚上体温较高。

63 妇科检查会发现宫颈癌患者的宫颈有什么改变

微小浸润癌也称为镜下浸润癌，即肉眼不能看到病灶。宫颈糜烂样改变甚至光滑，随病情进展，出现肉眼可见的肿瘤病灶，如子宫颈可见息肉状、菜花样赘生物，伴感染时质脆易出血，子宫颈肥大、质硬、宫颈管膨大，晚期癌组织坏死脱落可形成溃疡或空洞伴恶臭。

妇科肿瘤专科医生通常在辨认宫颈癌的外观上更有经验。

64 妇科检查发现宫颈光滑是否可以排除宫颈癌

行妇科检查时，发现宫颈光滑并不可以完全排除宫颈癌。大致有如下两种情况。

第一种情况是宫颈微小浸润癌，肉眼观察不到明显病灶。宫颈癌临床分期（宫颈癌国际妇产科联盟分期）中，ⅠA 期宫颈癌病灶肉眼不可见，仅能通过显微镜观察到。因此，宫颈光滑的患者不能完全排除早期宫颈癌可能。

第二种情况，有一种宫颈癌生长方式以内生生长为主，即内生型。此型宫颈癌，病灶位于宫颈管内，向内生长，以致宫颈管增粗，称为"桶状"宫颈，宫颈表面可光滑，或肥大。

有临床症状的患者不应因妇科检查见"宫颈光滑"而掉以轻心，应做相应的宫颈癌筛查，并且定期门诊复查。

65 如何区别生理性和病理性"宫颈糜烂"

生理性"宫颈糜烂"即生理性柱状上皮移位，多见于青春期、生育年龄女性雌激素分泌旺盛者、口服避孕药或妊娠期，由于雌激素的作用，鳞－柱交界外移，子宫颈局部呈糜烂样改变外观。

子宫颈上皮内瘤变及早期子宫颈癌也可使子宫颈呈糜烂样改变，肉眼很难准确区别生理性和病理性"宫颈糜烂"，需行子宫颈细胞学检查（TCT）和（或）HPV 检测，必要时行阴道镜及活组织检查。

66 妇科检查发现宫颈糜烂是否应高度警惕

宫颈糜烂是妇科检查中常见的阳性体征，可为生理性改变，也可为病理性改变，而病理性改变又分良性病变和恶性病变，所以发现宫颈糜烂不必过度紧张，常规进行子宫颈细胞学检查和（或）HPV 检测，结合患者症状等，必要时行阴道镜及活组织检查，就可以明确病变。

（孙鸿博　孙　蕊　赵轩宇）

明确疾病　早期诊断
——宫颈癌诊断篇

67　宫颈癌筛查有什么作用

因为宫颈癌癌前病变和宫颈癌的发生是威胁女性生命健康和生活幸福的较常见疾病，且宫颈癌癌前病变和早期宫颈癌通常没有自觉不适和临床症状，所以宫颈癌的筛查就变得尤为重要。

宫颈癌筛查是预防和控制宫颈癌的主要手段。通过宫颈癌筛查，可尽早发现宫颈癌癌前病变，防止其进一步发展为宫颈癌；尽早地发现早期宫颈癌，达到早诊早治的目的，进而降低宫颈癌死亡率。宫颈癌早期治疗后五年生存率为 80% ～ 90%，晚期治疗后五年生存率只有 20% ～ 50%。因此，宫颈癌是一种可早发现、早诊断、早治疗的疾病，关键是定期进行筛查。

68　宫颈癌筛查仅仅筛查宫颈癌吗

筛查的目的是及早发现宫颈癌癌前病变和早期宫颈癌。通过宫颈癌筛查，可早期发现宫颈癌，但不仅是筛查宫颈癌，更重要的是发现宫颈癌癌前病变，进行积极治疗，阻止其进一步发展为宫颈癌。通过筛查还可筛选出高危人群。高危型 HPV 感染是绝大多数宫颈癌发生的必要条件。对于高危型 HPV 阳性，尤其是 HPV16、HPV18 型阳性者，应定期随访，防止其发展为宫颈癌。对于细胞学检查为 ASC-US 者，应检测 HPV，若 HPV 阳性，需进行阴道镜检查或取宫颈活检进一步明确诊断。

69　宫颈癌筛查包括哪些项目

不同国家和地区，宫颈癌筛查方法不完全相同，目前普遍采用的筛查方法包括宫颈细胞学检查、HPV 检测、肉眼观察等。

（1）细胞学检查　包括巴氏涂片检查和薄层液基细胞学检测两种。传统的巴氏涂片是过去半个多世纪以来宫颈癌筛查的主要方法，但是受取材方法、涂片和制片等因素的影响，巴氏涂片敏感性低，假阴性率和漏诊率较高，逐渐被各种新的筛查方法取代。薄层液基细胞学检测（简称 TCT），是传统细胞学的改良，采用宫颈刷获取标本后立即洗入细胞保存液中，几乎保留了取材器上的所有细胞，且在制片过程中去除血液、黏液及炎症细胞的干扰，制成均匀的薄层涂片，提高了标本的满意度，增加了细胞学诊断的准确性，提高了宫颈病变筛查的阳性检出率。

（2）高危型 HPV 检测　高危型 HPV 感染是绝大多数宫颈癌发生的必要因素，几乎所有的宫颈癌患者均有 HPV 感染。HPV 的检测对于预测宫颈癌发生风险有重要意义。HPV 检测作为宫颈癌筛查方法越来越受到重视，其不受检测者主观因素的影响，结果客观可靠，可重复性好，适用于大样本的人群筛查。通过高危型 HPV 检测发现高级别上皮内瘤变的敏感性明显高于细胞学检查，但特异度较低。人群中 HPV 感染常见，但大多数为一过性感染，可自然消退。目前 HPV 检测多用于细胞学异常时的分流，或与细胞学检查联合应用于宫颈癌筛查。也可作为宫颈癌的初筛方法。

（3）肉眼观察　指不经任何放大装置，通过肉眼直接观察宫颈上皮对化学溶液染色的反应来诊断宫颈病变。包括醋酸染色肉眼观察和碘染色肉眼观察。该方法成本低，设备简单，易于培训和掌握，且可即诊即治。但假阳性和假阴性率均较高，在经济卫生资源落后地区和农村地区妇女的宫颈癌筛查中应用较多。

目前建议宫颈癌筛查包括：宫颈细胞学检查（TCT）和 HPV 检查。

70　宫颈癌及其癌前病变的三阶梯诊断流程是什么

宫颈癌的发生过程缓慢，存在较长的、可逆转的癌前病变期。由于宫颈癌的筛查，经早期发现及时治疗后，宫颈癌患者五年治愈率已达 90%。目前我国大部分地区执行了国际公认的子宫颈病变的三阶梯诊断流程，即宫颈细胞学检查、阴道镜检查、活组织病理学检查。

（1）宫颈细胞学检查和 HPV 检测　宫颈细胞学检查简单易行，特异性高，但敏感性低。可选用巴氏涂片或液基细胞涂片法（TCT）。TCT 去除了杂质的干扰，制成薄层清晰的细胞涂片，增加了标本的满意度和细胞学异常的检出率。近年来，HPV 检测在宫颈癌的诊断中起到越来越重要的作用，可用于细胞学异常时的分流，或与细胞学检查联合应用。

（2）阴道镜检查　阴道镜检查是在利用光学镜将宫颈阴道部黏膜放大 10～40 倍的条件下观察宫颈的病变情况。可使医生观察到肉眼看不到的宫颈表面微小的病变，发现宫颈上的异型上皮、血管及癌前病变及早期癌变，从而在阴道镜下有选择性地多点活检。阴道镜检查无须麻醉，在门诊即可进行，早期宫颈癌的诊断率达 98%～99%。凡宫颈细胞学检查为 ASC-US 以上和（或）高危型 HPV DNA 检测阳性者，或 LSIL 及以上者，需进一步进行阴道镜检查。

（3）活组织病理学检查　阴道镜可疑异常时通常需在阴道镜下取组织活检。宫颈活组织检查是确诊宫颈鳞状上皮内瘤变和宫颈癌的金标准，也是临床治疗的依据。任何肉眼可见病灶均应做单点或多点活检。若无明显病变，可选择在宫颈转化区 3、6、9、12 点处活检，或在碘试验不染色区或涂抹醋酸后的醋白上皮区内取材。除非有明显肉眼可见的病变，否则最好在阴道镜指导下活检以提高诊断的准确性。若需了解宫颈管内病变情况，应行宫颈管内膜搔刮术。对于宫颈脱落细胞学检查多次阳性，而活检阴性或者活检为"不除外浸润癌，或浸润深度不明者"，均应做宫颈锥切送组织病理检查。

71　哪些女性应该做宫颈癌筛查

不同国家宫颈癌筛查开始的年龄、筛查间隔时间、筛查方案及终止年龄不同。2012 年美国最新宫颈癌筛查指南建议，宫颈癌筛查应始于 21 岁。21～29 岁女性，应每 3 年接受一次细胞学筛查。对于 ≥ 30 岁的女性，推荐 HPV 检测。30～65 岁女性推荐每 5 年进行一次 HPV 联合细胞学检测，或选择每 3 年进行一次单独细胞学检测。对于 65 岁以上女性，若 10 年内 3 次细胞学检测阴性，且最近一次阴性结果在 5 年内，可停止筛查。特殊情况下，对于有 CIN Ⅱ 或更严重病史的女性，即使筛查时年龄超过 65 岁，仍应进行至少 20 年的常规筛查。除非存在 CIN Ⅱ 或更高级别病变，宫颈切除或全子宫切除后女性不作为筛查对象。对于免疫受损的女性（包括 HIV 阳性者），在确诊或接受治疗后的 1 年中应进行此筛检，之后每年一次宫颈癌筛查。对于接种 HPV 疫苗的女性，仍按常规接受宫颈癌筛查。我国宫颈癌筛查的对象包括：有 3 年以上性生活或 21 岁以上有性生活的女性，当连续 3 次或 3 次以上检查均获满意且正常的结果，可由医生决定对低度危险者减少检查次数。

对于以下人群尤其要加强筛查的频率：①过早开始性生活，尤其是 18 岁以前开始性生活者；②多个性伴侣或配偶有多个性伴侣者；③年龄太小分娩、多产及多次流产史；④ HPV 感染史或 HPV 感染者；⑤吸烟或营养不良者；⑥免疫功能低下或正在接受免疫治疗者；⑦异常阴道出血，如非经期或更年期后的出血，或性生活有接触性出血者。

72　宫颈癌筛查前需要注意什么

进行宫颈癌筛查前应注意以下几点。

（1）检查在非月经期进行，最好在月经干净 3～7 天后进行。

（2）检查前 24 小时避免性生活，以免影响诊断。

（3）检查前 24～48 小时不要冲洗阴道或阴道上药，否则可能影响检查结果的准确性。

（4）若在生殖道急性炎症期，应先控制炎症后再做检查，以免引起生殖道上行性感染。

（5）有老年性阴道炎的患者，最好在使用雌激素制剂 1 ～ 2 周后检查。

但是以上注意事项只是针对进行常规筛查的女性，如果有不规则阴道出血，应及时就诊，决定是否随时进行筛查，不要一定等出血停止。

另外，检查时，一定放松心情以平常心对待，因为紧张的时候阴道和宫颈的肌肉会收缩，这样医生取样的时候就会变得困难，而且自己也会觉得不舒服。

73　阴道流血时可以做宫颈癌筛查吗

阴道流血时一般不做宫颈细胞学筛查，否则会影响检查结果的准确性，且增加感染的概率。但有时出血量较少，估计对结果影响不是很大时，可考虑检查。但对于阴道不规则出血较多，可疑宫颈病变时，可直接取组织活检送病理检查，以尽早明确诊断。

74　什么是巴氏涂片

巴氏涂片是早期发现宫颈癌和癌前病变的重要方法。该方法简单易行，便于重复。医生用窥器暴露子宫颈，用消毒干棉球拭

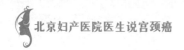

净宫颈表面的黏液后，在宫颈癌的好发部位，即宫颈外口鳞柱上皮交界处，用木制刮板轻轻旋转一周，取得的标本立即在玻璃片向同一方向推移，做成匀薄涂片。随即将涂片固定染色后，在显微镜下观察涂片内细胞形态。巴氏涂片的诊断采用传统的巴氏 5 级分类法。但研究发现，*巴氏涂片的取材方法会使 80% 的细胞丢失，加之常混有血细胞和黏液等杂质，图片背景不清楚，其漏诊率和误诊率均较高。*目前该方法已不再适应当今医疗服务的需要，逐渐被更先进的检查方法取代。

75 什么是液基薄层细胞学检测（TCT），什么是LCT

宫颈薄层液基细胞学检查（TCT），是 1996 年美国食品药品监督管理局（FDA）通过的一项细胞学检查技术。该方法采用细胞刷在宫颈外口鳞 – 柱交界处旋转 3 ~ 5 周，刷取宫颈细胞，放置于液基保存液中，在显微镜下观察。该方法针对巴氏涂片的缺点进行了制片和阅片方法的改进，去除血液、脓液和黏液后制成薄片，使细胞在涂片上分布均匀、形态清晰，增加了标本的满意度，可以明显提高宫颈癌及癌前病变的检出率。诊断时采用描述性诊断，评价是否存在鳞状上皮内病变，使细胞学诊断的阳性率明显提高。目前，我国大城市都已采用液基薄层细胞检查，逐渐替代了传统的巴氏涂片，增加了细胞学诊断的准确性。LCT 是国产化的 TCT。

76 什么是 TCT-DNA，它与 TCT 有什么区别

TCT-DNA 即 TCT 检查联合 DNA 倍体分析，是目前临床上应用较多的一种宫颈癌筛查方法。DNA 倍体分析主要通过对细胞核内 DNA 含量或倍体的测定来判断细胞的生理和病理状态。肿瘤发生机制的研究发现，细胞内 DNA 结构和含量的改变与肿瘤的发生有关，DNA 含量的变化通常发生在细胞形态学变化之前，异倍体细胞是细胞早期发生癌变的特征性改变。细胞的异常增殖及分化可引起细胞核 DNA 倍体数的改变。DNA 倍体异常细胞的数量与细胞学病变程度密切相关。病变级别越高，DNA 倍体异常细胞和异倍体细胞峰出现的频率越大。DNA 倍体分析系统具有准确度高、敏感性强和重复性好的优点，通过 DNA 倍体分析系统对细胞核 DNA 含量与倍体状况进行测定和分析，较常规细胞学方法在宫颈癌的早期发现及诊断方面更有优势，可弥补细胞学诊断技术有限的缺陷，对宫颈癌癌前病变及宫颈癌的早期诊断有重要参考意义。DNA 倍体分析联合细胞学检查，可更好预测宫颈病变发生的风险，减少细胞学检查的假阳性结果，增加诊断的准确性，目前已在一些医院应用。

77 怎样解读 TCT 结果

良性细胞形态：表示结果正常，未发现异常细胞。定期妇科检查即可。

霉菌、滴虫、疱疹病毒感染：表示发现微生物感染，霉菌、

滴虫、疱疹病毒感染属于感染性疾病，通常要根据微生物感染的种类进行相应的治疗，以缓解症状。

炎性反应性细胞改变：表示阴道或宫颈有炎症，一般可分为轻度、中度及重度。需根据患者症状进行抗炎治疗。

有问题的宫颈细胞学改变分为鳞状上皮细胞异常和腺上皮细胞异常，其中鳞状上皮细胞异常更为常见，主要分为以下几类。ASC–US（非典型鳞状细胞不能明确意义）：表示发现了不正常细胞，但尚不能断定是哪一种病变，需进一步HPV检查。ASC–H（非典型鳞状细胞不除外上皮内高度病变）：表示可能有癌前病变，但是异常细胞程度不够确切诊断，需要进一步检查。LSIL（低度鳞状上皮内病变）：表示发现宫颈有了轻度病变的细胞，需要进一步检查。HSIL（高度鳞状上皮内病变）：表示发现宫颈有了中、重度病变的细胞，需要进一步检查。SCC（鳞状上皮癌）：表示发现宫颈鳞状上皮癌变细胞，需要组织学检查进一步明确诊断。而腺上皮细胞异常相对少见。

大家要明确的是这个结果只是筛查的结果，并不代表已经患病。

78 TCT报告中"化生细胞"是什么意思

很多TCT报告上都显示有化生细胞，引发不少患者的疑惑。其实宫颈化生细胞是宫颈转化区的柱状上皮被鳞状上皮替代过程中产生的细胞，又称鳞状上皮化生，是可以正常存在的细胞，不同于非典型细胞。当宫颈炎症恢复时，鳞状上皮可以扩展到宫颈管内的下1/3或是更高的部位，在宫颈糜烂愈合过程中，柱状上皮下面可以有细胞增生，并且可以向鳞状上皮分化，这种变化就叫作鳞状上皮化生，引发化生的细胞就是化生细胞。所以化生细胞是在宫颈炎症恢复时出现的一种细胞，有修复宫颈糜烂的作用，并不是宫颈癌的先兆。

79 TCT 报告中炎症反应阳性是否需要治疗

这是 TCT 结果中很常见的一种报告。人体宫颈本身处在一个有菌的环境中，炎症反应是当阴道内微生态环境发生改变影响宫颈细胞时而发生的异常改变。如轻度炎症，并没有白带异常、接触性出血等症状，可无须特殊治疗，定期复查即可。如出现中重度炎症，或伴有白带异常、接触性出血等症状，宫颈外观糜烂样改变严重者，可进行相应治疗以减轻炎症程度。常用的治疗方式首选阴道放药，用药后 3 ～ 6 个月复查。

80 TCT 报告中，IUD 反应是什么意思

IUD 是宫内节育器的英文名称，IUD 反应即宫内节育器反应性细胞改变。带有宫内节育器的女性 TCT 检查时偶尔可见反应性的腺细胞团，它们可能是受节育器慢性刺激而脱落的子宫内膜细胞或宫颈管柱状细胞。这种细胞可以在取出节育器后继续存在几个月。如出现上述 TCT 改变不用紧张，可定期复查或取出宫内节育器后 4 ～ 6 个月复查宫颈细胞学检查。

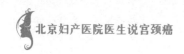

81 TCT 报告中，ASC-US 是什么意思

ASC-US 是指宫颈细胞发生轻微的变化，但是不足以达到低度病变的程度。可能包括 HPV 感染，但证据不足。此种情况多数是因炎症刺激而引起的，可积极治疗炎症后 4 ~ 6 个月复查 TCT。如结果转为正常可继续随访，亦可直接行 HPV 检查进行分流。HPV 阳性者行阴道镜检查＋宫颈活检术，依据组织病理决定后续治疗和随诊方案，HPV 阴性者则在积极治疗宫颈炎症后 4 ~ 6 个月复查 TCT。

82 TCT 报告中，ASC-H 是什么意思

ASC-H 提示可能有癌前病变或有癌存在，但细胞的异常不够确切诊断。发生此种情况，建议立即行阴道镜检查＋宫颈活检术，如病理结果提示宫颈癌癌前病变或宫颈癌，则进一步治疗。如经阴道镜检查和组织病理确认无病变，可定期复查。若复查后结果有变化，则根据复查的结果进行处理。

83 TCT 报告中，LSIL 是什么意思

LSIL 是指发现一些轻度癌前病变细胞，包括 HPV 感染，但尚需阴道镜检查＋宫颈活检术的病理结果确诊。经活检不能证实为癌前病变者，可随访到 6 个月和 12 个月复查 TCT。经活检证实为癌前病变者，应根据宫颈组织学异常予以处理。建议活

检同时行 HPV 检查。约 85% 的 LSIL 病变被检测有高危型 HPV 感染，当然，通过 HPV 检测观察是否有持续高危型 HPV 感染，对判断及预估病变进展是有一定意义的。

84　TCT 报告中，HSIL 是什么意思

HSIL 是指发现中、重度癌前病变细胞，如不进一步明确诊断，采取相应治疗，发展为宫颈癌的可能性较大。建议立即行阴道镜检查＋宫颈活检术，依据组织学病理结果进行进一步治疗。

85　CIN Ⅰ-CIN Ⅲ 与 ASC、LSIL、HSIL 有什么关系

CIN Ⅰ-CIN Ⅲ 即宫颈上皮内瘤变Ⅰ～Ⅲ级，属于宫颈癌癌前病变，是组织学病理结果，而 ASC、LSIL、HSIL 为细胞学检查结果，二者不可混淆。TCT 提示 ASC、LSIL、HSIL 时组织学发生 CIN Ⅰ-CIN Ⅲ 的可能性较大。其中 LSIL 发生 CIN Ⅰ 的概率较大，而 ASC-H 和 HSIL 则发生 CIN Ⅱ-CIN Ⅲ 的概率较大。所以，当 TCT 结果提示 ASC、LSIL、HSIL 时，需进行宫颈活检，依据组织病理结果明确诊断，进行相应治疗。

86　TCT 显示鳞状细胞癌肯定是宫颈癌吗

TCT 为细胞学诊断，方法简单，便于开展，经济实用，诊断

阳性率也较高，TCT 显示鳞状细胞癌是指镜下见到鳞状上皮癌细胞，这种情况基本为宫颈癌表现，因为 TCT 检查和组织学检查对于宫颈癌诊断相符率比较高。但临床上不可用 TCT 的结果作为治疗的依据，而应在宫颈活检病理组织学诊断证实宫颈癌后再进行下一步治疗。

当然，如果 TCT 提示为宫颈鳞癌，但阴道镜活检无病变，则建议行诊断性锥切协助排除宫颈癌，避免漏诊，尤其是绝经后女性，病变通常在颈管深部。

87 TCT 报告中，无明确诊断意义的非典型腺细胞（AGC-US）是什么意思

子宫内膜为腺细胞，宫颈有鳞状上皮细胞和腺细胞，当腺细胞发生不典型改变超过了正常反应的范畴，但又缺乏腺癌的特点时，报告称为无明确诊断意义的非典型腺细胞。出现这种情况需进一步行阴道镜检查宫颈活检 + 宫颈管搔刮，明确病理诊断。年龄大于 35 岁患者还应行子宫内膜活检，以排除宫颈癌、子宫内膜癌及两种癌前病变。

也就是说这种 TCT 结果应该警惕宫颈腺癌和子宫内膜癌可能。

88 TCT 报告中，非典型腺细胞倾向瘤变是什么意思

当腺细胞的形态学改变趋向于癌变，但无论从数量上还是严

重程度上都不足以诊断腺癌时，称为非典型腺细胞倾向瘤变。此时，患者发生腺癌的概率大于上述情况患者。同样，出现这种情况需进一步行阴道镜检查宫颈活检＋宫颈管搔刮，年龄大于35岁患者还应行子宫内膜活检，以排除宫颈腺癌及子宫内膜癌。与非典型腺细胞诊断方向一致，应该更谨慎些。

89　TCT 显示腺癌一定是宫颈癌吗

TCT 所见腺细胞分为三种，我们先说前两种，第一种是宫颈管腺细胞，第二种是子宫内膜腺细胞，所以当 TCT 提示腺癌时前者有宫颈癌的可能，后者有子宫内膜癌的可能。进一步确诊，需行阴道镜检查宫颈活检术和分段诊刮术，待病理结果明确是宫颈癌还是子宫内膜癌。第三种比较少见，为自身其他脏器的癌细胞转移而来，如输卵管癌，需找到原发病灶再做治疗，必要时可做相应的影像学检查，比如增强核磁检查。

90　TCT-DNA 中 DNA 倍体异常细胞数有什么意义

TCT-DNA 即液基薄层细胞检测与细胞 DNA 倍体联合的技术，它们的联合克服了传统巴氏涂片检测的不足，使宫颈异常细胞的检出率有所提高。细胞核 DNA 定量检测是通过对细胞核内 DNA 含量或倍体的测定及核图像的分析来判断细胞的病理生理状态，以 DNA 指数表示一组细胞 DNA 平均含量与正常细胞 DNA

含量的比值。因此，DNA 指数等于 1 为正常，DNA 指数大于 1 或小于 1 说明 DNA 非整倍体的存在。TCT-DNA 中 DNA 倍体异常细胞数意义见下表。

DNA 指数	临床意义	处理意见
DI=1（0.8 ≤ DI<1.2）（2 倍体细胞，2C 细胞）	正常细胞，极少数 2 倍体肿瘤	一年后复查，结合临床其他资料做出诊断
DI 在 1、2 之间（1.2 ≤ DI<1.8）（非整倍体细胞）	有少数细胞为正常的增殖周期细胞，出现较多细胞为慢性炎症或 HPV 感染，有峰值出现为恶性肿瘤可能性大	一年后复查、半年后复查或对症治疗、活检
DI=2（1.8 ≤ DI<2.5）（4 倍体细胞，4C 细胞）	少数细胞为正常的增殖周期细胞，较多细胞为炎症或 HPV 感染，很多细胞（大于细胞总数 10%）为癌前病变或肿瘤	一年后复查、半年后复查或对症治疗、活检
DI ≥ 2.5（异倍体细胞，5C 细胞）	①少于 3 个的为 HPV 感染、服用避孕药、个别女性绝经前后激素水平变化 ②3 个以上的为肿瘤或癌前病变，少数为 HPV 感染	三个月复查
DI ≥ 4.5（异倍体细胞，9C 细胞）	肿瘤细胞	活检
DI=4 或 8（多倍体，8C，16C 细胞）	少数为增生，多量为肿瘤	半年复查活检

临床中最常见的 DNA 异倍体为"未见""可见""≤ 2 个"和"≥ 3 个"。如果为"≥ 3 个"，通常建议阴道镜检查，其他需结合 TCT 结果决定进一步处理方案。

91　TCT 可以对宫颈病变做出明确诊断吗

　　TCT 是宫颈细胞学检查，在临床上用于对宫颈病变的筛查，可为下一步诊疗提供依据，因其方法简单，便于开展，经济实用，诊断阳性率也较高被广泛应用于临床。但并不能作为明确诊断的依据。宫颈病变的确诊尚需组织学检查即宫颈活检病理。当然，TCT 的结果与读片医师的技术水平、熟练程度及工作经验也有一定关系，所以对 TCT 结果提示存在宫颈病变的患者需进一步进行 HPV 检查和（或）阴道镜检查＋宫颈活检以明确诊断。

92　什么是 HPV 检查

　　HPV 是一种嗜上皮性病毒，通过皮肤和黏膜的接触传播。HPV 感染一般并无任何症状，只有在实验室内做 HPV 检测后才能发现。凡有性生活的女性一生中至少应该做一次 HPV 检测，以帮助预测自己是否宫颈癌高危人群，以便密切追踪及时治疗。HPV 取材方法是用伞状的小刷子在宫颈刷一下取样，然后利用"细胞保存液"来分离被采集样本中的杂质，形成清晰的细胞涂片，通过基因检测细胞里是否有 HPV-DNA。

　　当然，在有条件的情况下，女性尤其是性活跃期女性应定期做高危型 HPV 筛查。

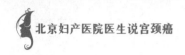

93 HPV 检测方法有哪些，各有什么优缺点

目前关于 HPV 的检测方法有很多种，包括细胞学法、杂交捕获法、荧光原位杂交法、芯片技术杂交法、实时荧光 PCR 法和斑点印记法等，每种检测方法的敏感性、特异性均有所不同。目前临床上常见的有两种 HPV 检测方法。一种是 HC2–HPV 检测，可提示有无高危型 HPV 感染，同时还可以进行病毒载量的检测，（HPV 病毒载量与宫颈病变严重程度有一定的相关性）；另外一种是 HPV 分型检测，可提示具体感染的 HPV 的类型，对于指导随访和预测宫颈癌发生风险有一定作用。

由于持续同型高危型 HPV 感染和宫颈癌相关性更强，所以，临床上更推荐 HPV 分型检测。

94 哪些人群需要行 HPV 检测

对于 30 ～ 65 岁女性，HPV 检测与细胞学联合用于宫颈癌的筛查是最优的筛查方案，两者均为阴性者发生宫颈癌的风险较低，可延长筛查间隔时间。近年来也有研究支持将单独 HPV 检测用于宫颈癌的筛查，可能比单独细胞学检查敏感性更高，对于预测宫颈病变的发生更有预测价值。但因 HPV 感染在育龄期女性中较常见，且多为一过性，单独 HPV 检测阳性，可能导致一些不必要的诊疗措施。因此，目前对于有条件者可同时进行 TCT 和 HPV 检查。

95 怎样看 HPV 检测的结果

　　若 HPV 检测结果为阴性，说明没有感染 HPV，或者是体内 HPV 含量低于致病水平。其患宫颈癌的风险很低，需定期体检。

　　若 HPV 检测结果为阳性，但细胞学涂片结果正常，只能说明有 HPV 感染，并不代表宫颈癌，大可不必太紧张。首先，不是所有 HPV 类型均容易导致宫颈癌。大多数 HPV 亚型属于低危型，仅可引起皮肤黏膜的良性病变。高危型 HPV 和少数中间型 HPV 则可引起恶性病变，至少有 27 种 HPV 亚型具有致癌的潜能，可引起各种恶性肿瘤。临床上最常见的 HPV 类型有 HPV6、HPV11（肛门外生殖器尖锐湿疣）以及 HPV16、HPV18、HPV31、HPV33、HPV35、HPV38（可引起宫颈病变包括宫颈癌）等 8 个亚型。另外，在宫颈癌患者中，HPV16 型感染率为 40%～60%，HPV18 型感染率为 10%～20%，说明 HPV16 是致癌的最常见 HPV 亚型。也有调查发现，在世界不同地区，引起宫颈癌的 HPV 亚型也不同，大多数地区是 HPV16、HPV18 型，亚洲以 HPV58 型多见。在我国宫颈癌病例中，HPV 感染以 HPV16、HPV58 型为主，研究结果显示：HPV16 型与宫颈鳞癌关系最为密切，而 HPV18 型则易导致宫颈腺癌，故高危型 HPV 阳性时需进行严密随访。此外，HPV 在人群中的感染率达 75%，而大多数的 HPV 感染为一过性，可自然消退，可在一年后再次进行细胞学涂片和 HPV 检测。

　　另外，还有很多目前还不能分离出的 HPV 病毒，所以，即

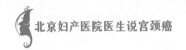

使 HPV 检查为阴性，也应定期进行宫颈癌筛查。

96 HPV 感染如何导致宫颈癌

虽然感染 HPV 是子宫颈癌变的基本病因，但大多数女性感染后并不引发癌症。大多数 HPV 感染，不管分型如何，存在时间都短暂，仅有少数长期存在，极少数会继续发展至癌前病变和浸润癌。

HPV 感染建立在鳞状上皮细胞损伤、表皮防护缺失的基础上，同时 HPV 感染又阻碍了鳞状上皮细胞的修复，引起恶性循环。青春期早期和育龄期初期，当发生鳞状上皮化生，感染的 HPV 可以诱导新转化的细胞发生改变，病毒颗粒会整合到人体细胞 DNA 中，如果病毒持续存在，就会使细胞失去正常生长的调控而发生癌变。HPV 感染经过漫长的过程发展为宫颈癌（宫颈不典型增生→原位癌→早期浸润癌→宫颈癌），CIN 分级反映了 HPV 感染后宫颈黏膜逐渐演变为浸润性鳞癌的过程。这就好比一个训练有素的军队混入了敌军的卧底，如果破坏分子没有被及时识别出来并被清除出去，它们就会长期扰乱军队秩序，直到有一天使军队在战斗中溃败。

综上，宫颈病变和宫颈癌产生的必要条件是持续的高危型 HPV 感染，由于病变的发生需要一个持续的过程，所以我们可以抓住这个漫长的进展阶段进行有效筛查和及时处理，从而阻止宫颈病变的进一步发展。

97　宫颈癌筛查需要同时进行 TCT 及 HPV 检查吗

美国癌症协会（ACS）和美国妇产科医师学会（ACOG）认为，在 30 岁以上的女性中，联合使用宫颈细胞学检查和 HPV 检测是宫颈癌筛查的一个适当方法。最新宫颈癌筛查指南（《2016 ACOG 宫颈癌筛查指南》）指出：21 岁以下女性无须筛查（不管性生活几岁开始，但 HIV 感染者除外）；21～29 岁女性每 3 年应行单独宫颈细胞学检查，不必每年筛查；30～65 岁女性每 5 年行宫颈细胞学检查联合 HPV 检测（推荐），或每 3 年行一次宫颈细胞学检查；65 岁以上女性既往多次筛查阴性则无须筛查，既往有 CIN Ⅱ、CIN Ⅲ 或 AIS（原位腺癌）应继续常规的筛查，至少 20 年；全子宫切除后女性无须筛查（适用于没有宫颈，且过去 20 年未曾有 CIN Ⅱ、CIN Ⅲ、AIS 和宫颈癌病史者）。

TCT 和 HPV 都是毛刷刮取宫颈即可，对患者是没有创伤的。前者是通过取得的宫颈脱落细胞分析有无患宫颈癌或其癌前病变的可能，后者是检查有无 HPV 感染的问题。

*两种方法联合筛查的优点有：*①可大幅提高筛查的准确性，避免假阴性（宫颈其实有问题，但筛查结果如 TCT 是正常的）的发生；②如 HPV（主要指导致宫颈癌的高危型）检查结果阴性，可延长筛查的间隔时间。

*两种方法联合筛查的缺点有：*①两种方法同时检查，增加了费用；②检查 HPV 出现阳性结果增加了患者的心理负担。事实上，在女性一生中，绝大多数是会感染 HPV 的，但多是一过性

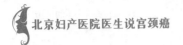

感染。经机体免疫力作用，一般 8～10 个月即可能转阴（30 岁以下女性转阴率更高）。

宫颈癌筛查时是否需要同时检测 HPV 和 TCT 还需要具体问题具体分析。有经济条件的可以同时行两种方法检测，但需要对出现的结果进行理性的分析和对待。另外，筛查初始年龄和频度也要根据不同国情不同条件具体实施。

98 什么是阴道镜检查，检查过程是怎样的

阴道镜是体外双目放大镜式光学窥镜。阴道镜检查在强光照射下，将充分暴露的阴道和宫颈光学放大 10～40 倍，直接观察这些部位的血管形态和上皮结构，以发现与癌变相关的异型上皮、异型血管，并对可疑部位行定位活检，也可用于外阴皮肤的相应病变观察。

由于宫颈与阴道相通，医生可以通过阴道直接进行宫颈疾病的检查。阴道镜检查一般痛苦较小，不需要麻醉，在门诊就可以完成。阴道镜检查包括六个步骤。

（1）患者取膀胱截石位，暴露宫颈，棉球擦干净宫颈分泌物。

（2）阴道镜观察内容有：从外阴、阴道直至宫颈进行观察。重点观察宫颈外观，颜色，血管及有无白斑。

（3）阴道镜检查过程中会依次使用 3 种试剂，即生理盐水、冰醋酸及复方碘溶液，并按照先后顺序涂抹宫颈表面。

（4）生理盐水主要作用是清洁，目的是检查宫颈和阴道有无

黏膜白斑或异型血管。

（5）观察宫颈转化区经冰醋酸和碘染色后的染色变化、表面轮廓、边界特征、血管特征等，对宫颈及阴道被覆上皮有无病变进行评估，必要时取活检送病理。特别是冰醋酸涂抹后的观察是确定阴道镜结果的重要步骤。

（6）最后打印阴道镜的图文报告。

99　阴道镜检查可以用作宫颈癌筛查方法吗

阴道镜检查是在光学放大后直接观察宫颈有无病变。该方法对检查者技术要求高，且价格较高，有一定的假阳性和假阴性概率，且取活检为有创检查。对于绝经后的女性，阴道镜检查多难以发现宫颈管内的病变，易产生假阴性结果。宫颈癌的筛查主要以 TCT 和 HPV 检测为主，因其取材方便，费用低，患者可接受，且相对无创或创伤较小，对医师要求低，当 TCT 或 HPV 提示异常时，再行进一步阴道镜检查。无论从经济学方面还是从筛查的成功率考虑，阴道镜检查都不作为宫颈癌的筛查方法。临床上通常将阴道镜下活检作为早期诊断宫颈癌的重要辅助方法，可提高活检的阳性率和诊断的准确性。

100　什么情况下需要做阴道镜检查

宫颈筛查结果异常者多须经阴道镜检查，确诊有无宫颈癌及癌前期病变。具体有以下几种情况。

宫颈细胞学检查结果异常：两次细胞学筛查为 ASC-US；细胞学筛查结果为 ASC-US 且高危型 HPV 检测阳性；ASC-H、LSIL、HSIL 或 SCC；宫颈腺上皮异常，包括不典型腺上皮细胞（AGC）、腺原位癌（AIS）、腺癌；高危型 HPV 检测结果阳性，尤其是 HPV16 型和 HPV18 型检测阳性。

临床可见病灶：肉眼检查发现可疑病灶，如宫颈溃疡、肿块或可疑宫颈浸润癌。

醋酸染色或复方碘染色后肉眼观察（VIA/VILI）结果异常，需进一步在阴道镜指导下取活检明确诊断。

宫颈活检病理切片可疑时，可在阴道镜下二次活检，以提高临床诊断的准确性。

外阴和阴道病变的诊断，如外阴或阴道赘生物等可直观观察及活检。

101 阴道镜检查前需要做哪些准备

常规询问病史、月经史；适宜的检查时间是月经干净 3 天后至下次月经来潮前 7 天；术前常规阴道分泌物滴虫、霉菌及清洁度检查；对于可疑感染者应先抗炎治疗，炎症治疗后再行阴道镜检查；检查前 24 小时禁止行阴道冲洗、妇科检查、宫颈刮片或 HPV 检查等阴道操作；术前 48 小时禁止阴道上药，以免药物附着于阴道壁和宫颈表面，影响检查结果；检查前 3 天禁止性生活；检查之前先排掉小便等。

102 什么是宫颈活检

宫颈活检是指宫颈活组织检查，在宫颈病变处或可疑部位取小部分组织做病理学检查。检查时，患者取膀胱截石位，阴道窥器暴露活检部位并消毒，取下数块可能有病变的组织（通常是4～6块），送组织学检查，明确是否有宫颈癌癌前病变或宫颈癌。无菌纱布压迫止血，24小时后自行取出。为提高取材准确性，可在阴道镜检查指引下行定位活检。组织学检查是诊断宫颈癌癌前病变或宫颈癌的金标准。

103 为什么要会诊病理，如何进行

为什么要会诊病理：多家医院病理科专家会诊，以确保病理诊断的准确性，避免漏诊、误诊，进而更加精确地指导患者治疗方案的选择。

如何进行病理会诊：于原病理取材医院借病理切片或蜡块及原医院病理报告单就诊于上级医院病理科，会诊阅片，必要时进一步做免疫组化和分子检测，出具会诊报告。

104 阴道镜检查一定要做宫颈活检吗，哪些患者要做宫颈活检

不是所有阴道镜检查均需要做宫颈活检。根据患者病史、体征、辅助检查和阴道镜所见，如阴道镜检查目前未发

现宫颈 HSIL 或更严重疾病，可不取活检，但应注明理由。阴道镜下宫颈活检的建议：①可疑子宫颈高级别病变、可疑腺性病变或可疑癌者，建议阴道镜指引下在病变重的部位多点活检，对于宫颈浸润癌，应注意观察是否存在阴道壁受累，必要时阴道壁取活检；②转化区为 3 型或 AGC 时，可酌情行宫颈管搔刮（ECC）；③子宫颈细胞学结果可疑存在子宫颈高度病变（如 ASC-H、HSIL、非典型腺细胞倾向瘤变 AGC-FN、AIS 等），阴道镜所见部位未发现可疑相应程度病变时，可多点活检并行 ECC。

105　阴道镜检查肯定不会漏诊吗

即使最有经验的阴道镜检查专家也难以达到 100% 与组织学诊断相吻合。阴道镜直视下宫颈活检曾被认为是临床诊断宫颈上皮内瘤变（CIN）的金标准。但有研究发现，阴道镜直视下活检对确认 CIN 尚不够可靠，存在着漏诊宫颈浸润癌的可能。根据多项研究总结，出现以下 4 种情况：年龄 ≥ 40 岁；当细胞学检查结果为 HSIL 及以上时；活检标本个数过少，如仅有 1 个时；在临床上对阴道镜下活检诊断为 CIN Ⅱ～Ⅲ时，要警惕漏诊宫颈浸润癌的可能。医生会酌情选择宫颈环形电切术，根据病理检查结果决定下一步治疗方案。对于广大女性同胞来说，定期到正规医疗机构做宫颈癌筛查，可以最大限度地减少宫颈病变被漏诊的概率。

106　肉眼下直接取活检和阴道镜下取活检有什么不同

阴道镜是通过放大的图像直接观察宫颈病变，与肉眼相比，取活检的准确性明显提高。阴道镜作为一种内镜，能直接观察宫颈病变，迅速鉴别良、恶性病变，而单凭肉眼判断则误诊率很高。对细胞学检查阳性或虽然细胞学检查阴性，但临床可疑病例行阴道镜下活检，能提高诊断准确率。阴道镜与液基细胞学两者相结合能取长补短，对宫颈病变的筛查起到重要作用。

107　怎样解读阴道镜结果

第一，正规阴道镜报告会有阴道镜是否满意的描述，如果阴道镜检查满意，那么这份报告的拟诊的可信度会比较高，如果有描述阴道镜不满意，那么请一定关注病理结果。第二，阴道镜报告中除了对病变做详细描述以外还应该有一个阴道镜拟诊，有经验的医生阴道镜拟诊和活检病理相符合的概率会很大，我们可以根据拟诊对后续是否需要进一步治疗先有个思想准备，但拟诊也有不准的可能，所以才叫作拟诊而不是确诊，应该以活检的病理结果为金标准。第三，如果有镜下活检和（或）宫颈管搔刮，一般会在阴道镜报告上标注活检部位，如果有镜下活检，请在术后1～2周关注病理结果。当然，拿到阴道镜报告后请专业医生解读远比自行去网上搜索要靠谱得多。

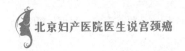

108 当阴道镜结果和 TCT 结果不同时怎么办

首先应确定检查由正规医院的医生操作，才能保证结果可信。其次当出现 LSIL 或 HSIL 时，无论 TCT 或阴道镜哪个结果更严重，都应该做宫颈活检明确诊断。相对于 TCT 来说，阴道镜结果与医生的经验相关性更大，由有经验的医生操作的阴道镜结果更可信。总之，病理结果是金标准，如果确实出现阴道镜和 TCT 结果差别较大时，一定要到正规医院找有经验的医生复查阴道镜，有必要的话需要同时在阴道镜指导下补取活组织病理检查，有些患者甚至需要做宫颈诊断性锥切。

109 什么是宫颈管内膜搔刮术（ECC），哪些患者要做 ECC

宫颈管内膜搔刮术（ECC）就是使用微型刮匙搔刮宫颈管，以取得组织或者细胞的一个小手术操作。大部分人在手术中有轻微下腹酸胀的感觉，不需要麻醉。主要用于评估阴道镜看不到的宫颈管内区域，以明确病变或癌瘤是否累及颈管。

宫颈管搔刮术用于以下一些情况：① TCT 提示异常腺细胞（特别是来自宫颈管），如非典型腺细胞（AGC），不论阴道镜结果如何，都应常规行宫颈管搔刮术；②细胞学结果与阴道镜不相符如细胞学多次阳性或可疑，而阴道镜检阴性或不满意，或镜下活检未见到异常；③宫颈细胞学异常，阴道镜检查为不满意阴道镜图像（转化区部分可见或完全不可见），应行宫颈管搔刮术，尤其是绝经后女性，应常规行 ECC；
④宫颈锥切术后病理提示颈管缘阳性的患者，术后随访应常
规行 ECC。

110 阴道镜检查和宫颈活检或宫颈管内膜搔刮术后阴道出血怎么办

做了上述检查，组织被取下来后就留下了创面，需要一
段时间（2～4周）才能愈合。在愈合过程中会有水样分泌
物、少量出血等情况发生，这是正常现象。术后1个月需禁止
性生活及阴道上药，防止发生感染。另外要保持外阴清洁，避
免重体力活。出血不多时不用特殊处理，如果在确定不是月经
的情况下出血多于月经量或者持续1周以上就应该引起重视，
及时就医。

111 阴道镜检查后有哪些注意事项

检查过程中同时取活组织检查的患者术后当天应尽量减少活
动，孕妇可适当延长休息时间。术后12～24小时取出阴道纱布，
取纱布后会有少量阴道出血，一般持续3～5天，但出血多于月
经量，应及时就诊。不建议常规使用抗生素，但术前有生殖道炎
症的，可酌情应用3～5天抗生素。术后要关注病理结果，1～2
周携病理结果就诊。

112 宫颈癌筛查与诊断有什么关系，准确率是多少

宫颈病变的诊断，一般遵循"三阶梯"技术，即宫颈细胞学检查、阴道镜检查及宫颈活组织检查。近年来，HPV-DNA检测技术、宫颈锥形切除术以及影像学检查的飞速发展为宫颈癌的诊治起到了有效的辅助作用。

宫颈细胞学检查是宫颈癌筛查的首选方法，近年来，TCT有效地弥补了传统巴氏涂片筛查的不足，是宫颈脱落细胞学检查在制片技术上的重大进步。TCT能明显提高诊断的准确率，能更准确地反映宫颈癌和癌前病变情况，诊断价值明显优于巴氏宫颈涂片法，是目前首选的宫颈癌筛查方法，值得临床推广应用。

研究显示，99%以上的宫颈癌与高危型HPV感染有关。国内某研究发现HPV-DNA检测敏感度为85.4%，宫颈刮片检测敏感度为50.6%。目前，准确、简便的宫颈细胞学检查方法——TCT结合HPV-DNA检测是一种先进的宫颈上皮内瘤变和宫颈癌的筛查方法。高危型HPV加TCT检查两者均为阳性者与病理检查结果阳性符合率为97.7%。

子宫颈癌的诊断依赖于组织病理学检查结果，诊断结果正确与否关键在于活检时能否获取子宫颈病变程度最严重的部位。阴道镜是观察子宫颈的放大镜，对宫颈细胞学检查异常者均应采用阴道镜检查，其目的在于指导寻找可疑的病变部位，从而提高病理诊断的准确性。有研究表明，电子阴道镜诊断慢性宫颈炎、CIN及宫颈癌的符合率分别为96%、87.5%和100%。

对宫颈细胞学检查异常者均应采用阴道镜检查及在阴道镜下

行可疑部位的活检。宫颈活体组织检查为宫颈癌的确诊提供最可靠的依据。

113 宫颈癌筛查正常，但有不适症状时怎么办

所谓宫颈癌筛查正常，一般指未见恶性病变或癌前病变，也没有出现 ASC-US、AGC 等异常细胞。但大多数患者会在报告中看到有轻、中、重等程度不同的炎症，甚至有些患者还会查出念珠菌、滴虫等特殊病原体，这也是不少患者有不适症状的原因。出现这种情况需要到正规医院进行有针对性的治疗，最好不要自行到药店买药使用，因为不同病原体感染需要使用的药物完全不同，如果不能使用正确药物不但不能缓解症状还可能加重现有症状。如果有宫颈柱状上皮外移的情况（以前叫作"宫颈糜烂"）且有某些症状，如接触性出血（性生活后出血）、长期或反复脓性白带等，也可以考虑到正规医院进行冷冻、微波、电熨等宫颈物理治疗。当然，长期的白带带血或接触性出血，即使宫颈癌筛查正常，仍应进一步行阴道镜检查，必要时在阴道镜指导下进行宫颈活检、宫颈管搔刮术等有创性检查以除外宫颈癌及其癌前病变。

114 宫颈癌诊断、治疗及复查中有哪些影像学方法可以使用

宫颈癌治疗前的分期是诊断的重要组成部分，影像学检查已经成为宫颈癌治疗前分期的重要依据。超声、CT、MRI、PET-

CT 可以用于评估肿瘤大小、淋巴结转移、局部或全身扩散情况。特别是对于淋巴结转移的评估，盆腹腔 CT、MRI 以及 PET-CT 可以在术前提供有价值的信息，进行影像学分期从而指导治疗。胸部 CT 可用于了解有无远隔部位的转移，CTU 可以用于输尿管受累的诊断和评估。

PET-CT 由于结合了高组织分辨率的 CT 和功能代谢影像，且可以一次全身成像，推荐ⅠB1 期以上有条件的患者选择。在宫颈癌放疗过程中协助精确布野、调整放疗剂量，治疗结束后判断疗效及随诊观察过程中，CT、MRI、PET-CT 也是常用的影像学检查方法。

115 宫颈癌患者如何选择 B 超、CT、MRI 以及 PET-CT，这些检查方法各有什么优缺点

在门诊有好多宫颈癌患者咨询究竟如何选择 B 超、CT、MRI 以及 PET-CT 检查。接下来，我们就为大家进行解答。

B 超在妇产科领域应用非常广泛，不仅是像子宫肌瘤、卵巢囊肿、异位妊娠等妇产科常见病的诊断需要超声，同样，超声对于宫颈癌也有一定的诊断价值。宫颈癌临床容易诊断，但是宫颈原位癌或病变早期超声一般无阳性发现，当肿瘤形成明显结节时，宫颈增大，形态正常或失常，于病变部位见低回声或中、高回声结构，边界常不清晰，形态不规则，肿块内见丰富的血流信号。因此，超声检查对于早期宫颈癌诊断价值不大。当超声能够发现肿块时，可确定肿块范围、大小、与周围组织的关系、有无

宫旁组织浸润及盆底淋巴结肿大。

CT 检查对晚期宫颈癌侵犯周围结构的诊断明显优于 B 超，而且检查时间短，对淋巴结肿大的检出率也明显高于 B 超。但其对软组织分辨力不及 MRI，对宫颈癌灶的显示也不及 MRI，尤其是浸润型宫颈癌，Ⅱ期之前的病灶几乎不能显示，对Ⅱ期以后的宫颈癌，也以外生肿块型显示较好，对浸润型的显示仍有一定难度。另外，CT 检查前准备相对烦琐，需要充盈膀胱、清洁肠道，但是综合其分辨率及价格来说，CT 对于宫颈癌的诊断意义很大。

MRI 没有辐射，而且具有软组织分辨力高、多参数、多方位直接成像，检查程序简单等特点，对于中期（ⅠB 期及Ⅱ期以后）宫颈癌来说是最好的检查方式，明显优于 B 超、CT，对宫颈癌分期的准确率达 81% ~ 92%，可以辅助进行宫颈癌分期。但其最大的缺点就是检查时间较长，噪声大，对安装心脏起搏器及宫内节育器等体内带有金属物的患者、幽闭恐惧症的患者不宜进行。

PET-CT 可早期发现肿瘤，确定性质；一次检查就可准确判断大多数肿瘤的良恶性、是否有转移，避免了多种检查延误疾病诊断或者制订错误的治疗方案；可较好地辅助进行肿瘤分期，评价治疗效果，减少不必要的治疗方法和应用剂量；能较准确判定肿瘤治疗后的肿瘤复发。而且该检查全程无痛，快速，准确率高。那么问题来了，性价比如此之高的检查手段，为什么在临床上应用得并不那么普遍？就因为其费用太高，普通家庭难以承受，但是其对肿瘤的诊断及治疗价值确实是其他检查手段无法替代的。

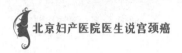

116 为什么宫颈癌治疗过程中有时需要查 CT，有时需要查 MRI

CT 和 MRI 都是宫颈癌常用的影像学检查方法。MRI 在软组织显示上具有良好效果，尤其在肿瘤组织上具有较高分辨率，且影像多方位、多参数，可对患者子宫颈情况进行多方位扫查，有利于提高诊断精准度。MRI 在对于宫旁浸润及阴道受累的评估上要优于 CT，可辅助用于宫颈癌的分期。此外，对于妊娠期的宫颈癌，MRI 因其没有放射性损害，适合于妊娠期选用。

CT 检查可用于判断疾病的远处转移，特别是淋巴结转移。还有应用方面，具有检查时间短等优点。MRI 有操作时间长，检查不方便等缺点。综上，医生会根据检查要求合理选择 CT 或 MRI 进行检查。

117 什么是 PET-CT，对妇科肿瘤有什么作用

PET-CT 是核医学领域比较先进的临床检查影像技术。其大致方法是，将某种物质，一般是生物生命代谢中必需的物质，如葡萄糖、蛋白质、核酸、脂肪酸，标记上短寿命的放射性核素（如 F-18，碳 -11 等），注入人体后，通过该物质在代谢中的聚集，来反映器官或组织代谢活动的情况，从而达到诊断的目的。当前各医院主要使用的物质是氟代脱氧葡萄糖，简称 FDG。其机制是，人体不同组织的代谢状态不同，在高代谢的恶性肿瘤组织中葡萄糖代谢旺盛，聚集较多，这些特点能通过图像反映出来，

从而对病变进行诊断和分析。因此，在妇科肿瘤中，它可以显现病灶的基本分布与代谢状态，以及是否有远处的转移。主要用于子宫颈癌与子宫内膜癌等恶性肿瘤的诊断、治疗、评价疗效、治疗后监测与判断预后，是一种很好的辅助检查方法。但是由于PET-CT的试剂与仪器普遍较昂贵，至今为止检查费用比较高，其普及性在一定程度上受到制约。

118 B超、CT及MRI检查前各有什么注意事项

想必很多人会有这样尴尬的经历，就是在做B超的过程中，超声医生会说尿太少了，出去再喝点水。那么，为什么要憋尿才能做经腹的妇科超声呢？

子宫附件位于盆腔内，膀胱和直肠之间，周围有肠管，只有当膀胱充盈时才能将子宫附件顶起来，显影于B超机下，医生才能观察到并做出诊断。怎样才能使尿液更快地充盈以达到要求呢？给大家介绍一个方法：晨起排尿后，喝1000毫升左右的白开水或喝2～3杯非碳酸含糖饮料，即可在一两个小时内将尿憋好，注意不要喝太烫的水，以免出汗蒸发掉。便秘的患者应在检查当日晨或前日晚排空大便，以免误诊。

经阴道超声就不会有憋尿的问题了，但是经阴道超声不适宜有出血者，如月经期、阴道不规则出血，以免引起感染和出血等不良后果。所以，如果有阴道出血，应及时提醒医生，避免做阴道超声。

拟行CT检查的患者前1天晚餐要少吃粗纤维食物，最好从晚上起空腹，餐后用肥皂水清洁灌肠或喝番泻叶清洁肠道。做腹

部CT扫描的患者，检查前应口服适量的含造影剂的水，做盆腔CT扫描的患者，服大量的清水，或含造影剂水，待膀胱感到满胀后，再进行CT扫描。扫描前应取下检查区域金属类物品（如头饰、发卡、耳环、项链、玉佩、钱币、皮带和钥匙等带有金属物质的各种物品），以减少伪影。

因为磁共振设备周围（5米内），具有强大磁场，体内安装、携带以下物品及装置的患者（包括陪伴家属），被视为磁共振检查的禁忌，不能进入磁体间，包括心脏起搏器、除颤器、心脏支架、人工心脏瓣膜、动脉瘤术后金属夹、骨折手术后固定钢板、钢钉、螺丝、人工假肢或关节、阴茎假体、助听器、人工耳蜗、中耳移植物、眼内金属异物、义眼、活动假牙、牙托及头面部有植入物，还包括妇科金属节育环等。对有固定假牙、文身、节育器、文眼线、留存在体内的钛合金物体（如脊柱钛合金固定装置）等的患者应于检查前通知医生，根据具体情况决定可否进行磁共振检查。应身穿纯棉质的衣裤进行检查，避免穿有铁钩、铁扣和拉链的衣裤、内衣、化纤织物、皮带等物品及装饰物品，以免引起干扰。

119 什么是肿瘤标志物

肿瘤标志物最初的定义为：肿瘤特异表达的、在血液中可以检测出的物质。这种物质应该在正常情况下检测不到，只有在恶性肿瘤存在时才能被检测到。遗憾的是，迄今为止这种真正意义上的癌特异性物质还没有被发现。现有肿瘤标志物是指癌细胞自身或由身体其他细胞产生的反应性产物，它与恶性肿瘤的发生、发展密切相关，可以辅助恶性肿瘤的诊断、鉴别诊断、疗效的判定及随访。

但是绝大多数肿瘤标志物可同时存在于恶性肿瘤及某些良性肿瘤、炎症，甚至正常组织中，因此肿瘤标志物的升高不一定是肿瘤造成的，肿瘤的诊断不能单独依靠肿瘤标志物的检查。单次肿瘤标志物的轻度升高或复查的结果没有大的变化时临床意义并不大，只有动态的持续升高才有意义。对体检中发现的某个或某几个肿瘤标志物的持续升高应该提高警惕，需要进一步通过 B 超、CT、MRI 检查加以判断。

120　宫颈癌有理想的肿瘤标志物吗，有何用途

90% 宫颈癌为鳞状细胞癌，所以首先选择鳞癌抗原（SCC-Ag）作为宫颈癌的肿瘤标志物。它与疾病进展、疗效判定、预后评估相关。

SCC-Ag 与疾病进展的关系：SCC-Ag 的表达在早期癌与其他肿瘤标志物一样阳性率很低，伴随着病情进展其阳性率逐渐增加，其数值也伴随着病灶的扩展而增高。因此，对于 SCC-Ag 明显增加的患者在治疗中应该予以充分的注意。

SCC-Ag 与疗效的关系：由于 SCC-Ag 抗原半衰期短，可以考虑将肿瘤切除 2 天后，宫颈浸润癌广泛应用新辅助化疗（NAC）3 疗程结束或者放射线治疗 30Gy 后，血中 SCC-Ag 值是否转阴作为一个治疗有效的参考标准，同时应该注意测定的误差及每天血

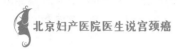

中 SCC-Ag 的波动范围综合进行疗效判定。尤其新辅助化疗有效时 SCC-Ag 的下降幅度与肿瘤负荷呈正相关，可用于评价化疗是否有效。

SCC-Ag 与预后的关系：新辅助化疗之后 SCC-Ag 转阴，表示新辅助化疗治疗有效，可以接受手术者，预后良好。而治疗前 SCC-Ag 超过 30μg/L 者化疗后常常发现肿瘤增大。因此，SCC-Ag 测定有望成为新辅助化疗后治疗方法选择及放疗预后判定的指标。

121 为什么宫颈癌患者除了 SCC-Ag 还查 CA125、CA19-9、CEA 等

SCC、CEA、CA19-9 及 CA125 作为肿瘤标志物已应用到多种恶性肿瘤的诊断中来。有研究显示，宫颈癌患者中 SCC、CEA、CA19-9 及 CA125 水平均显著高于正常对照组。同时还发现，对宫颈癌患者单独检测 SCC、CEA、CA19-9 及 CA125 时的诊断敏感性分别为 69.7%、68.4%、73.7% 及 71.1%，联合检测宫颈癌患者的诊断敏感性达到了 86.8%，显著优于单独检测。说明联合检测肿瘤标志物可显著提高患者诊断的敏感性，可作为宫颈癌临床诊断和临床筛查的辅助指标之一，如患者 SCC、CEA、CA19-9 及 CA125 的水平显著升高即应怀疑患者有发生恶性肿瘤的可能。

另外，基于宫颈癌的不同病理类型，联合检测 SCC、CEA、CA19-9 及 CA125 也是非常有必要的。比较不同组织类型宫颈癌中各种肿瘤标志物的检测发现，鳞癌患者 SCC-Ag 水平显著高于

腺癌患者；而鳞癌患者 CEA、CA19-9 及 CA125 的水平显著低于腺癌患者。提示联合检测 SCC、CEA、CA19-9 及 CA125 有助于区分肿瘤的组织类型，以对临床治疗提供指导。

122 如何科学看待宫颈癌肿瘤标志物

肿瘤标志物升高不能断定就一定是肿瘤，许多因素都有可能引起肿瘤标志物升高，包括一些良性疾病，如慢性肝病、慢性肾病、胆石症、糖尿病以及有些药物等，甚至抽血、标本保存不当、月经期及怀孕等因素也可能引起肿瘤标志物升高。

所以，首次出现肿瘤标志物升高的情况无须太过恐慌，应到肿瘤专科医院咨询和复查，很多人会发现只不过是虚惊一场。

在普通体检中，肿瘤标志物的结果一般只会"定性"。所以报告单上通常只有"阴性"或"阳性"。"阴性"者，多数没有肿瘤发生。而对于"阳性"者，医生会建议复查。可疑"阳性"结果的复查宜用"定量"检测。定量检测值分两种情况。第一种是轻度升高（超过正常参考值不是太多），发生肿瘤的可能性比较低，可考虑进一步检查，或者动态观察，不要紧张也不要掉以轻心。第二种是中重度升高或多项指标持续升高，提示肿瘤发生的可能性很高，必须尽快做医学影像学和组织病理学的检查。

123 SCC-Ag 升高一定是宫颈癌吗

SCC-Ag 是子宫颈鳞癌的首选肿瘤标志物。它参与正常和恶变时的蛋白分解调控，子宫颈鳞癌发生时明显升高。未治疗的宫颈鳞癌患者约 55% 血清 SCC-Ag 阳性，这一百分比与临床分期有关：ⅠB 期 38%，ⅡA 期 50.5%，ⅡB 期 67.1%，Ⅲ 期 82.8%，Ⅳ 期 83.3%。

SCC-Ag 广泛存在于子宫体、子宫颈、肺、头颈、泌尿系及皮肤等鳞状上皮细胞癌的细胞浆中，特别在非角化癌的细胞中，含量更丰富。血清中 SCC-Ag 水平升高，可见于 83% 的宫颈癌、25% ～ 75% 的肺鳞状细胞癌、30% 的Ⅰ期食道癌、89% 的Ⅲ期食道癌。因此，SCC-Ag 升高不一定是宫颈癌。但 SCC-Ag 升高一定要提高警惕。首先患者 1 ～ 2 周后再复查一次，如果仍高，需要查胸、腹、盆腔增强 CT，如有条件可行 PET-CT 检查。如果 SCC-Ag 持续升高往往有病灶存在，所以一定要警惕，早查出来可早治疗，疗效会好些。

124 宫颈腺癌有办法筛查吗

有办法筛查，但筛查宫颈腺性病变时，其阳性率低，假阴性率高，易造成漏诊或误诊。① TCT 为早期病变的主要筛查手段，但应注意检出率低于子宫颈鳞癌，如细胞学阴性不能排除诊断。② HPV 检测。最新的宫颈癌筛查指南仍建议将 HPV 检测与宫颈细胞学检查联合筛查，与宫颈腺癌发病密切相关的是 HPV16 型和 HPV18 型。③阴道镜检查。阴道镜检查评价子宫颈腺癌的有效性受限，但浸润性腺癌有些异常阴道镜所见可指导取活检部位并确定诊断。原位腺癌的阴道镜下特点尚不十分明确，可疑病例应以锥切病理确定诊断。④宫颈管搔刮术（ECC）。由于子宫颈腺癌病变常深在颈管，病灶在阴道镜下不可见，宫颈管搔刮术在其诊断中起重要作用。⑤宫颈组织学检查。子宫颈腺癌的确诊方式为宫颈活检及病理检查。但应注意的是：有些高分化腺癌尤其是胃型腺癌，细胞及腺体结构不典型性很小，镜下很难诊断，常被误诊为慢性炎症，故取材应充分。有些临床可疑病例，病理未能证实，需重复取材行组织学检查以防漏诊。宫颈细胞学检查多次阳性，而宫颈活检阴性；或活检提示宫颈原位腺癌，需明确有无浸润癌时，均应做宫颈锥切送病理检查。

（陈　娇　张　娴　赵轩宇　孙小红　金碧霞　宋建明
韩松筠　李　娅　丁　丁　姜　艳　曹京红　张同庆
王焜煜　索红燕　商若天）

放松心情　积极治疗
——宫颈上皮内瘤变治疗篇

125 HPV 感染可以自愈吗

HPV 属于乳头多瘤空泡病毒科乳头瘤病毒属，是一种在自然界广泛存在的病毒，到目前为止，已经鉴定出的 HPV 高达 200 多个亚型。人类 HPV 感染率偏高，有报道称女性中有 80% 的人都感染过 HPV。女性的 HPV 感染期比较短，一般在 8 ~ 10 个月便可消失，约 90% 的 HPV 感染在 2 年内自行消退，大约只有 1/10 的女性呈持续感染状态。大多数人 HPV 感染是一过性的，病毒会被人体免疫系统自行清除，因此可以理解为多数 HPV 感染是可以自愈的，就像感冒一样，在女性的一生中，可反复感染 HPV，也可同时感染多种不同型别的 HPV。

126 HPV 感染有有效的药物治疗吗

HPV 抵抗力强，和绝大多数病毒感染一样，目前对 HPV 感染尚无确切有效的治疗药物。尽管市面上有多种抗病毒药物销售，但尚缺乏应用经验，疗效还需进一步观察。目前对一些低危型 HPV 感染尚有一些药物有一定的效果，如寻常疣、扁平疣、湿疣等可使用外用药物清除瘤体，或使用免疫疗法如干扰素、白介素、胸腺肽、异维 A 酸、自体疫苗等减少复发和加快清除病灶，另有一些如干扰素、红色诺卡氏菌细胞壁骨架（红卡）以及抗 HPV 生物蛋白敷料，都在临床上被部分医生用于治疗 HPV

感染。但无论是针对低危型还是高危型 HPV，药物治疗均是诱导体内产生内源性干扰素来清除病毒，而非真正意义上的治疗病毒感染。

127　HPV 感染应该怎么治疗

不同类型的 HPV 会导致不同部位的感染，有一部分类型 HPV 会使局部组织增生，如疣。目前尚无根除 HPV 的方法，因此，尽管治疗方法较多，但是以去除局部增生性瘤体、切除病灶为主，在选择时以有效、简便、安全、不引起瘢痕为基本原则。目前临床上可试用的治疗方式有以下几种。

（1）物理治疗：目的是去除肉眼可见的瘤体和亚临床感染，方法包括激光、微波、冷冻、电灼、手术切除（LEEP、宫颈冷刀锥切术即 CKC）。

（2）药物治疗：0.5% 足叶草脂毒素酊、5% 咪喹莫特、50% 三氯醋酸、氟尿嘧啶软膏等。

（3）免疫疗法：在于减少复发和加快清除病灶，药物有干扰素、白介素、胸腺肽、转移因子、卡介苗、异维 A 酸、自体疫苗、红色诺卡氏菌细胞壁骨架（红卡）以及抗 HPV 生物蛋白敷料等。

针对妇产科常见的 HPV 感染，除手术之外，目前并没有有效针对 HPV 感染的治疗措施，因此并不推荐对 HPV 携带状态进行治疗。

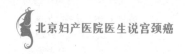

128 妻子 HPV 感染，丈夫需要检查吗

各种类型的 HPV 感染在人群中十分普遍，大约 80% 的女性一生中的某个阶段会感染 HPV，对于男性难以进行详细的评估，目前还没有对男性进行大规模的研究，推测一半以上的男性会在一生中某个阶段感染 HPV。有文献表明，HPV 感染女性的配偶中，HPV 阳性率只有 16%。一方面是因为 HPV 比较适合存在于湿润的环境，不适合在男性的生殖器周围生长，即使有 HPV 感染，病毒的量也比较少；另一方面是因为男性生殖器周围，如冠状沟、尿道口周围取样比较困难，样本量少，如果测量的方法不够灵敏，就有可能测不到病毒。

一般来说，男性感染低危型 HPV 病毒可引起生殖道尖锐湿疣，通常是发生在肛周、阴茎、阴囊、腹股沟或大腿；高危型 HPV 感染在男性身上可能会引发阴茎癌或肛门癌，但非常少见。如前述，虽然从男性生殖道采集样本检测 HPV 是比较困难的，但是如果条件允许，在 HPV 阳性的女性的性伴侣中检测 HPV 还是有必要的。

129 TCT 正常而 HPV 阳性怎么办

绝大多数 HPV 感染可在几个月至两年内被清除，有一项 5 年的追踪研究发现，HPV 感染的自然清除率达到 92%。因此 HPV 阳性（非 HPV16、HPV18 型）的患者无须太过担心，只要是没有接触性出血、白带带血或者不规则阴道流血、TCT 正常就可以继续随访，无须频繁复查 HPV，一般 6 ～ 12 个月复查。但是，对于 HPV16、HPV18 型阳性，因其致病能力较强，即使 TCT 正常，也推荐行阴道镜检查，排除宫颈病变。

130 如果不治疗，子宫颈癌癌前病变会怎么发展

青春期早期和育龄期初期，当发生鳞状上皮化生，感染 HPV 病毒可以诱导新转化的细胞发生改变，病毒颗粒会整合到人体细胞 DNA 中。如果病毒持续存在，可能导致癌前病变，而后细胞失去正常的调控，发生癌变。

从宫颈癌前病变发展到癌症的时间各有不同。有 60% 或更多的轻度不典型增生会自然消退，只有大约 10% 在 2 ～ 4 年发展成中、重度不典型增生，在一些病例中，中、重度不典型增生可能不需要经过轻度不典型增生。低于 50% 的重度不典型增生可进展为浸润癌，年轻女性发展为浸润癌的概率更低。

通常轻度不典型增生经过 10 ～ 20 年的自然演进过程方发展成为癌。因此，子宫颈癌在相对早期是可以防治的。

131 CIN 可以治愈吗

近几年，病理科已经将原先的组织学 CIN I 和细胞学 LSIL 并轨，CIN II、CIN III 写为 HSIL，并通过 P16 及 Ki67 免疫组化染色区分 CIN II 或 CIN III，大多数医院病理报告均为组织学和细胞学描述同时出现。事实上，绝大多数的 CIN 是可以治愈的。若细

胞学结果为 ASC–US、ASC–H 或 LSIL 的 CIN I，建议每 6 ～ 12 个月复查 TCT，并每年检测 HPV–DNA。若细胞学结果为 HSIL 而组织学诊断为 CIN I 者，如果阴道镜检查满意而且宫颈管取材阴性者可选择行诊断性宫颈锥切术。约 60% 的 CIN I 会在 1 年内自然消退；约 20% 的 CIN II 会发展为 CIN III，5% 发展为浸润癌。需要指出的是，CIN III 不是癌，不治疗也仅有 30% 左右的可能性会在 1 年内发展为宫颈癌。所有经过治疗后的 CIN 需要定期随访。

132 CIN 有有效的药物治疗吗

没有。CIN I（LSIL）的治疗推荐使用密切随访，CIN II（HSIL、P16 及 Ki67 阴性）推荐物理治疗或 LEEP，CIN II ～ III 或 CIN III（HSIL、P16 及 Ki67 阳性）选择 LEEP 或者冷刀锥切等，一般不选择药物治疗。

133 哪些 CIN 需要手术

阴道镜检查满意的 CIN II（HSIL、P16 及 Ki67 阴性）可用物理治疗或子宫颈锥切术；阴道镜检查不满意的 CIN II 和所有的 CIN III（HSIL、P16 及 Ki67 阳性）通常采用子宫颈锥切术，包括 LEEP 和 CKC。一些无随访条件及绝经后女性也可选择子宫切除。

134 不同程度的 CIN 应分别采取哪些治疗方法

不同程度的 CIN 处理如下。

CIN I：约 65% 的 CIN I 会自然消退，有随诊条件者可定期检查，密切追随。若在随访过程中病变发展或持续存在 2 年以上，可采用物理治疗（冷冻、光疗等）。

CIN II：约 20% 的 CIN II 会发展为 CIN III，5% 发展为浸润癌，故所有的 CIN II 和 CIN III 均应治疗。可选择物理治疗，如病灶较广，病变深入宫颈管者可行手术治疗，如 LEEP。如合并子宫肌瘤或卵巢囊肿，年龄较大自愿做全子宫切除也可考虑。

CIN III：首选手术治疗，建议行 CKC，也可行 LEEP。

妊娠合并 CIN：因 75% 孕期的 CIN 病变在产后半年内消退，故多主张随诊观察。

135 为什么说 CIN I 不主张积极治疗

由于 CIN I 的患者中，大约 65% 的病变可以自行消退；20% 的病变持续存在并保持不变；只有大约 15% 的病变会进展，且不会短期发展为癌，因此 CIN I 定期观察即可。若病变持续存在 2 年以上，可采用物理治疗（如冷冻、光疗等）。

136 患了 CIN III 生活还照样充满阳光

CIN III 中文译名是"宫颈上皮内瘤变 III 级"，是宫颈癌的癌

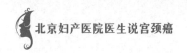

前病变，应该受到重视，但也没必要过度紧张。

首先，CINⅢ不是癌，只是癌前病变。事实上，就是不对CINⅢ进行治疗，也仅有 30% 左右的可能会在 1 年内发展为宫颈癌，还有相当一部分会逆转为正常的。

其次，全世界范围内，经过对 CIN 长时间的研究观察和经验积累发现，一般情况下，宫颈锥切即可治愈 CINⅢ；观察还发现，锥切后一年，绝大多数患者 HPV 会转阴，也就是说如果没有新病毒感染，一般就不会再得高级别 CIN 和宫颈癌了。

最后，CINⅢ锥切后确实有复发的可能，但是只要按医嘱定期复查，CINⅢ治疗后发现的所谓复发，常常也只是低级别的宫颈病变（不易发展为宫颈癌），再次发生 CINⅢ 的可能性是极低的（小于 5%），而直接发展为宫颈癌的更是少见，发展到威胁生命的中晚期宫颈癌就更罕见了。

综上，得了 CINⅢ，遵照医生的建议，做宫颈锥切，术后定期复查是不会有大的风险的，大家尽可继续享受人生，而不必成天忧心忡忡。

137 为什么 CINⅢ一般不建议切除子宫

CINⅢ 或提示为 HSIL、P16 及 Ki67 阳性，是宫颈癌的癌前病变。但 CINⅢ不是癌，就是不治疗也仅有 30% 左右的可能性会在 1 年内发展为宫颈癌，还有相当一部分病人会逆转为正常。个别 CINⅢ 锥切后有复发的可能，常常也只是更低级别的宫颈病变（不易发展为宫颈癌），再次发生 CINⅢ 的可能性是极低的，而直接发展为宫颈癌的更是少见，发展到威胁生命的中晚期宫颈癌就更罕见了。所以说，有随访条件时，不建议 CIN Ⅲ 患者为避免小概率事件而进行子宫切除。

138　什么是 LEEP，适用于哪些患者

LEEP 是 Loop electrosurgical excision procedure 的简称，即环状电切术，是采用高频电波微创性诊断和治疗宫颈疾病的专业技术。

适用范围：①宫颈细胞学为 HSIL、AGC 倾向瘤变，原位腺癌（AIS）或癌，阴道镜检查阴性或不满意；②宫颈细胞学结果与阴道镜指引下的活检组织病理学诊断严重不符；③细胞学或阴道镜下取活检怀疑 CIN Ⅰ～Ⅲ，尤其是 HSIL；④怀疑宫颈早期浸润癌或原位癌，明确诊断，确定病变深度及宽度；⑤宫颈 HSIL、宫颈原位腺癌、早期宫颈鳞状细胞浸润癌锥切治疗后病变持续存在、残留或复发；⑥久治不愈慢性宫颈炎，尤其合并接触性出血时；⑦持续 CIN 或 CIN 随访不便者；⑧宫颈赘生物，如大息肉、多个息肉、囊肿、宫颈尖锐湿疣等的切除。

139　什么是宫颈冷刀锥切术（CKC），适用于哪些患者

CKC 是用手术刀将宫颈环形切除的一种经典的宫颈锥切手术，也就是由外向内将病变的宫颈连同宫颈管一同做锥形切除。该手术方法不但能大范围切除宫颈病灶，更可深度切除宫颈管内病灶。它一方面作为诊断方法可送组织病理检查，确诊宫颈的病

变；另一方面也是切除病变的一种治疗方法。锥切术对于宫颈癌癌前病变和早期浸润癌诊断明确、CIN Ⅱ 合并 HPV 感染、CIN Ⅲ 及早期浸润性宫颈癌（Ⅰ A1 期）要求保留生育功能的患者，可以达到根治效果，一般不影响生育功能（少部分患者可能在妊娠时发生宫颈机能不全，一般行宫颈环扎即可成功妊娠）。宫颈冷刀锥切术是宫颈癌癌前病变诊断和治疗的金标准。

适用范围和 LEEP 手术相仿，又各有侧重：①宫颈刮片细胞学检查多次发现有恶性细胞，阴道镜检查无异常，宫颈活检或分段诊刮颈管阴性者，应做宫颈锥切进一步确诊；②宫颈活检已确诊是宫颈高级别上皮内病变（HSIL，包括 CIN Ⅱ～Ⅲ，CGIN Ⅱ～Ⅲ），显微镜下发现有宫颈癌微小浸润（宫颈癌 Ⅰ A1），为了确定手术范围，可以先做宫颈锥切，切下宫颈组织做进一步的病理检查，明确病变程度，指导手术范围的选择；③怀疑宫颈腺癌，但宫颈活检或搔刮颈管阴性者；④CIN Ⅲ、宫颈癌 Ⅰ A1 期，要求保留生育功能者，可行宫颈冷刀锥切术。

140 LEEP 和 CKC 哪个好

LEEP 和 CKC 各有优缺点，两者的适应证不尽相同，总体来讲 LEEP 操作简便，不需麻醉，在门诊即可进行。在切除组织同时有凝血功能，故出血少，手术时间短，治疗费用低。切除组织可以送病理检查，可判断标本边缘情况，提供宫颈微小浸润癌诊断所需的组织学标本。但 LEEP 的切除范围较 CKC 小，深度较浅，且标本切缘易受热反应影响，主要用于 CIN Ⅱ 及以下病变的治疗。对于 CIN Ⅲ 一般建议锥切宫颈的高度达 2 厘米以上，而 LEEP 很难达到这一点，且 LEEP 切除很深时，容易引起较多的出血，且有术中患者痛感明显、术后脱痂出血多等缺点。另外，由于 LEEP 治疗 CIN Ⅲ 时，常需多次切割，导致标本切缘难以判断，因而不能确定病变是否全部切除。特别重要的是疗效，有文献报道，LEEP 治疗宫颈原位癌后复发率是 29%，而冷刀锥切术后复发率仅为 6%。因此，专家认为对于 CIN Ⅲ 可能冷刀锥切更好。

141 LEEP 和 CKC 都需要住院治疗吗

LEEP 操作简便，不需麻醉，在切除组织的同时有凝血功能，故出血少，手术时间短，因此一般门诊即可完成。手术完成后，患者在门诊观察半小时，如无明显不适，即可自行离院。

CKC 切除范围较大，切除位置深，患者痛感明显，且出血多，需要麻醉下进行，同时需要宫颈缝扎止血。缝合后，一般会给予阴道填纱及留置尿管处理，因此需要住院进行。

142 LEEP 和 CKC 前应做哪些检查

宫颈锥切术术前检查包括：

（1）术前一般需进行阴道镜检查及宫颈多点组织活检，如果在其他医院做的宫颈活检，需借出病理切片，由实施手术的医院或上级医院做病理会诊，主要是为了避免出现诊断错误和治疗偏差；

（2）阴道清洁度及阴道分泌物检查及细菌培养：如有阴道炎

症，需先治疗阴道炎，主要是为了避免出现术后创面的感染；

（3）宫颈细胞学检查或 HPV 检查，对于评估病变及术后随访有一定的参考意义；

（4）其他常规的化验检查，包括血尿常规、凝血功能、肝肾功能、甲乙丙型肝炎及梅毒、艾滋等传染病指标、胸片及心电图等。

143 LEEP 和 CKC 有哪些手术风险

两者可能存在的风险有：术中出血多，严重时可能需要输血；术中损伤阴道壁或其他周围脏器可能；术后宫颈局部感染、切口愈合不良可能；术后宫颈管粘连致宫腔积血，出现经期腹痛等症状可能；术后宫颈机能不全，导致早孕期流产或妊娠中晚期流产或早产可能，必要时需行宫颈环扎术；术后盆腔感染或宫腔积脓，出现腹痛、发热等症状，需抗生素治疗可能；术后晚期脱痂出血，出血较多且超过月经量时，需二次入院，必要时二次手术缝合可能；明确诊断需待术后病理，若病理提示恶性，可能需进一步行手术治疗或放、化疗；术后病理提示无异常可能；术后宫颈病变复发可能，需定期随访；等等。

其中，CKC 的术后并发症发生率较 LEEP 高。

144 LEEP 和 CKC 可采用哪些麻醉方式

宫颈锥切术尽管手术时间短，但由于手术操作产生的刺激或不适会给患者带来很大的心理恐惧和痛苦，为了使患者更加轻松舒适，目前广泛采用的麻醉方式是静脉全麻。这是目前此类手术应用最为广泛的麻醉方法，其中静脉麻醉药物以靶控输注为佳。其优点是仅需要静脉输液即可完成，创伤小、诱导及苏醒迅速、术中保留自主呼吸。其他可采用的麻醉方式包括局部浸润麻醉＋全身静脉麻醉、硬膜外麻醉、骶管阻滞麻醉等。LEEP手术一般在门诊进行，通常不需麻醉，宫颈冷刀锥切术需住院治疗，通常为全身麻醉。

145 月经期影响 LEEP 和 CKC 吗

宫颈锥切术最常见的并发症就是宫颈创面出血。月经前手术有可能刺激月经来潮，且锥切术后阴道出血很难区分是月经血还是宫颈创面出血。月经期手术，宫颈组织充血，术中及术后宫颈创面可能渗血较多，影响手术操作且容易引起术后感染。所以应在月经干净后3～7天，或月经干净后至距下次月经来潮前2周之间的这段时间进行，至少要距离下次月经来潮前1周。

146 LEEP 和 CKC 术后需要注意什么

①术后患者进食高营养、高蛋白、维生素丰富、易消化的饮食，忌食过度辛辣的食物；②因术后1～2周是出血的高发时间，因此尽量卧床休息2周；2周后，适度活动，避免剧烈活动及重体力劳动；③按医嘱可进行阴道冲洗；④保持外阴清洁，禁

止性生活（建议禁欲 3 个月），禁盆浴及坐浴；⑤出现异常情况，如出血超过月经量需及时就医，建议就近原则，尤其是出血量多时，可先去就近医院进行初步处理，压迫止血后返回原手术医院进行进一步治疗。

147 LEEP 和 CKC 术后为什么会阴道出血

术后阴道出血是宫颈锥切术最常见的并发症。因宫颈血运丰富，创面较大，虽然术中进行了仔细止血和缝合，术后仍有可能发生宫颈创面出血。宫颈锥切术后阴道出血包括早期的创面出血和晚期的创面脱痂出血。术后早期阴道少量出血是正常的，出血量不应超过月经量。

LEEP 手术是用环形电切的方法来切除部分宫颈组织，切除后需要电凝来止血。无论是电凝止血的创面，还是电切后的宫颈创面，都有组织愈合结痂的过程，在脱痂的过程中就有可能伴随出血。宫颈锥切术后晚期出血多为创面脱痂出血，常出现在锥切术后 1～2 周，并持续 1～2 周。

CKC 则主要通过宫颈重建（缝合的过程）来止血，一般采用可吸收缝线，这种可吸收缝线在术后 10～14 天或更长时间会脱落，此时宫颈创面如未愈合，就有可能出血，一般不常见。因此，术后患者通常需卧床休息，避免剧烈活动，保持大便通畅，注意阴道出血情况。若阴道出血大于月经量，需及时返院或于就近医院就诊。

148　LEEP和CKC术后出现阴道出血怎么办

宫颈锥切术后阴道出血常见。少量的阴道出血属正常，若出血呈淡红色且量较小时，可不用紧张。锥切术后宫颈创面再次出血的病例临床上时有发生，多为脱痂出血。这种脱痂出血常出现在锥切术后1～2周，并持续2周左右。对于患者来说，脱痂出血一般不需要处理，如阴道出血量达到或者大于月经量，色鲜红，则应及时返院进行相应处理。如阴道填纱压迫止血，如果压迫无效则可能需再次宫颈缝合。若出血量过大，需立即到就近医院急诊进行处理。

149　LEEP和CKC术后为什么出现宫颈粘连

LEEP和CKC术后宫颈创面在成形愈合过程中，以下几种情况可引起宫颈粘连：①阴道冲洗不充分；②术后继发宫颈管感染；③手术时宫颈扩张得不足够，或术后宫颈填塞的时间不够长；④患者处于绝经期或者哺乳期，无规律性月经。

处理：若没有明显症状，可采用局部抗炎处理或定期观察，若粘连严重，引起经血流出障碍、周期性腹痛，需行宫颈管扩张、宫腔镜检查，必要时可行子宫切除术。

150　LEEP和CKC术后为什么下腹坠胀、腰骶部不适

宫颈锥切术后，因子宫及盆腔局部充血，多数患者会合并术

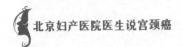
后腰腹痛等盆腔炎症表现，不要惊慌，给予对应处理即可。常采用活血化瘀中药、理疗等综合治疗。

151 LEEP 和 CKC 术后为什么出现宫颈机能不全

宫颈机能不全指在没有宫缩的情况下，子宫颈由于解剖或功能缺陷不能维持妊娠至足月。宫颈内口无真正括约肌，多由上皮、腺体、结缔组织及平滑肌组织组成，其中结缔组织占 85%，平滑肌占 15%。结缔组织主要由胶原纤维组成，弹性强，对妊娠宫颈起到括约肌的功能。因宫颈锥切术会切除部分宫颈，导致宫颈括约功能的完整性受损，因此会有发生宫颈机能不全的风险。

处理：对于可疑宫颈机能不全或宫颈松弛的患者，孕前可行宫颈机能检查。如明确诊断宫颈机能不全，可在孕中期进行预防性宫颈环扎。如未行宫颈机能检查即已怀孕，也无须过度紧张，只需在妊娠早期，告知产检医生相关手术情况，定期观察宫颈管长度及形态，注意有无明显的宫颈松弛和先兆流产的症状（包括阴道流血、腹痛等），必要时在孕 12 ～ 18 周行宫颈内口环扎术，以减少流产、早产的风险。

152 LEEP 和 CKC 后阴道纱布及尿管什么时候能取出

宫颈锥切术后一般 24 小时取出阴道纱布，观察纱布血染情况，及宫颈创面有无活动性出血和渗血。若无出血，可拔除尿管。若仍有出血，需酌情再次填塞阴道纱布，保留导尿管。24 小时后取出阴道纱布，观察无出血，方可拔除尿管。阴道纱布取出后，要注意严密观察阴道出血情况。少量的阴道出血可不处理。若阴道出血量较多，且超过月经量，可能需再次阴道填纱或需二次手术缝合。但这时候要注意鉴别阴道出血是创面出血还是月经血。结合患者末次月经及腹痛情况，若出血为暗红色或伴有血块，可能为月经来潮。但若出血为鲜红色，应考虑创面出血可能，需及时处理。

153 LEEP 和 CKC 后多久可以有性生活，手术对将来的性生活有影响吗

宫颈锥形切除术后一般建议禁止性生活 3 个月。这主要与术后宫颈局部的恢复过程及时间有关。

术后 7 ~ 10 天由于炎症细胞的作用，会出现阴道分泌物增多，呈淡黄色水样或淡红色水样。术后第二周痂皮开始脱落，脱痂时部分患者出现阴道血性分泌物。个别患者，如果痂皮下有较大的血管暴露，可能还会发生大量出血。术后 3 ~ 4 周新鲜上皮开始生长，6 ~ 8 周创面完全上皮化。术后宫颈完全塑形一般需要 3 个月。在这段时间内阴道分泌物会较多，有时为血性，因此建议禁止性生活 3 个月。如过早发生性生活，会影响宫颈创面的愈合或造成生殖器炎症。

锥切术后一般不会影响性生活。出现以下情况可能影响性生活：①异常阴道出血；②同房腹痛；③异常阴道分泌物，如脓

性、混浊、有异味。如果出现这些情况，需要尽早去医院就诊。

154 如何解读宫颈锥切的病理报告

子宫颈锥形切除术是由外向内呈圆锥似的形状切下一部分宫颈组织，操作中手术医生一般会将宫颈组织的 6 点或 12 点进行标记以方便病理检查。

宫颈锥切组织病理报告的内容一般由以下几部分组成。

（1）肉眼所见：描述送检部分宫颈组织标本的体积形状及组织颜色，如灰红色组织，2.3 厘米 ×1.7 厘米 ×0.25 厘米。

（2）镜下所见：描述组织形态结构，如宫颈 6、7 点 CINⅢ累及腺体，1～5 点、8～12 点 CINⅠ，切缘阴性，宫颈管：广泛 CINⅢ累及腺体。宫颈管搔刮物：CINⅢ。

（3）诊断：描述宫颈组织标本病灶定位、范围、切缘情况，如（宫颈 6、7 点）慢性子宫颈炎，部分区域鳞状细胞上皮呈高级别病变（CINⅢ）累及腺体。（宫颈 1～9 点、11～12 点）慢性子宫颈炎。（锥顶）黏膜组织呈慢性炎症，未见上皮内病变。（颈管切缘）其余各点及切缘未见 CIN 病变。

（4）建议：免疫组化等用于鉴别诊断，如免疫组化：P16（+）、P53（–/+）、Ki–67 阳性细胞占上皮全层。

读宫颈病理报告的内容需要注意以下方面。（1）切缘：对于宫颈组织标本，病理科医生会把圆锥切开铺成扇形，锥顶对应宫颈内口切缘，锥底对应外口切缘。以临床医生标注的 12 点为中心，分为 12 份，依次标注为 1～12 号，如有补切的部分或宫颈管搔刮物的标本，则标注成 13、14 号。切缘切净程度根据宫颈病变而异：①鳞状上皮内病变，病变距离切缘大于 1 毫米；"紧邻切缘"一般指病变距离切缘小于 1 毫米；鳞状上皮微浸润，病变距离切缘大于 3 毫米。②腺上皮病变，原位腺癌（AIS）一般认为大于 7 毫米。如切缘未净，须指出残留病变性质，如 CIN 须指出残留病变是 HSIL 还是鳞状上皮微小浸润。（2）诊断：病理诊断报告同时存在 LSIL 和 HSIL，临床诊断为 HSIL，并按 HSIL 原则治疗。（3）免疫组化：联合检测细胞周期调控抑癌基因 P16、细胞生长负调节因子 P53、增殖细胞核抗原 Ki-67 有利于判断 CIN 恶性程度及预后。P16、P53、Ki-67 强阳性与 CIN 和宫颈癌发生、发展密切相关。P16 蛋白染色强阳性提示病变倾向 HSIL，如阴性，提示 LSIL 或 NILM；P53 蛋白强阳性提示宫颈癌和 CIN；Ki-67 阳性程度可准确反映宫颈癌细胞的增殖情况。

155　CIN 锥切（或者 LEEP）后切缘阳性怎么办

各种程度 CIN 做完 LEEP 或者 CKC 有时病理结果报告切缘阳性，让患者极为紧张。实际上，我们病例总结的结果显示，所谓的 LEEP 或者 CKC 后切缘阳性，接近 70% 并不是没有切除干净，也就是我们病理结果显示的切缘是我们切除组织的边缘，这种边缘与我们锥切后剩余宫颈组织的切缘是不能画等号的。切除组织边缘阳性，而锥切后剩余宫颈组织的切缘也是阳性的可能性仅约为 30%。这提醒我们，CIN 锥切（或者 LEEP）后切缘阳性并不一定都要积极处理。那么切缘阳性需要如何处理呢？

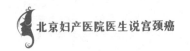

如果切缘病理是 CIN Ⅰ，也就是低度病变，可以定期观察。

如果切缘病理显示是 CIN Ⅱ 或 CIN Ⅲ（或报告是 HSIL），则有如下处理方法。

（1）全子宫切除。这是较为积极的处理方法，主要用于年龄较大、无生育要求、无随访条件的患者。

（2）再次锥切。这主要用于锥切（或者 LEEP）切除范围较小，广泛切缘阳性（HSIL）的年轻患者。

（3）2～3 个月后复查阴道镜＋宫颈管搔刮术（ECC）。这主要用于年轻、有较好随访条件者。

综上，CIN 患者如果出现锥切（或者 LEEP）后切缘阳性，可按自己的情况选择治疗方法，切忌紧张。须知在美国最新的 NCCN 治疗指南里，明确说明在锥切（或者 LEEP）后出现切缘阳性时，可以 1 年后复查。

156 锥切术后病理提示早期浸润怎么办

术后病理提示早期浸润，意味着已经是早期宫颈癌。这种早期浸润癌预后常较好，因此不要紧张。出现这种情况后，需要根据切缘状况、患者年龄、生育要求、病理类型等进行个性化选择。

如果早期浸润癌锥切术后切缘是 CIN 的，可选择观察、再次锥切或全子宫切除；术后病理切缘仍有浸润病灶的，则应再次锥切或直接按照相应期别宫颈癌处理。如果切缘干净，则可选择严密随访或再次手术治疗。

157 锥切术后病理提示宫颈癌怎么办

由于宫颈活检取材部位有限，锥切术的宫颈组织范围较大，可能出现锥切术前未发现的浸润癌灶。一般认为，术前是宫颈癌癌前病变 CIN Ⅲ，术后病理是宫颈癌的可能性为 5% 左右。术后病理如为宫颈癌，可以采用相应的手术治疗。这些宫颈癌患者一般分期较早，经过进一步治疗一般预后良好，因此不要过于紧张，医生会根据患者年龄、病理类型、生育要求等选用宫颈癌规范的治疗方式。

158 为什么锥切术后病理有时会出现降级

不少患者术前提示 CIN Ⅱ 或 CIN Ⅲ，宫颈锥切术后病理提示 CIN Ⅱ 或 CIN Ⅰ 甚至慢性宫颈炎，即术后病理出现"降级"。这可能与术前阴道镜检查时，已将病变较重部位活检取走有关；也可能与病理科取材偏少有关，当然这种可能性很小。因此，宫颈锥切术后，仍需定期随访，行 TCT 或 HPV 检查，了解疾病转归。若术后 TCT、HPV 转阴，则一般问题不大，若术后 HPV 持续阳性或 TCT 异常，仍有再发宫颈病变或阴道病变可能，必要时可再次阴道镜下取活检。

（赵飞飞　阴进兰　杨　甜　宋建明　费秀珍　孔为民

刘婷婷　陈　娇　苏丰丽）

多种方法 战胜肿瘤
——宫颈癌治疗篇

159 宫颈癌患者治疗后可以长期生存吗，其预后与哪些因素有关

宫颈癌是一种可以完全治愈的肿瘤。宫颈癌患者生存期的长短主要与治疗方式、临床分期、病理类型、淋巴结转移、肿瘤大小、间质浸润的深度、有无淋巴血管间隙浸润、手术切缘阳性和或宫旁浸润以及肿瘤的组织学分型等有关。

早期的宫颈癌患者经有效的治疗后预后相对较好，很大一部分人可以长期生存，而晚期的宫颈癌预后差。不同分期的宫颈癌患者的生存期不同。现有的资料表明，Ⅰ期五年生存率可达85%以上，绝大多数患者可长期生存；ⅡB期五年生存率达70%以上，大多数患者亦可长期生存；Ⅲ期五年生存率仍可达40%～50%，部分患者可长期生存；而Ⅳ期患者的五年生存率仅为20%左右，少数可长期生存。世界卫生组织2006资料报道，ⅠA1期的五年生存率为98%，ⅠA2期为95%，ⅠB1期为85%，ⅠB2期为75%，ⅡA期为75%，ⅡB期为65%，ⅢA期为30%，ⅢB期为30%，ⅣA期为10%，ⅣB期为<5%。同一期别、同样治疗方法、不同组织类型的宫颈癌患者，生存期有明显差别。90%宫颈癌是鳞癌，预后较好；其次为腺癌，预后相对较差。淋巴结转移与患者的生存率明显相关。发生淋巴结转移的患者，生存率显著降低。宫颈癌的治疗效果还与肿瘤大小有关，随着癌灶直径的增长，患者五年生存率明显下降。

　　总体上，早期宫颈癌通过手术治疗几乎可以做到根治，通常称为宫颈癌根治术，但若术中残留淋巴结、手术范围不够均可引起术后复发，二者是术后复发的主要原因。放化疗适合各期宫颈癌，尤其对于不能手术的晚期患者，有效的治疗可达到较好的预后效果。另外治疗后的随诊也很重要，规律的复查有助于及时发现宫颈癌复发，并及时治疗。宫颈癌患者在治疗后，通过改变生活方式、加强营养、休息锻炼和保持积极的心态，可增强自身的免疫力，防止复发，有助于延长生存期，提高生活质量。

160　宫颈癌的治疗原则是什么

　　宫颈癌的治疗方法主要有手术和放疗，化疗广泛应用于与手术、放疗配合的综合治疗和晚期复发性宫颈癌的治疗。目前靶向治疗、免疫治疗及其联合治疗可用于复发或转移宫颈癌的全身系统性治疗。应综合考虑临床分期、年龄、生育要求、全身情况及医疗条件和设备，制订个体化治疗方案。总原则为采用以手术和放疗为主、化疗为辅的综合治疗。早期宫颈癌以手术治疗为主，中晚期宫颈癌以放疗为主，化疗为辅。

　　手术治疗适用于ⅠA、ⅠB1、ⅠB2、ⅡA1 期的患者，ⅠB3 期及ⅡA2 期首选同步放化疗，在放疗资源缺乏的地区可选择手术。目前一致认为手术和放疗疗效相当，因放疗可能导致的阴道狭窄会使患者更倾向于选择根治性手术，特别是中、青年患者。经手术治疗可对患者的预后做出正确的评估，指导进一步的治疗，尤其对于年轻患者可保留卵巢功能，而对于年老体弱或有手术禁忌

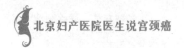

证的患者可选用放射治疗。早期患者手术治疗后总的五年生存率可达 80% ~ 90%。

放射治疗适用于各期子宫颈癌，但主要应用于ⅡB 期以上中晚期患者及早期但不能耐受手术治疗者。放疗包括根治性放疗、同步放化疗或术后的辅助性治疗。对于中晚期宫颈癌患者，同步放化疗较单纯放疗可提高疗效，降低复发的风险。手术患者如存在手术切缘不净、有淋巴转移等高危因素，术后行辅助放疗，可能对改善预后有好处。

化疗广泛适用于宫颈癌的治疗，采用以铂类药物为基础的单药或联合化疗，化疗中可联合贝伐珠单抗治疗。对于局部晚期宫颈癌（ⅠB3 期和ⅡA2 期）患者，尤其是存在局部肿瘤 >4 厘米、淋巴结转移、切缘阳性、脉管癌栓、宫旁浸润及深部间质浸润等不良预后的患者，单独手术和放疗后复发和转移的概率增加，推荐直接行同步放化疗，或者术前或术后进行辅助放化疗。对宫颈癌灶 >4 厘米的患者术前化疗，目的是使肿瘤缩小，便于手术切除，也称为新辅助化疗；以铂类为基础的同步放化疗用于中晚期宫颈癌较单纯放疗能明显改善患者的生存期；不能耐受放疗的晚期或复发转移的患者可行姑息性化疗。

161 宫颈癌的治疗方法有哪些

宫颈癌治疗方法的选择是影响宫颈癌治疗效果的重要因素，目前宫颈癌的治疗主要包括手术治疗、放射治疗、化学治疗、生物和免疫治疗、中医药治疗等。

（1）**手术治疗**　根据患者不同分期选用不同的术式，包括保留生育功能手术、不保留生育功能手术、盆腔廓清术。对要求保留生育功能的年轻患者，属于特别早期的可行宫颈锥形切除术或根治性宫颈切除术，其他的进行根治性手术，具体根据分期的不同，手术方式及范围不同。宫颈癌根治术的手术范围包括子宫体、宫颈及足够长度的骶、主韧带，部分阴道切除和盆腔淋巴结清扫及选择性主动脉旁淋巴结清扫或取样等。年轻患者卵巢正常多可保留，估计术后需放疗者，可将卵巢移位或高位悬吊保护卵巢功能。

（2）**放射治疗**　放疗主要用于ⅡB期及以上患者及ⅠB3期和ⅡA2期（所谓的局部晚期宫颈癌）、全身情况不适宜手术的早期患者，以及术后病理提示有高危因素患者的辅助治疗。放疗包括体外照射和腔内照射。体外照射多用直线加速器和60Co（钴–60）等，治疗宫旁及盆腔淋巴结转移区域。腔内照射采用后装治疗，用以控制局部原发病灶。早期病例以局部腔内照射为主，体外照射为辅；晚期以体外照射为主，腔内照射为辅。对于有内科疾病不能耐受手术的CINⅢ可选择单纯腔内放疗。对于年轻早期宫颈癌患者，考虑对卵巢功能的保护，主要采用手术治疗或卵巢移位后的盆腔放疗。放疗的剂量根据分期不同而各有差别，治疗过程中根据患者症状、盆腔检查及影像学检查获得的肿瘤变化及时调整，采用个体化放疗方案。

（3）**化学治疗**　化疗用于同步放化疗、新辅助化疗及晚期或复发转移患者的姑息治疗。采用以顺铂为主的联合化疗或以单用顺铂化疗为主。常用化疗药物有顺铂、卡铂、氟尿嘧啶和紫杉醇、博来霉素、异环磷酰胺等。同期放化疗一般采用顺铂单药，不能耐受顺铂者可采用卡铂或选择其他的含铂联合化疗。新辅助化疗主要用于ⅠB3和ⅡA2期等局部晚期宫颈癌的术前化疗，一般2～3个疗程。晚期及复发性宫颈癌初始化疗采用含铂类药物联合化疗+贝伐珠单抗的联合方案。常用顺铂/卡铂+紫杉醇/紫杉醇脂质体、拓扑替康+紫杉醇/紫杉酯脂质体等。单独化疗有效的药物有顺铂、卡铂、紫杉醇等。多采用静脉化疗，也可用动脉介入化疗。

（4）生物和免疫治疗　生物治疗的前沿技术包括生物细胞免疫治疗、基因治疗、靶向治疗等，目前尚处于探索阶段。贝伐珠单抗是目前临床上宫颈癌治疗应用较多的靶向治疗药物之一。免疫治疗指刺激人体自身免疫系统抵抗癌症的治疗方法。包括免疫细胞治疗和药物治疗。

（5）中医药治疗　中医药治疗是肿瘤综合治疗方法之一。中医药治疗能减轻放化疗引起的恶心、呕吐、食欲差、乏力、白细胞减少及免疫功能下降等不良反应，改善患者的症状。中医药对于肿瘤的治疗效果目前尚未得到认可，主要用于晚期宫颈癌患者的姑息性治疗，可能起到缓解局部症状，减轻患者的痛苦，提高其生活质量的作用。中医药治疗也用于手术或放疗后并发症的辅助治疗，如下肢水肿、放射性膀胱或直肠炎等。

162　宫颈残端癌如何处理

对于宫颈残端癌，大家应该更关注治疗和预后。宫颈残端癌的治疗原则以及预后与一般子宫颈癌相同，都以手术和放疗为主、化疗为辅。但由于次全子宫切除手术导致剩余的宫颈过短、局部解剖结构的变化以及术后周围组织的粘连等增加了早期病例根治性手术的难度，而缺少宫腔也影响了中晚期宫颈残端癌放疗的进行，从而可能影响疗效。因此，宫颈残端癌的治疗更应该重视。

163　宫颈癌患者如何选择综合治疗方案

综合治疗，即手术、放疗或化疗的联合治疗。宫颈癌的治疗以手术和放疗为主，化疗为辅。手术和放疗是宫颈癌的传统治疗模式，早期宫颈癌单纯根治性手术和根治性放疗治疗效果相当。一些具有不良预后因素的患者预后较差，局部治疗手段不能控制肉眼看不见的微小病灶和可能存在的全身亚临床转移。影响早期宫颈癌术后预后的因素有肿瘤的体积、淋巴结转移、切缘阳性、脉管癌栓、宫旁浸润及深部间质浸润等。而辅助性化疗及同步放化疗已成为宫颈癌不可或缺的重要治疗手段。手术、放疗和化疗的联合应用，可能会有效地改善宫颈癌的疗效。综合治疗方案的选择包括以下几种。

（1）手术联合放疗　①术前放疗，宫颈鳞癌是对放疗敏感的肿瘤，对于局部晚期宫颈癌（巨块型或阴道受累较多）等合并不良预后因素的早期宫颈癌患者可考虑术前放疗。术前放疗多采用腔内放疗，剂量一般为全程放疗的 1/3 ～ 1/2。对于ⅠB3、ⅡA2期局部病灶较大的患者，在术前放、化疗缩小癌灶后手术。②术后放疗，术后证实淋巴结或子宫旁组织有转移或切除残端有癌细胞残留者，放疗作为术后的补充治疗。术后放射治疗是根据手术后病理决定，具有不良预后影响因素，如淋巴结转移、切缘阳性、宫旁浸润、深部间质浸润、宫颈局部肿瘤体积大以及脉管瘤栓等。ⅠA1期至ⅡA期的患者首选手术治疗，术后发现合并高危因素，如盆腔淋巴结转移、宫旁转移、阴道残留癌灶、脉管间隙浸润、深部间质受侵的患者术后放疗可减少复发。

（2）同步放化疗　同步放化疗是目前中晚期宫颈癌的主要治疗方式。对于ⅡB期以上的患者，行以铂类为基础的同步放化疗，可明显改善预后。以顺铂为基础的同步放化疗较单纯放疗明显提高了生存率，降低了宫颈癌的死亡率。

（3）手术联合化疗　对于ⅠB3、ⅡA2期局部病灶较大的患者，术前化疗缩小癌灶后手术，也称新辅助化疗。通常在手术或放疗前行2～3个疗程化疗，目的在于缩小肿瘤体积，提高手术切除率。目前较多研究表明新辅助化疗可缩小肿瘤体积和转移范围，改善宫旁浸润，使原来不能手术的患者获得手术机会。目前多采用以顺铂为基础的联合化疗。

（4）手术联合放、化疗　术前给予局部放疗与化疗对于控制局部病灶、消退宫旁浸润、消灭亚临床病灶有很大的好处，为手术创造有利条件。

164　ⅠA1期宫颈鳞癌如何治疗

　　ⅠA1期宫颈鳞癌首选手术治疗，因其淋巴结转移率不足1%，一般无须行淋巴结切除术；如有手术禁忌证，则行放射治疗。
ⅠA1 期宫颈鳞癌手术治疗的方式根据患者有无生育要求和有无淋巴脉管间隙浸润（LVSI）选择合适的术式。有生育要求者，可行宫颈锥切术，宫颈锥切标本 LVSI（－）、切缘达 3 毫米阴性距离和无 HSIL 者，术后密切随访；若 LVSI（＋），采用改良广泛性宫颈切除术＋盆腔淋巴结切除术，手术先行盆腔淋巴结切除，送快速病理检查，若无淋巴结转移，便行广泛性宫颈切除术，若有淋巴结转移，改行改良广泛性子宫切除术 ± 腹主动脉旁淋巴结取样。对于无生育要求的ⅠA1、LVSI（－）者，可行筋膜外全子宫切除，若患者伴有 LVSI（＋），行改良广泛性子宫切除术＋盆腔淋巴结切除术。

165　ⅠA2 期宫颈鳞癌如何治疗

　　ⅠA2 期宫颈鳞癌需要保留生育功能时，推荐选择以下几种方法：宫颈锥形切除加腹腔镜（或腹膜外）盆腔淋巴结清扫术；或经腹、经阴或腹腔镜下根治性子宫颈切除加盆腔淋巴结清扫术；术中先行盆腔淋巴结切除，然后术中送冰冻病理，若淋巴结无转移，行根治性子宫颈切除术。不需要保留生育功能时，若 LVSI（－），推荐行次广泛全子宫切除术＋盆腔淋巴结清扫术 / SLN；若 LVSI（＋），FIGO 2018 推荐次广泛全子宫切除术或广泛全子宫切除术＋盆腔淋巴结清扫术。

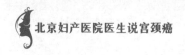

166 ⅠB1 期宫颈鳞癌如何治疗

ⅠB1 期宫颈鳞癌需要保留生育功能时，FIGO 2018 推荐行广泛宫颈切除术＋盆腔淋巴结清扫术，当选择行经阴道广泛宫颈切除术时，可以首先经腹腔镜切除盆腔淋巴结，然后术中送冰冻病理以确认淋巴结阴性，之后再行经阴道广泛宫颈切除术；也可以分次手术：先腹腔镜下切除盆腔淋巴结，1 周后再行经阴道广泛子宫颈切除术；不需要保留生育功能时，FIGO 2018 推荐行广泛全子宫切除术＋盆腔淋巴结清扫术。实施广泛全子宫切除术时推荐保留盆腔神经，因为行广泛全子宫切除术时，对自主神经（如腹下神经、内脏神经和盆腔神经丛）的损伤往往会导致排尿、排便和性功能受损和术后生活质量的恶化。

167 ⅠB2、ⅡA1 期宫颈鳞癌如何治疗

ⅠB2、ⅡA1 期宫颈鳞癌不推荐保留生育功能。FIGO 2018 推荐年轻患者多选择广泛全子宫切除术＋盆腔淋巴结清扫术 ± 腹主动脉旁淋巴结取样，年老女性可选择放疗。

168 何谓局部晚期宫颈癌

局部晚期宫颈癌（亦称巨块型宫颈癌）是指具有预后不良因素的高危宫颈癌。其广义的范围包括ⅡB 到ⅣA 期的宫颈癌。狭义则指局部肿瘤 >4 厘米的早期巨块型宫颈癌，也就是ⅠB3、

ⅡA2 期宫颈癌。一般所言局部晚期宫颈癌多指ⅠB3、ⅡA2 期宫颈癌。局部晚期宫颈癌不易控制，容易发生淋巴结转移或远处转移，具有近期复发率高的特点，也就是说，治疗后短时间内复发的概率高，且五年生存率低。这类宫颈癌通常病理上表现为组织学分化差的鳞癌、腺鳞癌、小细胞癌、黏液腺癌，这些病理类型预后普遍较差。局部晚期宫颈癌，在治疗上可选择新辅助化疗（NAC），同步放化疗或根治性手术联合辅助性放化疗。

那么，什么是新辅助化疗呢？新辅助化疗是指患者在手术或放疗前行 2 ~ 3 个疗程的化疗，其目的在于缩小肿瘤体积，降分期，提高手术切除率、安全性或放疗的治愈率，控制微转移和远处转移。但是需要注意的是，特别大的巨块病灶和腺癌对新辅助化疗的反应率较低。

169　ⅠB3 期和ⅡA2 期宫颈鳞癌如何治疗

在 FIGO 2018 分期中，ⅠB3 期是指浸润癌癌灶最大径线 > 4 厘米，病变局限在子宫颈的宫颈癌。ⅡA2 期是指肿瘤侵犯阴道上 2/3，无宫旁浸润，浸润癌癌灶最大径线 > 4 厘米的宫颈癌。对于ⅠB3、ⅡA2 期的宫颈鳞癌患者的治疗，FIGO 2018 推荐首选盆腔外照射 + 含顺铂同步放化疗（在缺乏放疗设备的地区可新辅助化疗后手术，但新辅助化疗会干扰术后病理判断，最好仅用于研究或缺乏放疗设备的地区）。

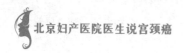

170　ⅡB 期至ⅣA 期宫颈鳞癌如何治疗

在 FIGO 2018 分期中，ⅡB 期是指有宫旁浸润，但未达到盆壁的宫颈癌；Ⅲ期是指肿瘤已累及阴道下 1/3，或扩展到骨盆壁，或引起肾盂积水或肾无功能，或盆腔淋巴结转移，或腹主动脉旁淋巴结转移的宫颈癌；ⅣA 期是指肿瘤侵犯临近的盆腔器官（如膀胱、直肠）的宫颈癌。对于ⅡB 期至ⅣA 期的宫颈鳞癌患者的治疗，同步放化疗是标准治疗方案。FIGO 2018 推荐盆腔外照射 + 顺铂（每周 $40mg/m^2$，适当水化，共 5～6 个疗程）同步放化疗 + 阴道后装放疗。与单独放疗相比，治疗后五年生存率增加 10%～15%。对于ⅢC 期的宫颈鳞癌患者，部分病人是术后诊断的，则根据术后病理给予术后同步放化疗或序贯放化疗，术前诊断者早期孤立的淋巴结可以考虑手术，广泛淋巴结转移者建议同步放化疗。无法接受铂类化疗的患者，可用氟尿嘧啶为基础的化疗方案来替代。

171　ⅣB 期宫颈鳞癌如何治疗

该期宫颈鳞癌有远处转移，主要的治疗手段为姑息治疗。姑息治疗，顾名思义，无法做到将肿瘤全部杀死，只是尽可能地控制肿瘤。姑息治疗的方式可采用姑息化疗或姑息放疗。

对于发生主动脉旁淋巴结和锁骨上淋巴结转移的ⅣB 期宫颈癌患者的治疗，FIGO 2018 推荐同步放化疗，优于单纯化疗。最近的证据支持以顺铂为基础的双药化疗而不是顺铂单独使用。顺铂可与紫杉醇、拓扑替康、5– 氟尿嘧啶、吉西他滨或长春瑞滨联合使用。可选用以下任何一种常用的化疗方案，如该化疗方案无效或失效，再改用另一种化疗方案。顺铂加拓扑替康双药化疗效果比顺铂单药化疗要好。

顺铂 $50mg/m^2$，静滴，21 天后重复治疗。

紫杉醇 $135 \sim 175mg/m^2$，静滴，21 天后重复治疗。

长春瑞滨 $30mg/m^2$，静滴，7 天后重复治疗。

拓扑替康 $1.5mg/m^2$/ 天，静滴，第 $1 \sim 5$ 天，$21 \sim 28$ 天后重复治疗。

顺铂 $50mg/m^2$，静滴，第 1 天；紫杉醇 $135mg/m^2$，静滴，第 1 天；21 天后重复治疗。

卡铂 AUC6，静滴，第 1 天；多西他赛 $60mg/m^2$，静滴，第 1 天；21 天后重复治疗。

顺铂 $50mg/m^2$，1 小时静滴，第 1 天；拓扑替康 $0.75mg/m^2$/ 天，30 分钟静滴，第 $1 \sim 3$ 天；21 天后重复治疗，共 6 个疗程。

ⅣB 期宫颈癌较为棘手的问题在于除了原发病灶要治疗，远处病变也要控制。治疗主要采用综合放化疗，多采用序贯放化疗的方式。序贯放化疗是指先完成一至数个周期化疗，然后开始放疗，放疗方案结束后继续给予化疗。研究表明，序贯放化疗在放疗前辅以化疗有助于抑制远处可能存在的转移病灶，而放疗可以提高肿瘤的局部控制率。

172　什么是更年期综合征

更年期综合征又称围绝经期综合征，指女性绝经前后出现性激素波动或减少所致的一系列以自主神经系统功能紊乱为主，伴有神经心理症状的一组症候群。绝经可分为自然绝经与人工绝经两种。自然绝经指到达一定年龄，卵巢内卵泡生理性耗竭，引起月经永久停止。人工绝经是指手术（卵巢切除、子宫和／或全附件切除）或放射毁坏卵巢功能而绝经。更年期综合征中最典型的症状是潮热、潮红。更年期综合征多发生于 45 ～ 55 岁，90% 的妇女可出现轻重不等的症状，有人在绝经过渡期症状已开始出现，持续到绝经后 2 ～ 3 年，少数人可持续到绝经后 5 ～ 10 年症状才有所减轻或消失。人工绝经者往往在手术后 2 周即可出现更年期综合征，术后 2 个月达高峰，持续数年之久。

173 部分宫颈癌治疗后为什么会出现更年期综合征

这是因为宫颈癌患者因为双侧卵巢切除后，体内雌激素水平会突然大幅度减少，并影响下丘脑和垂体功能，容易出现全身自主神经功能紊乱等不适应的更年期症状；宫颈癌患者行放化疗时，放射线和一些化疗药物可能抑制卵巢功能，导致雌激素水平降低，也容易出现更年期综合征。

放化疗后卵巢功能受损，常表现为停经和月经减少，阴道干燥，不排卵引起不孕，检查可发现 FSH 和 LH 水平增高，而性激素水平降低，各类卵泡数目明显减少。但是，促性腺激素释放激素类似物（GnRH–a）可以抑制化疗引起的卵泡耗竭，保护卵巢的功能，但是对于放疗引起的卵巢功能受损，获益不大。目前认为，GnRH–a 可抑制促性腺激素分泌，从而使进入分化的原始卵泡数量下降，卵巢处于"休眠"状态，对化疗的敏感性下降。此外，GnRH-a 也有可能通过减少卵巢和子宫的血供、减少卵细胞凋亡和间接地抗化疗引起凋亡等途径起到保护卵巢的作用。但是，目前该卵巢保护方法尚未进入规范和指南，仅可以考虑在充分知情同意的基础上采用。

174 宫颈癌患者治疗后出现更年期综合征如何消除

　　宫颈癌患者因手术或放疗，使卵巢功能减退或丧失，雌、孕激素水平急剧下降，从而出现绝经综合征，直接威胁到患者的生活质量。理论上性激素替代治疗应该能预防和治疗这类患者的绝经综合征，但临床上对宫颈癌患者是否能应用雌激素药物仍存争议。莉芙敏片为一种天然植物药，从药用植物黑升麻中提取，在欧美市场安全应用 40 余年，自研发开始便进行了大量权威的临床前期及临床医学研究，证实了莉芙敏片的有效性和良好的耐受性。莉芙敏片可以有效缓解围绝经期综合征，特别是在缓解潮热、出汗、睡眠障碍、情绪障碍等方面得到国内外临床医学研究广泛认同。另外，莉芙敏片还可以提高骨密度，改善骨质疏松。而且多项研究均显示，莉芙敏片用药过程中尚未出现由药物引起的不良反应，肝肾功能、血尿常规、血脂等治疗前后均未发生显著改变。因此，莉芙敏片用于改善宫颈癌患者术后的围绝经期症状是安全的及有效的。

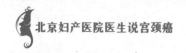

175 性激素替代治疗：妇科恶性肿瘤患者的福音

宫颈癌的发病呈年轻化趋势，目前有 30～35 岁、60～65 岁两个发病年龄高峰。年轻的早期宫颈癌患者以根治性子宫切除为主，部分需要辅助放化疗。中晚期患者则采取根治性放疗或联合同步化疗。子宫切除会影响卵巢血运导致卵巢功能提早衰退。放疗中的射线对卵巢也有明显影响，导致卵巢功能受损，加之放化疗导致的损害，患者的生存质量明显下降，主要表现为更年期综合征。其主要表现为：血管舒缩症状（潮热出汗）；泌尿生殖萎缩症状（阴道干涩、感染）；神经系统（焦虑、抑郁、睡眠障碍、痴呆）；骨骼（骨质疏松骨量流失增加）及心血管疾患；等等。

宫颈癌患者在手术或放化疗后出现更年期综合征，其症状比自然绝经出现早，程度更为剧烈。另外，放疗、化疗本身的不良反应，如全身骨关节疼痛、头晕乏力等这些症状，又恰恰与雌激素水平低下所引起的相关症状相叠加，所以这些症状的反应可能会更加严重。放疗导致的阴道的粘连、阴道狭窄和阴道弹性黏膜的消失、抵抗力低下、反复的感染，这些都影响了患者性生活的质量。随着治疗方案日趋规范与完善，宫颈癌患者的生存率大大提高，进一步提高生存质量既是患者心中所愿，也是医生亟须解决的问题。临床实践表明：性激素替代治疗（HRT）从源头上弥补卵巢的功能缺失，对于更年期综合征有确切的疗效。

宫颈癌并非激素依赖性肿瘤，故宫颈癌治疗后，特别是宫颈鳞癌治疗后使用 HRT 一般是安全的。使用 HRT 不仅能控制雌激素水平低下的症状，还能减少膀胱、直肠、阴道等部位放疗后导致的一些并发症，明显地改善了患者的生存质量。综合国内外研究表明，宫颈癌治疗后使用 HRT，五年复发率和总生存率无差异。对于宫颈腺癌，关于 HRT 的研究较少，目前还不能确定其应用 HRT 的安全性。

HRT 是治疗因肿瘤治疗而导致的更年期综合征的非常有效的方法，对宫颈癌患者无明显不良影响，特别是对于有严重更年期综合征的患者，短期雌激素替代治疗的危险性极低，但将使患者生活质量明显提高。所以我们建议宫颈癌患者性激素替代治疗应采取个体化原则：①对于有轻度更年期综合征的患者，可以首先采用中药调理；②宫颈鳞癌 <50 岁患者推荐 HRT，可单纯补充雌激素；③宫颈腺癌患者应用 HRT 需慎重。推荐使用植物类药物（如莉芙敏片）缓解围绝经期症状。

关于激素替代治疗的方案，应由医师权衡患者的临床症状和各项检查、化验结果来做出决定。鼓励患者坚持规范用药，定期随访。HRT 定期随访很重要，一方面要观察疾病本身有无复发，全身代谢有无异常；另一方面应观察患者乳腺情况，防止乳腺增生反应。凡接受性激素替代治疗者，应每 3 个月门诊复查 1 次，每 6 个月妇科检查 1 次，必要时做超声和子宫内膜活检。乳房检查注意有无小叶增生或肿块，并注意心、肝、胆、血液功能的监测。

综上所述，激素替代治疗对缓解宫颈癌治疗后更年期综合征有切实有效的作用。性激素替代治疗确实有一定的风险，但用于宫颈癌患者是利大于弊的，切不可因噎废食。对于更年期症状明显，生活质量明显下降的患者，医生应在患者充分知情同意的基础上，针对不同的症状给予不同的治疗，尤其强调个体化治疗。

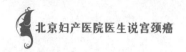

176 宫颈癌的治疗效果怎么评价

早期宫颈癌采用以手术为主的治疗，ⅡB期以上的宫颈癌采用以同步放化疗为主的治疗手段。宫颈癌的预后较好，早期宫颈癌手术治疗的五年生存率达90%左右；十年生存率达79%；放射治疗能应用于各期宫颈癌，Ⅰ～Ⅳ期总的五年生存率可达50%以上。世界卫生组织2006资料报道，ⅠA1期的五年生存率为98%，ⅠA2期为95%，ⅠB1期为85%，ⅠB2期为75%，ⅡA期为75%，ⅡB期为65%，ⅢA期为30%，ⅢB期为30%，ⅣA期为10%，ⅣB期为<5%。

177 与宫颈鳞癌相比，宫颈腺癌的治疗有何不同

子宫颈腺癌的治疗原则与子宫颈鳞癌的治疗原则基本相似，早期患者以手术为主，中晚期患者以同步放化疗为主。因腺癌的生物学行为与鳞癌不尽相同，常形成局部大块方被发现，届时已有子宫外的亚临床转移，包括化疗、放疗及手术在内的综合治疗可能提高疗效，故宫颈腺癌和宫颈鳞癌的治疗不尽相同。

178 早期宫颈腺癌（ⅠA1期至ⅠB2期，ⅡA1期）的治疗

早期宫颈腺癌以根治性手术为主，但存在一些争议性问题。

ⅠA1期行宫颈锥切问题：宫颈原位腺癌因病变可能位置较深，病变不具有连续性，且现有复查手段对于复发的诊断率较低，因

此只要患者没有保留生育的愿望均建议其切除子宫；早期浸润性腺癌这些特点更为显著，因而对于ⅠA1 期宫颈腺癌行宫颈锥切应相当慎重。

保留生育功能问题：2018 年美国 NCCN 指南指出，因为宫颈小细胞神经内分泌癌、胃型腺癌和恶性腺瘤具有高危性且数据缺乏，所以不推荐在这些类型中应用保留生育功能的手术。其他ⅠA 和ⅠB1 期宫颈腺癌患者行保留生育功能手术指征同宫颈鳞癌患者。

保留卵巢问题：早期宫颈腺癌的卵巢转移率约 10%，鳞癌 <1%，因此原则上早期子宫颈鳞癌患者术中可常规保留两侧卵巢，而对腺癌患者保留卵巢要慎重。研究发现，年轻的早期宫颈腺癌患者卵巢转移危险因素包括 FIGO 分期 >ⅠB 期、淋巴结转移（LNM）、脉管瘤栓（LVSI）、深部间质受侵、子宫体受侵和宫旁受侵。因此对具有以上高危因素的患者不应考虑行保留卵巢的手术。

179 ⅠB3 期和ⅡA2 期宫颈腺癌如何治疗

这两个分期的共同点为病灶均 > 4 厘米，因为病灶较大，我们也称之为局部晚期宫颈癌。宫颈腺癌的治疗原则与宫颈鳞癌的治疗原则基本相似，根据 2021 年版 NCCN 指南，治疗推荐如下。

（1）首选盆腔外照射＋含顺铂方案的同步化疗＋近距离治疗。强调是首选的治疗方案。

（2）根治性子宫切除术（C 型）＋盆腔淋巴结切除 ± 主动脉旁淋巴结取样（肿瘤较大、怀疑或已知有盆腔淋巴结疾病的患者）。先进行盆腔淋巴结切除术，如果淋巴结阴性，进行根治性子宫切除术。如果淋巴结阳性，选择放化疗。不管鳞癌还是腺癌，不推荐术前以铂类药物为基础的新辅助化疗，根治性术后应根据病理学高危 / 中危因素选择放疗或同步放化疗。根治性子宫切除术后如有病理学高危因素（淋巴结转移，子宫旁或手术切缘受累），首选同步放化疗，时间在手术后 6 周内完成。

（3）盆腔外照射＋含顺铂方案的同步化疗＋近距离治疗＋选择性子宫切除术（根治性放疗后子宫颈病灶残存）。初次放化疗后是否推荐辅助子宫切除术存在争议，目前为 3 类证据推荐。放疗后辅助子宫切除术能改善盆腔控制率，但不能改善总生存率。对于因疾病范围或子宫解剖学关系不能充分覆盖近距离放疗的患者，可以考虑采用此方法。

180　ⅡB 期至ⅣA 期宫颈腺癌如何治疗

ⅡB 期至ⅣA 期宫颈腺癌治疗原则与宫颈鳞癌相同。ⅡB 期是指有宫旁浸润，但未达到盆壁。ⅣA 期是指肿瘤侵犯临近的膀胱及直肠黏膜。根据 2021 年版 NCCN 指南，ⅡB 期至ⅣA 期宫颈癌期别较晚，已失去手术机会，治疗推荐：采用以铂类药物为基础的同步放化疗，可选择每周化疗或每 3 周化疗一次。放疗范围包括已知及可疑肿瘤侵犯的部位。放疗中应该有 2 ～ 3 次临床和影像学检查疗效评估，必要时重新定位，以确定个体化治疗剂量。若局部病灶持续存在或局部复发，考虑全身治疗（化疗、靶向治疗、免疫治疗）、姑息性支持治疗、子宫切除术或盆腔廓清术。

181　ⅣB 期宫颈腺癌治疗

ⅣB 期宫颈腺癌治疗原则上与鳞癌相同（全身化疗＋姑息性放疗）。对于化疗药物的选择，铂类和紫杉醇的全身化疗是合理的。有研究报道紫杉醇＋卡铂的方案治疗ⅣB 期宫颈腺癌，有效率可达 40%～53%，也有研究推荐吉西他滨＋顺铂方案，他们认为此方案有效率亦较高。

182　宫颈腺癌的预后明显比宫颈鳞癌差吗

大部分现有的临床统计研究认为，宫颈腺癌和宫颈鳞癌的预后差异不大。但是一些较小型的研究结果显示，宫颈腺癌的五年生存率较同期别宫颈鳞癌差一些。

影响宫颈腺癌预后的因素有临床期别和淋巴结转移，并且患者局部肿瘤体积越大，其治疗后的结果也越差，探讨其原因可能如下。

（1）较大的肿瘤通常有比较高的淋巴结转移率，而淋巴结转移是影响宫颈癌预后最重要的一个危险因子。有淋巴结转移的宫颈腺癌，其主动脉旁淋巴结转移、远处转移（如肺转移）的概率也会大幅增加，从而间接大幅降低了宫颈腺癌患者的存活率。另外，临床观察发现宫颈腺癌出现子宫体下段肌层侵犯和卵巢转移的情形较多，这些情况也会大幅增加主动脉旁淋巴结转移的概率，甚至肺部和锁骨下淋巴结的远处转移，这些对预后都是相当不利的因素。

（2）宫颈腺癌具有临床放射线抵抗性。较大的宫颈腺癌一般为内缩性、桶状，或以向子宫体部内侧侵犯的形式出现，使得近距离放射治疗无法完全穿透肿瘤，而宫颈鳞癌一般以向外长出的形式出现，因此后者接受近距离照射的程度更完全而容易治愈。宫颈腺癌中较多的缺氧细胞也造成了宫颈腺癌对放疗的敏感性较低。

（3）腺癌预后差的结果可能是统计的问题。因一部分统计研究将腺鳞癌纳入了宫颈腺癌组加以统计，而或许腺鳞癌的预后远较鳞癌和腺癌要差，才有了这种统计差异的存在。如果腺癌组剔除了腺鳞癌的样本，那么腺癌和鳞癌的预后在无淋巴结转移的基础上，是差不多的。

183 宫颈小细胞癌如何治疗，预后情况如何

临床上宫颈小细胞癌（SCCC）的发病率在宫颈恶性肿瘤疾病中占 1% ～ 3%，也就是说，这是一种很少见的原发性子宫颈恶性肿瘤，其恶性程度较高，治疗方法亦不同于普通类型的子宫颈癌，是一种特殊组织类型的子宫颈癌。世界卫生组织把宫颈小细胞癌划分为宫颈神经内分泌癌的一个类型。宫颈小细胞癌的组织形态特征在光镜下类似于肺小细胞癌，与上皮及神经内分泌的标志物联合检测即可确诊。有相关研究证实，宫颈小细胞癌早期即能经血液及淋巴道发生转移，远处转移常见于脑、肝、肺、骨等，预后较差。宫颈小细胞癌目前尚无统一治疗方案，强调采用手术、放疗和化疗相结合的综合治疗，治疗模式还需参考宫颈非小细胞癌、小细胞癌等实施手术及放化疗等方案，以清除原发病灶、防止远处转移。

184 何为宫颈胃型腺癌，预后如何

宫颈胃型腺癌是宫颈黏液腺癌的一种亚型，较少见，2014年WHO女性生殖器官肿瘤分类中将其定义为具有胃型分化的黏液腺癌，目前的研究表明其发病与HPV感染不相关，主要表现为阴道排液和接触性出血，宫颈局部膨胀性生长，质硬病灶为典型体征，因其筛查及活检阳性率低，就诊时多数已是晚期，或伴有盆腹腔及远处转移，有研究显示，宫颈胃型腺癌诊断时59%为晚期（FIGO Ⅱ～Ⅳ期），50%存在淋巴结转移，35%存在卵巢受累，20%伴有腹部脏器受累或转移；39%的患者初次手术时至少有1个部位转移灶，包括淋巴结、附件、大网膜、肠管、腹膜、膈下、腹壁、膀胱、阴道、阑尾、大脑等。CA19-9升高具有辅助诊断意义和治疗监测价值，增强MRI宫颈管上段浸润性生长伴有囊性空洞的病灶对诊断有一定价值，治疗以手术为主，放化疗为辅，易复发及远处转移，多数预后不良。

宫颈胃型腺癌预后：与普通型宫颈腺癌相比，胃型腺癌具有较高的侵袭性，且对辅助治疗敏感性差，多数预后欠佳。宫颈胃型腺癌患者五年疾病特异性生存率明显低于普通型宫颈腺癌（42%和91%）。

（陈　娇　段晶晶　王璐璐　周　鑫　赵小玲　王志坚
索红燕　张同庆　宋　丹　孔为民　金碧霞　罗　丹
王静芳　王焜煜　李　娅）

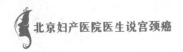

手术治疗

185 什么是根治性手术和姑息性手术

所谓根治性手术是指以力求根除疾病为目的的外科手术。该手术属局部性治疗，能够治愈的病变仍局限于原发组织及所属区域淋巴结。对不同恶性肿瘤实施根治性手术切除的范围都有具体规定，是恶性肿瘤手术治疗的标准术式之一，对于绝大多数早期恶性肿瘤通过根治性手术可以达到根治的目的。但需注意的是，根治性手术并非总能达到根除肿瘤的目的。

对明确诊断为宫颈癌并有手术机会的患者进行的手术为根治性手术。宫颈癌根治性手术的手术方式包括次广泛子宫切除或广泛子宫切除＋盆腔淋巴结清扫 ± 腹主动脉旁淋巴结取样或切除。对于有生育需求的早期宫颈癌患者，可行保留生育功能的宫颈癌根治术，如宫颈冷刀锥切术或根治性宫颈切除术及盆腔淋巴结清扫术。

姑息性手术是指以减轻患者痛苦、提高生活质量、延长生存期、减轻体内肿瘤负荷为目的切除原发病灶或转移性病灶的手术。姑息性手术达不到根治的目的，切除肿瘤的目的是防止肿瘤危害生命及减少其对机体功能的影响，清除某些不能耐受的症状；或用一些简单的手术，防止和解除一些可能发生的症状，提高患者的生存质量。对于宫颈癌患者，晚期、放化疗后局部复发患者可考虑行姑息性子宫切除。比如，一位 65 岁 Ⅱ B 期宫颈癌患者，同步放化疗后，随访过程中发现局部宫颈肿物 3 厘米，病理考虑为局部鳞癌复发，身体其他部位没有转移迹象，我们可以选择子宫切除术，切除局部病灶后再给予相应化疗，疗效更好。

186 什么是择期手术、限期手术和急诊手术

外科手术根据患者疾病的危急程度分为择期手术、限期手术和急诊手术。

所谓择期手术是指可以选择适当的时机实施的手术。在一段不太长的时间内，把握手术时机而不致影响治疗效果，容许术前充分准备或观察，达到一定的标准条件，再选择最有利的时机施行手术。如对良性病变进行的手术。

所谓限期手术是指需在一定期限内实施的手术。施行手术的时间虽然可选择，但不宜过久延迟，否则会影响治疗效果或失去治疗的有利时机，如恶性肿瘤等会继续增长，疾病、病灶恶化等。宫颈癌的手术就属于限期手术。

急诊手术是指病情危急，必须在最短时间内进行的紧急手术，否则可能危及患者的生命；多见于创伤、大出血、急腹症、急性感染等。

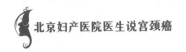

187 哪些宫颈癌患者可行手术治疗

通常情况下满足以下条件者，可行手术治疗。

（1）已有明确病理学检查确诊为宫颈恶性肿瘤。

（2）临床期别为ⅡA期及以下患者，和个别病理类型ⅡB期患者经新辅助化疗后。

（3）全身情况无严重心、肝、肾、肺或其他影响手术疾病。

（4）年龄不是绝对禁忌条件，70岁以上也可手术，但合并严重的内科疾病时应慎重。

（5）肥胖患者要考虑手术医师经验及患者具体情况而定。

（6）宫颈残端癌、阴道狭窄放疗困难的宫颈癌患者及不宜放疗的宫颈癌患者。

（7）部分经放化疗后中心性复发或晚期病例也可选择手术；但要根据病人具体情况及手术医师经验水平而定。

例如：患者1，71岁，宫颈鳞癌ⅡA1期，阴道上段可及缩窄环，宫颈暴露困难。根据患者年龄和病情，应该进行放疗或同步放化疗。但因为患者有阴道缩窄环，会造成腔内放疗困难，影响治疗效果。所以，我们选择开腹手术（年龄较大，内科合并症问题不宜行腹腔镜手术），过程顺利，恢复良好。

患者2，28岁，已婚，未生育，宫颈鳞癌ⅠB1期，高分化，局部肿瘤直径2.5厘米，择期行腹腔镜下广泛宫颈切除术和盆腔淋巴结清扫术，术后因高危因素补充化疗4疗程，定期随访，虽然没有妊娠，但是保留了子宫，提高了生活质量。

　　患者 3 和患者 4 均为宫颈癌ⅠA1 期，为镜下早期浸润癌，只是年龄不同，患者 3 为 31 岁，患者 4 为 58 岁，那么，患者 3 选择做宫颈冷刀锥切术（一次切缘未净，又进行了二次锥切，切缘净，半年后顺利妊娠），患者 4 选择腹腔镜下筋膜外子宫切除术。

　　以上病例均为我们工作中的真实病例，每个患者都是不同的个体，所以医生要根据不同的情况选择不同的治疗方式，不能一概而论。

188 按手术范围，宫颈癌的手术种类分为哪些

　　按手术范围，传统宫颈癌的手术分为以下类型。

　　（1）宫颈锥切术：宫颈癌ⅠA1 期，切缘干净，年轻要求保留生育功能患者（如术后切缘干净需严密随访）。

　　（2）筋膜外全子宫切除术：宫颈癌ⅠA1 期无保留生育功能要求患者。

　　（3）次广泛子宫切除术 + 盆腔淋巴结清扫术：宫颈癌ⅠA2 期无保留生育功能要求的患者。

　　（4）广泛子宫切除术 + 盆腔淋巴结清扫术 ± 腹主动脉旁淋巴结切除术：ⅠB1 期至ⅡA 期，个别病理类型ⅡB 期患者（可术前先行新辅助化疗或放疗）。

　　宫颈癌子宫切除的手术类型及切除范围（见下表）：

手术名称	又称	手术范围（除子宫）
Ⅰ型扩大子宫切除	筋膜外子宫切除术	
Ⅱ型扩大子宫切除	次广泛子宫切除术	切除 1/2 骶、主韧带和部分阴道
Ⅲ型扩大子宫切除	广泛子宫切除术	靠盆壁切除骶、主韧带和上 1/3 阴道
Ⅳ型扩大子宫切除	超广泛子宫切除术	从骶韧带根部切除骶韧带，在侧脐韧带外侧切除主韧带，切除阴道 3/4
Ⅴ型扩大子宫切除	盆腔脏器廓清术	前盆腔廓清术即切除生殖道和膀胱、尿道；后盆腔廓清术即切除生殖道和部分乙状结肠和直肠；全盆腔廓清术即切除生殖道和膀胱、尿道、部分乙状结肠和直肠

新型宫颈癌根治术的分类，基于三维解剖结构的手术新分型方法，采用三维解剖结构的根治性子宫切除术，以宫旁外侧切除范围的大小作为手术分型的唯一标准，将其分为以下 4 型：

分型	宫旁切除范围
A 型	在输尿管内侧、宫颈部横断宫旁组织；近子宫段切除宫骶韧带和子宫膀胱韧带；阴道切除一般在 1 厘米以内，不切除阴道旁组织；不游离输尿管，以直视或触诊方式确定其位置及走行
B 型	垂直输尿管隧道切除宫旁组织；部分切除宫骶韧带和子宫膀胱韧带；切除阴道切缘距肿瘤至少 1 厘米；切开输尿管隧道前鞘，暴露输尿管，向外侧牵拉
C 型	切除宫旁组织至输尿管外侧；直肠旁切断宫骶韧带；膀胱旁切断子宫膀胱韧带；切除距肿瘤 1.5～2 厘米的阴道及阴道旁组织；完全游离输尿管
D 型	切除宫旁组织近盆壁；完全切除宫骶韧带和子宫膀胱韧带；根据病变累及阴道情况切除阴道，保证切缘阴性；完全游离输尿管

这种分型方法涵盖了保留盆腔神经的根治性子宫切除术等新的手术理念。合理缩小手术范围，保留器官功能是提高患者生活质量的重要手段。

189 什么是保留膀胱神经的广泛子宫切除

如今，广泛子宫切除加盆腔淋巴结清扫术为治疗早期宫颈癌的标准式式，然而，为了理想的治疗效果，医生在术中可能切除宫旁软组织范围较大，损伤支配膀胱的交感及副交感神经。大家都知道，神经是大脑支配运动与感觉重要的桥梁，如果"桥梁"出现了问题，会导致大脑发出的指令传达不过去，或传达受阻，一定程度影响神经支配器官的运动功能和各种感觉，进而影响其功能。在术中损伤到宫旁的神经，术后则可引起不同程度的膀胱功能障碍、直肠功能障碍及女性性功能障碍。其中膀胱功能障碍引起尿潴留为宫颈癌术后最常见的并发症，文献报道发生率为29%～76%。

其手术方法如下。分离切断子宫静脉，可见其下的部分腹下神经纤维，予以保留。打开膀胱侧窝，可见条索状或束状的神经纤维，钝性分离使神经组织依附于膀胱侧窝外侧组织，打开直肠侧窝，也可见条索状或束状分布的白色神经纤维，钝性分离使之依附于直肠侧窝外侧组织，小心剪开膀胱宫颈韧带的后叶，分离出膀胱下静脉，可以看到由腹下神经发出的膀胱支从膀胱下静脉走行，分离切除子宫支，保留膀胱支，至此可见连成片状的腹下神经下丛，盆腔自主神经及其膀胱支得以保留。经过这样的手

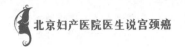

术，可以一定程度提高患者生活质量，因而成了目前宫颈癌手术方式改良的研究热点。

190 宫颈癌根治术的手术方式有哪些

宫颈癌根治术是指广泛子宫切除术＋盆腔淋巴结清扫术±腹主动脉旁淋巴结切除术。手术方式包括：①经典术式：经腹（开腹）广泛子宫切除术＋盆腔淋巴结清扫术±腹主动脉旁淋巴结切除术；②经阴道广泛子宫切除术＋腹腔镜下盆腔淋巴结清扫术±腹主动脉旁淋巴结切除术；③腹腔镜下广泛子宫切除术＋盆腔淋巴结清扫术±腹主动脉旁淋巴结，目前根据最新的研究结果，认为临床分期超过ⅠA2期的，经腹手术效果更好；④子宫颈广泛切除术＋盆腔淋巴结清扫术（对于少数要求保留生育功能的年轻患者，无论经腹、腹腔镜或经阴道手术，要严格选择适应证）。

无论以上哪种术式，都应该根据临床期别、手术指征等按照广泛子宫切除标准达到手术应该切除的范围及要求。

191 什么是保留生育功能的宫颈癌根治术

传统的宫颈癌手术创面大，导致患者生殖能力丧失，让很多有生育愿望的女性谈癌色变。然而，现在通过保留生育功能的宫颈癌手术这种人性化的手术治疗方式，使不幸患上该类疾病的女性获得更好的、全方位的治疗，在解除病痛的同时也保留了患者的生育能力，提升了患者的生存质量。当然该手术的施行必须掌握严格的适应证。

经过临床多年的发展及演进，目前临床主要应用的手术方式包括经阴道宫颈根治性切除术（VRT）、经腹根治性子宫颈切除术（ART）、腹腔镜下根治性子宫颈切除术（LRT）、机器人辅助的腹腔镜下根治性子宫颈切除术（RRT）。

保留生育功能的宫颈癌根治术术后的患者妊娠风险要明显高于普通妊娠者，其主要影响妊娠结局的风险包括早、晚期流产，早产，胎盘早剥，前置胎盘，绒毛膜羊膜炎等。其发生原因与术后失去宫颈的天然屏障作用，逆行性感染发生风险增加，改变了子宫正常解剖生理结构等密切相关。鉴于此，保留生育功能的宫颈癌根治术术后患者如若妊娠均应视为高危妊娠，并进行规范化管理。在孕 18 ~ 28 周时每 2 周产检 1 次，全面评估机能适当进行环扎，应用无毒性抗生素预防减少绒毛膜羊膜炎感染风险等手段，提高活产率。

因此保留生育功能的宫颈癌根治术对广大年轻女性患者来说是一个福音，但我们也应该清醒地认识到其中的风险，术后必须密切随访，在专业医生的指导下妊娠，在医生和患者的共同努力下使患者不仅可以活着，而且活得有质量，和其他女性一样拥有一个完整的家庭，享受天伦之乐。

192　什么是微创手术

微创手术，顾名思义就是微小创伤的手术，是指利用腹腔镜、胸腔镜等现代医疗器械及相关设备进行的手术。妇科最常用的是腹腔镜手术，即先在腹壁上进行穿刺打孔，手术器械经穿刺孔进入腹腔，通过腹腔镜观察、放大视野进行手术操作。腹腔镜手术腹壁切口小，术后患者疼痛轻，恢复快；镜下局部组织至少放大 5 倍，术野更加清晰；采用电凝或电切，术中出血较少。手术切除范围与开腹手术相同，甚至更加精细。但是，对于有盆腹腔手术史盆腔粘连严重的患者、心肺功能不全或老年患者及特殊肥胖的患者，手术难度较大且风险增加，不宜进行腹腔镜手术。腹腔镜手术术中手术困难、出血较多或发生盆腔脏器副损伤时需中转开腹，患者应充分理解。

近年来随着腹腔镜设备的不断更新不断发展和完善，腹腔镜手术在妇科恶性肿瘤的诊断和治疗中的应用越来越多，并显示出一定的优越性。腹腔镜下广泛子宫切除及盆腔淋巴结清扫术的优势在于：术中手术视野清晰，能够仔细全面地检查盆、腹腔脏器转移情况，并可同时进行腹膜后淋巴结切除，又可避免腹部手术大切口造成的盆腹腔粘连，尤其是术后需要补充放疗时，可有效地减少肠粘连造成的放射性肠损伤；腹腔镜下盆腔淋巴结切除更加准确，有助于术后选择适宜的治疗方式。对于年轻的需保留生育功能的早期宫颈癌患者，可选择广泛宫颈切除术 + 腹腔镜下盆腔淋巴结清扫术或腹主动脉旁淋巴结取样；另外，腹腔镜手术创伤较小，没有明显的腹部瘢痕，患者更容易接受。

193 微创手术行宫颈癌根治术能彻底吗

在严格掌握手术适应证及禁忌证的前提下，就手术创伤而言，腹腔镜手术不需要大的腹部切口，但其盆腔手术范围与开腹手术并无区别。经有经验的妇科肿瘤医师实施腹腔镜下广泛子宫切除术即盆腔淋巴结清扫术在技术上是安全可行的，其治疗早期宫颈癌的近期疗效也是令人满意的，由于腹腔镜手术治疗宫颈癌时间较短，其远期疗效及手术相关的并发症还需进行一系列的前瞻性对照研究。

194　微创手术和开腹手术有什么区别

大家心中的微创概念通常是指经腹腔镜或经阴道的手术，但是腹腔镜手术和经腹手术只是手术入路的不同，手术切除的范围是一致的。微创手术以腹腔镜为主，腹壁切口小，术中体液损失明显减少，出血少，患者术后恢复较快，排气快，能较早起床活动并禁食，疼痛较轻，而且腹壁伤口小，也利于术后患者心理接受。研究显示，腹腔镜手术组和开腹手术组术后尿管留置时间、术后住院时间无明显差异。

但并不是所有患者都适合腹腔镜手术，腹腔镜宫颈癌手术绝对禁忌证包括：全身情况危重、休克、脱水、失血严重或合并其他重要脏器障碍；宫颈、盆腔局部或全身合并严重急性期感染；曾有盆腹腔结核、脓肿等病史致严重粘连手术无法暴露者；其他内外科合并症有手术禁忌者；临床分期ⅡB期以上者；局部肿瘤过大，手术困难者。

有经验的医生会根据手术技术和患者的条件、病情综合考虑手术方式，所以，我们只选择最适合的，而不是只刻意选择微创。

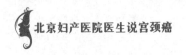

195 早期宫颈癌能做腹腔镜手术吗，人们进行了哪些手术改进来研究宫颈癌腹腔镜手术的可行性

子宫颈癌治疗方法主要有手术治疗和放疗，原则上早期子宫颈癌以手术治疗为主，手术入路推荐开腹，原则上仅ⅠA1期无脉管侵犯患者可选腹腔镜微创手术，其他期别均选开腹手术。

（1）术前应让患者了解目前最新的研究进展，告知微创手术和开腹手术的利与弊，说明开腹手术仍是目前最安全的选择。要充分知情同意，尊重患者的选择。

（2）更需要重视腹腔镜的"无瘤操作"原则。建议：①改进举宫方法，推荐"提吊举宫法"，不要挤压肿瘤，甚至有人放弃 CO_2 气腹，采用无气腹悬吊；②阴道离断前闭锁肿瘤下方的阴道，或经会阴离断阴道，防止肿瘤脱落；③淋巴结切除后立即放入标本袋；④子宫标本取出后用蒸馏水充分冲洗盆腹腔。

196 腹腔镜手术疗效比开腹手术差吗

2018年10月31日，新英格兰杂志报道了一项重量级的前瞻性随机对照临床试验结果，研究纳入ⅠA1期至ⅠB1期宫颈鳞癌、腺癌、腺鳞癌的患者，随机分组为微创组（319例）和开腹手术组（312例）。随访时间截至4.5年时的无进展生存率微创组（86.0%）低于开腹组（96.5%），且3年总生存率微创组亦显著低于开腹组（93.8%比99.0%）。但近年也有回顾性研究表明两种手术方式的五年总生存率并无差别，但腹腔镜手术具有住院时间短、术后并发症少、出血少、恢复快等优势，所以微创手术和开腹手术的疗效依然需要更多设计良好的、多中心前瞻性随机对照试验来进一步判断手术的远期结局及肿瘤治疗的安全性。很多专家提出，对于局部病灶较大的肿瘤，应避免直接选择微创手术，可考虑新辅助化疗后行腹腔镜手术或直接行开腹手术。

197　宫颈癌术前需要做哪些化验和检查，应注意什么

和其他大型手术一样，宫颈癌手术伴有不同程度的风险。因此，术前进行比较全面的化验检查是了解患者身体状况、疾病情况、手术耐受能力和预测可能出现的风险的重要步骤。检查包括专科检查和常规检查。专科检查指妇科检查、明确的病理诊断、影像学检查如盆腹腔及胸部 CT、MRI 或 PET-CT 等，以及相关肿瘤标志物［如为鳞癌，应查 SCCA（鳞癌抗原），如为腺癌应查 CA125、CA19-9、CEA 等，如病理不能判定，这些标志物均应进行检查］；常规检查主要包括血常规及血型、尿常规、生化全项、凝血五项、甲乙丙肝病毒、梅毒、HIV、心电图、胸片等，并应对原内外科合并症进行评估，如高血压病、糖尿病等，应由内科医生给予相关用药指导；术前应由麻醉科医生会诊，评估麻醉风险。

作为患者，应尽量放松心情，配合检查及药物治疗，主动告知医生自己的内外科合并症及用药情况，和相关医疗组医生探讨了解疾病的情况及手术方式方法，更好地了解疾病和手术有利于正确面对疾病和相应的治疗，树立战胜疾病的信心，争取在术前

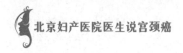

达到最佳身心状态，利于手术及术后恢复。

198 为什么要签署手术知情同意书，什么人有资格签署同意书

因为医生的一些正常的诊疗行为或检查手段对患者是有一定风险的，有可能会对人体的生命或者身体健康造成新的伤害，所以便有"违法阻却事由"的依据，称为医患沟通知情同意。故在术前需要签署手术知情同意书。

签署知情同意书的医方的主体资格为医生；患方的主体资格为患者本人，或①如果患者年龄小于18周岁，由其法定监护人或法定代理人签署；如果是年满18周岁，但神志不清者，由其法定监护人签署。②患者本人可以委托代理人签署。③患者本人及委托代理人可以同时签署或者分别签署。④特殊情况，如果患者所患疾病为肿瘤或者需要注意保护本人隐私的疾病，需要委婉地告知家属签署。（《民法典》所指家属，第一顺序人为患者的配偶，父母，子女；当第一顺序人不在场情况下为第二顺序人，为患者的孙子女，祖父母，外祖父母）。⑤上述可签署患方资格人均不在，而患者处于危险的情况下，可由政府工作人员或者居委会负责人为其代理人签字。⑥当患者危及生命时，而上述患者关系人均不在的情况下，可由医疗机构的负责人或负责人授权委托人签署。如当产妇产后大出血抢救需要紧急切除子宫手术操作，而无家属，其患者的知情同意书由医疗机构的负责人或负责人授权委托人签署（如医务科主任，或医疗总值班报告医疗机构负责人获委托后签署）。

199 宫颈癌根治术术前为何要签署输血同意书

输血治疗是保证临床有效治疗得以顺利进行的重要措施之一，也是抢救患者生命的必要手段，但是在输血／血液制品治疗中可能存在风险，医护人员有义务和责任向患者明确说明。为患者提供的血液／血液制品虽经过采供血机构按国家标准进行严格检测，但受到当前科技水平的限制，现有的检验手段不能够完全解决病毒感染的窗口期和潜伏期问题。（窗口期是指机体被病毒感染后，到足以被检测出抗体这段时期。潜伏期是指病原体侵入身体到最初出现症状和体征的这段时期。）因此输入经过检测正常的血液／血液制品的过程中，仍有可能发生经血液／血液制品传播传染性疾病，同时也可能发生不良反应。输血过程中可能发生过敏反应，严重时可引起休克、发热，感染肝炎（乙肝、丙肝等）、艾滋病、梅毒、疟疾、巨细胞病毒及EB病毒，还有其他一些潜在血源感染。所以宫颈癌根治术前要签署输血知情同意书。

200 宫颈癌根治术患者输血安全吗

血液质量贯穿于采血、供血和临床用血的全过程，由于环节多，过程复杂，任何环节的缺陷和疏忽都会影响到临床输血的安全有效。血站采集安全、可靠的血液，是临床安全输血的保障。所以采供血机构所采取的血液要严格按规定进行全面的检测，尽量杜绝血源性疾病的传播，不符合标准的血液绝不提供给用血单位。医院血库的配、发血工作是连接着血站采血、临床输注的重要环节。输血前认真进行血型鉴定和交叉配血试验，杜绝因血型不合而引起的溶血性输血反应发生。发血前仔细观察，不将外观可疑的血液发送临床。临床的血液输注是安全输血的最后一关，稍有疏忽就会导致输血治疗的失败，甚至危及病人生命。输注前认真核对交叉配血单，严格"三查七对"，避免人为差错事故发生。输血中尤其是输注开始时，严密观察患者的情况，一旦发生输血反应或输血错误，及早采取措施。密切观察，尽早发现可能发生的输血反应，做到安全输血。以确保临床输血的安全、可靠、有效。

201 宫颈癌手术有哪些风险

早期宫颈癌以手术治疗为主，各期手术方式均有相应的手术风险。

对于宫颈小细胞神经内分泌癌（NECC）、胃型腺癌或恶性腺瘤患者，不支持其保留生育能力。

ⅠA2 期子宫颈癌仍可根据是否有生育要求选择治疗。有生育要求者：行根治性子宫颈切除术 + 盆腔淋巴结切除术，术中先行盆腔淋巴结切除，送冷冻切片或快速石蜡切片检查，有淋巴结转移者，改行根治性子宫切除术（C 型）± 腹主动脉旁淋巴结取样（髂总淋巴结阳性或疑有腹主动脉旁淋巴结转移者）；淋巴结无转移者，行根治性子宫颈切除术（子宫颈病变距切缘大于 8 毫米）。无生育要求者：行改良根治性子宫切除术（B 型）+ 盆腔淋巴结切除术，年龄小于 45 岁者可切除输卵管、保留双侧卵巢。

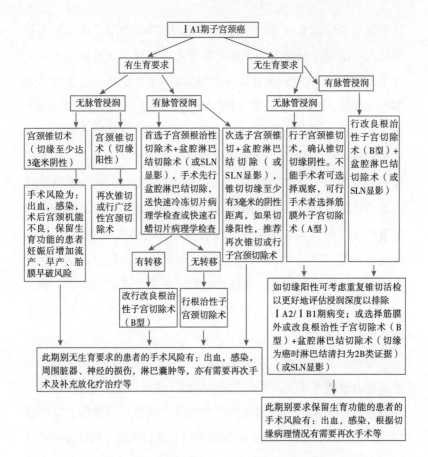

ⅠB1 期有生育要求者可行根治性子宫颈切除术（C 型）。ⅠB2 期肿瘤直径为 2.0～4.0 厘米者，推荐行经腹根治性子宫颈切除术（C 型）。术中先行盆腔淋巴结切除，送术中快速冷冻切片病理学检查，如无转移，行根治性子宫颈切除术（C 型）+盆腔淋巴结切除术 ± 腹主动脉旁淋巴结切除（可考虑行 SLN 显影：阳性和可疑均送术中快速冷冻切片病理学检查）；如有转移，应考虑放弃手术改行根治性放疗或行根治性子宫切除术（C 型）+

盆腔淋巴结切除术 ± 腹主动脉旁淋巴结切除。NECC 和胃型腺癌被认为不适用此种手术。无生育要求者可选择以下方式：①根治性子宫切除术（C 型）+ 盆腔淋巴结切除（1 类证据）± 主动脉旁淋巴结切除（2B 类证据），可考虑行 SLN 显影。绝经前如双侧卵巢正常，45 岁前，可保留双侧卵巢。根治性子宫切除术的标准术式是开腹（1 类证据）。②有手术禁忌证或拒绝手术者，可行盆腔外照射 + 阴道近距离放疗 ± 含铂药物的同期化疗。ⅠB3 和ⅡA2 期根治性子宫切除术（C 型）+ 盆腔淋巴结切除 ± 主动脉旁淋巴结取样（肿瘤较大、怀疑或已知有盆腔淋巴结疾病的患者）。首先进行盆腔淋巴结切除术，如果淋巴结阴性，进行根治性子宫切除术。如果淋巴结阳性，选择放化疗。不推荐术前以铂类药物为基础的新辅助化疗，根治性术后应根据病理学高危 / 中危因素选择放疗或同步放化疗。

经典的宫颈癌手术，其主要风险是：①出血，包括穿刺孔出血（经腹腔镜手术）、手术过程中出血、术后出血；②器官损伤，手术过程中或术后发现的损伤，如膀胱、输尿管、直肠；③神经损伤引起的器官功能障碍，如尿潴留以及因切除腹主动脉旁淋巴结时损伤腰交感神经干及神经节后的术后下肢浅表感觉异常；④淋巴囊肿，乳糜漏（双下肢淋巴回流受阻水肿），感染等。

202 宫颈癌根治术麻醉方式有哪些

为提高患者手术舒适性，近年来麻醉方式 90% 以上以气管插管全身麻醉为主。宫颈癌根治术麻醉方式：气管插管或喉罩全身麻醉，硬膜外联合蛛网膜下腔麻醉，持续硬膜外间隙阻滞麻醉。具体麻醉方式需由麻醉师根据患者具体情况而定。

203 宫颈癌根治术麻醉有哪些风险

宫颈癌根治术麻醉风险和任何一个手术操作的风险都一样。无论其麻醉方法简单或复杂，其危险性和意外情况的发生概率均存在。麻醉一般是安全的，但由于个体差异也有可能发生麻醉意外和并发症。宫颈癌根治术一般采取气管插管全身麻醉。主要风险有：①在基础麻醉时使用规定剂量麻醉药品，仍导致呼吸抑制、血压下降或麻醉平面过高，虽然经积极抢救，仍然发生不良后果；②全身麻醉引起喉或支气管痉挛，某些麻醉药可能会引起恶性高热、精神异常，肌肉松弛药敏感引起呼吸延迟恢复或不恢复；③全麻气管插管过程中，虽按常规操作，仍发生牙齿损伤或脱落、鼻出血、唇出血、呕吐误吸、喉痉挛、喉水肿、声带损伤、支气管痉挛、恶性心律失常、麻醉后苏醒延迟、呼吸不恢复；④麻醉过程中，可能发生各种心律失常，神经反射性血流动力学改变，诱发或者加重原有并发症，导致组织器官功能衰竭。

204 为什么术前麻醉医师要查看患者

每一个患者对手术都存在紧张和恐惧，充分调动患者的主观能动性，使之积极配合手术是治疗成功的关键。麻醉医师术前访视患者，使患者对手术麻醉有了初步认识，缓解恐惧心理，做好必要的身心准备。更重要的是麻醉医师对患者情况进行评估看是否可以进行麻醉手术，决定麻醉方式，查漏补缺，完善一些检查和术前准备。然后决定麻醉预案，对麻醉和手术中可能出现的一些特殊情况做好准备。

205 高血压、糖尿病患者术前需要注意什么

由于高血压患者与正常血压者比较，术后病死率显著增加，所以，择期手术应当等到血压控制后进行。即使是需要急诊手术时，也应当先控制过高的血压以防止重要器官的出血。高血压患者术前应每日至少测量 2 次血压，如有必要，可能还需要行 24 小时动态血压监测，以了解昼夜血压变化，从而调整术前降压药物用量。而对于血压控制的水平，应该个体化对待，因人而异。而对于血压控制的方法，除了规范使用降压药物以外，还要知道，血压与心理因素的关系密切，作为医护人员，必须向患者进行必要的术前教育，要耐心、细致地安慰和鼓励患者，充分解释手术的意义和可能出现的风险以及应对措施，缓解患者的紧张情绪。作为患者，也要尽量放松心情，保证足够的休息，必要时使用镇静药物协助改善睡眠。

糖尿病患者术中及术后比较容易发生糖尿病酮症酸中毒及低血糖，这两种并发症均会严重威胁患者生命。而且，血糖控制不理想，会影响术后伤口的愈合和机体的恢复。所以，对罹患糖尿病的患者，在围术期必须严密监测血糖变化。医生一般会

让这样的患者提前住院，每天监测至少 5 次微量血糖，包括清晨空腹，三餐后 2 小时以及睡觉前的晚 10 点左右，监测 3 天左右。如血糖超过手术要求的水平，应在内科医师指导下适当调整口服降糖药物或胰岛素用量，争取血糖稳定在空腹 7.0mmol/L 及餐后 11.1mmol/L 以内。如果短期内无法控制血糖或者已经发生由于糖尿病引起的严重并发症，则应重新评估手术可行性，先行治疗内科合并症，再考虑择期手术。

206　患者术前的血压、血糖控制到多少合适

对于高血压病患者，术前需要监测和控制血压，这一点是毋庸置疑的，但是对于血压到底控制在什么水平，却是因人而异的，并没有一个统一的标准，对于平时血压控制满意的患者，术前血压应该控制在 140/90mmHg 以内，而对于长期血压控制不满意的患者，血压控制在 160/100mmHg 以内即可，对于这样的患者，控制血压过低会减少重要器官尤其是大脑的血供，反而会增加手术中脑血管意外风险，当然具体问题还要具体分析，对于高血压病患者，术前一定会请内科医生根据情况调整用药，并对血压控制水平给予相应的指导。

对于糖尿病患者，目前认为比较安全的血糖水平是控制在餐后 11.1mmol/L 以内。需要注意的是，对于长期血糖较高患者，控制血糖不宜过低，因为其重要器官已经适应高血糖状态，短期将血糖控制反而可能发生重要器官的功能异常从而影响手术安排。

207 哪些为宫颈癌手术的绝对禁忌证，哪些为相对禁忌证

宫颈癌手术绝对禁忌证：主要就是严重的内外科合并症，常见的包括以下几种：心梗、脑血管意外 ≤ 6 个月；二度 Ⅱ 型，三度房室传导阻滞，病窦综合征；频发室性早搏，室早多源性、多型性，"RonT" 现象；心衰、呼衰未纠正；严重肺部感染；哮喘持续状态；糖尿病酮症酸中毒；肝性脑病，肝昏迷等；肝功能不全；肾功能不全；糖尿病血糖控制不满意；高血压血压控制不满意；凝血功能障碍；患者体弱、全身营养状况差不能耐受手术者。

宫颈癌手术相对禁忌证：①上呼吸道感染：尽管这是相对禁忌证，但是由于现在手术采取静脉全身麻醉的患者特别多，如果需要气管插管，上呼吸道感染就变成绝对禁忌证，因为口咽分泌物增多势必增加气管插管患者呼吸障碍的风险；②重度贫血：如果因为肿瘤出血造成贫血，可以通过介入方法先行止血，再通过输血和补血尽快使血色素升高到 85g/L 以上，再行手术治疗；③月经期：手术应该尽量避开月经期，但是如果因为肿瘤造成的出血使得无法判断是否为月经期，也可以尽早安排手术。高血压，糖尿病等常见内科合并症，只要控制满意，均可择期行手术。患者年龄也是要考虑的因素，但是，也要综合分析，年龄大，但是各项机能指标正常，也是可以考虑手术治疗的，但是相对年轻的患者，如果合并症很多，也有可能选择同步放化疗。另外，宫颈癌分期为 Ⅰ B3 及 Ⅱ B 期及以上的患者，更倾向于选择同

步放化疗。对于有多次盆腹腔手术史，高度可疑盆腔严重粘连的患者，选择手术治疗也要极为慎重。

208 早期宫颈癌患者出现严重内科合并症时有必要冒险手术吗

众多研究表明，早期宫颈癌放疗效果和手术相当。当出现严重内科合并症，手术有很大风险包括术中和术后的风险时，建议放疗，不建议进行手术。

209 宫颈癌术前为什么要行妇科查体

宫颈癌患者，手术之前必须行妇科查体，这首先是为了明确诊断及分期，因为现在宫颈癌临床分期就是依据妇科查体结果确定的，没有妇科查体，就没办法对宫颈癌进行分期。另外，通过观察和触诊，还可以评估手术难度、发现阴道感染、阴道出血等问题，最大限度减小手术风险，更好地完善术前准备。宫颈癌患者的妇科查体除了观察外阴、阴道及宫颈外观以外，还必须进行"三合诊"，也就是一只手放在患者腹部，另一只手的示指放在阴道内，而中指置入肛门，通过按压方式感觉肿瘤的大小、质地、活动度以及有无触痛等。尽管现今高度发展的影像学检查技术已经可以提供诸如宫颈部位以及宫旁的病灶的大小及密度等特征，但是像组织弹性、是否触痛以及活动与否这些情况，只能靠医生的手指去感觉。

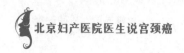

210　为何妇科查体和手术要避开月经期

月经周期是女子性发育成熟后至绝经期之前的特殊生理变化。随着卵巢周期性地排卵，子宫内膜重复经历着增生、脱落出血、修复等过程，维持生育功能及女性特征。此外，月经与其他生理功能，如凝血功能，也有密切关系。人体血液中，存在着具有凝血作用的纤维蛋白，同时又有分解纤维蛋白的溶解（简称"纤溶"）系统。两者需保持动态平衡，但在行经期间手术或者妇科查体，由于此时血液溶血作用增强，具有出血倾向；加上手术时不可避免的组织创伤，大量凝血因子激活、消耗用于止血，纤维蛋白激活物因此相对增多。两种因素共同作用，可导致出血增多，手术危险性大大增高。此外，月经期女性身体免疫力也下降，宫口松弛，容易发生感染。

所以，尽可能不在行经期间安排手术或者妇科查体。但是，若是月经期突然得病受伤，需急诊手术，或阴道流血原因不明，需要紧急诊治时，可消毒后行妇科查体或急诊手术，术中和手术后要加强止血、防止感染等措施。

211　宫颈癌术前为什么要行阴道分泌物细菌培养，结果阳性怎么处理

正常情况下，盆腹腔属于无菌环境，而宫颈癌手术需要切除子宫及部分阴道，这会使阴道与盆腹腔相通，所以，如果阴道内有大量病原菌的话，势必增加盆腹腔感染的机会，而宫颈癌手

术时间长，出血多，创面大，患者术后抵抗力受损严重，故而极易发生感染，严重的可能导致败血症，危及生命。因此，宫颈癌手术前必须保证阴道的清洁，首先需要知道阴道内是否有病原菌感染，所以，必须在术前行阴道分泌物细菌培养，如果结果呈阳性，那么必须先治疗阴道感染。可以使用针对病原菌有效的抗生素阴道栓剂，每日阴道上药，也可配合阴道洗剂，同时进行阴道冲洗。对于感染严重，或者缺乏特效治疗药物的感染，也可使用碘伏在术前每日阴道擦洗，直到感染控制，才可以安排手术。

212 宫颈癌术前为什么要行肠道准备，要怎么做

　　宫颈癌属于妇科恶性肿瘤，具备恶性肿瘤的浸润、转移及复发的特点，而当宫颈癌细胞向周围组织浸润时，会导致宫颈与周围组织粘连、充血、水肿，使得宫颈与周围组织界限不清，难以分离。直肠是盆腔最下方器官之一，其前壁与宫颈及阴道后壁紧密相连。宫颈癌手术需要切除宫颈及部分阴道，必须将直肠从宫颈及阴道壁上分离开来，而粘连、充血、水肿会造成这种分离极其困难，即使手术操作谨慎小心，也难免造成肠管壁的损伤。当这种损伤发生的时候，肠管就与盆腹腔相通了，如果没有进行充分的肠道准备，那么肠管内的排泄物就会进入盆腹腔，造成极为严重的感染发生。即使度过危险期，术后也极有可能发生肠瘘，严重影响患者生存质量。因此，在实施宫颈癌手术以前，必须进行充分的肠道准备。

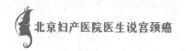

主要的肠道准备方式为饮食控制、服用导泻药物以及清洁灌肠等，如术前估计手术涉及肠管可能性较大，术前三天应食用无渣流食，术前一天禁食不禁水，并予静脉补充营养物质。手术前一晚及手术当日清晨各用肥皂水灌肠，直至灌肠液为清亮无渣为止。

213 宫颈癌术前为什么要行皮肤准备，要怎么做

皮肤准备简称"备皮"，是宫颈癌手术之前不可或缺的一项工作，因为毛发内为藏污纳垢之所，刮净手术区域毛发，有助于清洁皮肤，减少伤口感染的机会。另外，毛发在手术当中脱落，落入盆腹腔，会引起异物反应，影响术后伤口的愈合。所以，手术前应当进行皮肤准备。具体备皮范围为：外阴、会阴、大腿内侧1/3，上至剑突下，术前一日以备皮刀刮去体毛，沐浴。如行腹腔镜下宫颈癌手术，手术前需专门清洁脐孔。

214 宫颈癌根治术患者术前紧张怎么办

首先，任何手术前，患者出现紧张情绪都很正常，轻度的紧张反应诱导机体发生适度的应激反应甚至有助于患者顺利通过手术。但是过度紧张对患者是不利的，首先容易造成患者血压升高、心率增快，甚至出现心律失常。其次，可能增加患者发生应激性溃疡的概率，引起消化道出血。而紧张，归根结底还是因为害怕。我们消除紧张的办法主要是针对患者恐惧的原因进行心理疏导。首先，对于医护人员，术前谈话要向患者及家属详细解

释疾病的情况及所需要的治疗方式，还要分析针对患者的特殊情况，各种治疗方案有何利弊。需要注意的是，在向患者及家属交代病情时，不应使用大量专业术语，而应尽量使用患者能够明白的词语进行解释，帮助患者真正理解病情及手术方式、树立成功度过手术期的信心。另外，医护人员对待患者要有耐心，恶性肿瘤患者往往问题较多，交代病情的过程可能会面临重复的问题及一些在医生看来无关紧要的问题，但是，要理解患者的这种诉求，仍然需要不厌其烦地解释。此外，病房布置尽量温馨，也有利于缓解患者紧张情绪。作为患者，应尽量保持放松心态，要做到确实很困难，可以尝试分散注意力的方法，或者找一些手术成功的病友聊聊天，如果还是无法减轻，应尽早向医生求助，必要时可能需要借助药物来缓解紧张情绪。

215　宫颈癌患者术前、术中和术后饮食应怎样安排

术前三天应开始食用大米粥、小米粥、鸡蛋、面条、馒头、豆腐、蛋糕等无渣饮食。手术前 8 小时，完全禁食禁水。术后麻醉完全清醒后可以少量进水，手术后排气前，不能吃固体食物，一般仅能进水或少量流食，且应该选择少食多餐的进食方式。术后应尽早下地活动，争取尽快排气，在正常排气后可进食少量固体食物，但仍然要少食多餐，避免过饱，且避免使用过硬食物，以及生冷酸辣等刺激性食物。待正常排便后，出院前，也还是要尽量保持这种饮食方式。

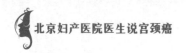

216 手术日、手术前患者需做哪些准备

手术前一日，我们会对患者进行手术宣教，患者则需要了解疾病的性质以及手术的相关知识，对于不理解的地方一定要问清楚，不要因为不好意思而错过这个最好的了解病情及手术的机会。患者务必如实向医生汇报自己的病史，要告诉医生自己已知的内科合并症以及过敏史，千万不能因为怕影响手术安排而隐瞒病史，因为这样会影响医生的判断，甚至造成严重后果。术前一天不能离开病房，需要配合护士进行必要的皮肤准备和肠道准备以及生命体征监测，还要等候麻醉医生和手术室护士的术前访视，如果离开病房去做必要检查，需要告知当班护士并留下联系方式。对于有合并症的患者应在术前一天调整好生理及心理状态，使之尽量达到可以耐受手术及麻醉的水平。手术当日应禁食水，如有感觉不舒服，要及时告知医生，手术前，要耐心等待，不要让自己焦急的心情影响身体状态从而耽误手术的进行。送入手术室前，配合护士核对姓名、住院号等信息，更换手术患者专用清洁衣物。摘除首饰、假牙、隐形眼镜等异物。戴手术帽包裹头发。术前需进行外阴擦洗及阴道灌洗，同时留置导尿管。

217 住院手术的患者家属需要注意什么

患者家属需在手术前一天完善手术相关文件的签署，完全了解手术流程等相关事宜。手术日需提前到院，在家属等候区等待。在手术结束前不应离开家属等候区，因为术中经常会出现新的意外情况，需要向家属交代病情。有时需要家属做出决定并签署相关告知书。术后回室，患者家属应协助搬运患者，并配合执行医院的探视规定，减少与患者接触，避免交叉感染。对于手术时间长、术后制动时间长的重症患者，应留女性家属陪护，协助患者活动，按摩腓肠肌减少血栓形成。如陪护家属发现患者出现异常情况时，应及时呼叫医护人员。

218 手术的基本流程是怎样的

（1）患者入院后完善妇科查体及各项相关辅助检查，再次明确诊断。

（2）进行全面的身体状况评估，除外手术禁忌证，如合并不能耐受手术的严重合并症，应先行治疗合并症，再考虑是否手术。

（3）监测生命体征，如体温两次超过37.5℃，应暂缓手术；如血压、血糖升高，应在内科医生指导下调整药物用量，保证术前各项指标接近正常。

（4）饮食控制，术前无渣半流食过渡到禁食，手术当日禁食水。

（5）术前一天进行术前最后一次谈话，详细说明手术的目的、意义、可能出现的相关风险以及术后处理措施，患者及家属表示同意并签署知情同意书。麻醉医生及手术室护士提前一天进行术前访视，核对患者信息、再次除外手术禁忌证，了解可能影响麻醉的合并症控制情况，并签署麻醉知情同意书。术前一天进行皮肤准备。

（6）手术当日，禁食水，摘除假牙、饰物，换手术用清洁衣物。进入手术室前，更换手术室拖鞋，戴手术帽包裹头发。

（7）进入手术间，脱去衣物，平躺于手术台上，由医生进行手术野皮肤消毒，并铺无菌单及无菌巾。

（8）待麻醉起效后，主刀医师及助手刷手上台，根据术前拟定手术方式选择切口类型，逐层切开腹壁各层达腹腔，洗手探查盆腹腔，根据探查结果再次核对手术方式。

219 哪些患者行宫颈癌根治术可以保留卵巢

年轻、有保留卵巢愿望的宫颈鳞状细胞癌的患者或早期宫颈腺癌的患者，如果术前妇科检查、影像学检查及术中探查卵巢均未见明显病变及肿瘤转移，术中可以保留一侧或双侧卵巢。如果因为种种原因术后有补充放疗可能，对于年轻患者手术同时可以行卵巢高位悬吊术，避免卵巢在放疗中失去功能。

晚期宫颈腺癌及其他特殊病理类型的宫颈癌患者一般常规建议术中同时切除双侧卵巢为宜。

目前国内外已有一些医院开展了卵巢冻存技术，给年轻、无子女、有生育要求的妇科恶性肿瘤患者带来了福音。即使因为病情所限，手术中不得不切除卵巢，也可以将切除的卵巢组织冻存起来，病情稳定后移植回体内，恢复生育功能或提供女性必要的激素支持，避免术后因女性激素缺乏带来的不良反应，如骨质疏松、心脑血管疾病、失眠、潮热以及烦躁易怒等情绪问题，提高患者治疗后的生活质量。

220 何为卵巢移位术，在宫颈癌治疗中有何应用

卵巢移位术，顾名思义，是在健康卵巢因其他疾病（如宫颈癌）切除子宫及周围组织，失去原有的支撑后从原位移出，常悬吊于病变部位上方的腹膜处，目的是保留卵巢功能。随着年轻女性宫颈癌发病率逐年上升，许多患者在发现宫颈癌时已无法单纯通过手术治疗，需要结合放疗。放疗治疗的原理是使用放射源在体外或腔内对癌细胞进行照射，射线对细胞有杀伤力，因此可以起到治疗的效果。但是，射线同时也会对健康的细胞产生杀伤力，会造成放射性皮炎、结缔组织硬化的不良反应。卵巢细胞作为生殖细胞，是体内尤其敏感细胞，它们对射线更加敏感。作为女性生殖系统的一部分，卵巢与宫颈病变部位在盆腔中离得很近。虽然现在放疗技术得到提升，可以一定程度限制放射治疗的范围，但是仍然会因离得太近而对卵巢造成伤害，造成卵巢功能早衰，甚至卵巢功能丧失。在这种情况下，我们在宫颈癌治疗的同时保留卵巢功能意义非常显著。由于患者年轻，会非常希望保留卵巢功能与性功能，为此我们可以对行广泛子宫切除术或ⅡB期以上的不能手术只能放疗的患者进行卵巢移位术。让卵巢悬吊至更上方的腹膜，这样，卵巢离照射野的位置远了，受到射线的杀伤自然就减少了很多。

一般来说，卵巢移位术操作简单易行，安全、不良反应小，并不大幅增加手术的时间和患者的风险，目前已在国内广泛应用。

221 切除子宫及卵巢后对生活有什么影响

切除子宫后患者将再无月经来潮，并永久丧失生育能力，切除卵巢后由于缺少了合成女性激素的器官，会出现比较明显的更年期症状，如烦躁、失眠、潮热、大汗、皮肤干燥、骨质疏松等。同时，由于雌激素对于血管内皮细胞有一定保护作用，部分女性切除卵巢后会有心脑血管疾病早发、多发的情况。

宫颈癌根治术中需切除部分阴道，故术后部分患者会有明显的性生活满意度下降情况。另外，由于盆腔空虚及女性激素分泌骤降，可能会出现由于盆底组织松弛导致阴道前后壁脱垂、膀胱膨出及直肠脱垂等。

综上所述，宫颈癌患者需要的治疗是全方位的，除了必要的手术、放疗、化疗、免疫治疗以外，应在定期门诊随诊的基础上，辅以适当的心理疏导、体育锻炼增强体质，提倡健康的生活方式及适度的性生活，保持积极乐观的心态，如出现无法控制的更年期症状，必要时予中西药调理以缓解。

222 宫颈癌手术当天患者及家属要注意什么

宫颈癌手术属于创伤相对较大的手术，需要进行术前准备，如术野皮肤清洁刮毛、清洁肠道、导尿、预防性使用抗生素等，并且手术前不能进食和饮水。患者术前都处于比较紧张、焦虑的状态，甚至有悲观、抑郁及恐惧的情绪，家属应予以精神安慰和疏导，避免言语行为刺激患者，同时配合医护人员进行术前准备，提醒患者切勿进食及饮水。

患者术前 0.5 ～ 1 小时需要进入手术室等候，家属不能陪同进入。进入手术室后医务人员需要给患者进行输液、麻醉、消毒等较多术前准备工作，需要患者逐一配合。进入手术室时间并不等于手术开始时间，多数宫颈癌手术需要 2 ～ 4 个小时，因手术难易程度及患者病情而异，需要家属在手术室外特定等候区耐心等待，不能擅自离开。术中如遇到特殊情况，如输血、抢救或改变手术方式等情况，会有医生向家属交代病情并要求家属签字。

手术结束后，患者由专人护送回病房。

由于手术及麻醉的影响，宫颈癌术后当天通常处于比较虚弱的状态，需要密切地监测生命体征、出入量的变化及给予常规的补液、止血及抗炎治疗，患者及家属应积极予以配合，同时患者应多休息，避免情绪激动及过多的言语，家属要尽量控制探视人数，避免与患者过多交谈，为患者营造一个安静、舒适、和谐的休息环境，并适当适时地在医务人员指导下帮助患者活动下肢及翻身。

223 宫颈癌术后为什么会有阴道流血、流液

宫颈癌患者术后大多会保留引流管。引流管的主要作用是引流术后创面渗出的血液、淋巴液等。根据患者的实际情况，引流管可能经腹壁引流，也可能经阴道引流。引流液的多少和颜色对术后观察患者病情有至关重要的作用，故而术后医护人员每天都

会记录患者的引流量。术后 2～3 天多数患者的引流液会由暗红逐渐转为淡红色最后转为清亮淡黄色液体。术后 2～3 天患者引流量通常会逐渐减少，而后因体位及活动情况的关系，引流液又会有所增多，属于正常现象，无须紧张。术后 1～2 周医生会根据患者病情决定拔除引流管的时间。拔除引流管后，患者体内仍会持续生成淋巴液，通常会经尚未完全愈合的腹壁引流口或阴道残端流出，患者会有腹壁切口渗液或阴道流血、流液的症状。这种情况在年老、体弱、糖尿病患者，体形偏瘦、愈合能力较差的患者中尤为常见，只要按时换药、避免感染即可。随着引流口及阴道残端的逐渐愈合，阴道出血流液症状会完全消失。

224 宫颈癌患者术后为什么会发热，怎么处理

通常宫颈癌患者术后 3～5 天内会出现低热，一般不超过 38.5℃，主要是由于患者自身对手术的应激反应、体内创面少量血液、淋巴液的渗出对身体的炎性刺激导致的，经过常规补液、抗炎、营养等支持治疗能够恢复正常，若体温超过 38.5℃的可对症使用解热镇痛药物，少数患者体质较弱或因术中出血多、手术时间较长等因素发热时间可达到 7 天左右，可适当延长静脉抗炎药物使用时间或酌情换用其他种类抗生素。若患者术后出现持续性高热则应行血培养了解患者是否存在感染并结合患者相应临床症状决定进一步治疗方案。

225　宫颈癌术后刀口疼痛怎么办

宫颈癌患者多数术后随着麻醉药物效力逐渐消失会有不同程度的疼痛感，多数不需要药物治疗。部分患者因对疼痛较敏感，可以口服或静脉注射、肌肉注射止痛药物缓解疼痛症状，极少数患者需强效止痛、镇定药物。患者术后住院期间可求助于医生给予药物治疗缓解疼痛。

通常疼痛感会随着术后时间的推移及伤口愈合逐渐缓解或转化为隐痛，个别情况这种疼痛可能持续很长时间甚至伴随患者终身，如有必要可前往疼痛门诊专科治疗。

若患者术后突然出现急性加重的腹痛或持续性剧痛应及时就诊告知医务人员。

226　宫颈癌患者术后腹胀怎么办

大多数宫颈癌患者于术后 72 小时内排气，但由于手术范围和患者身体一般情况的差异，术后胃肠道功能恢复的情况也不完全相同，多数患者会有不同程度的腹胀感。一般术后医生会常规给予患者中西药制剂（如滋阴润肠口服液、厚朴排气口服液、西甲硅油等）辅助肠道功能恢复。少部分患者术后满 72 小时仍未排气，需接受肛管排气等方式辅助排气。极个别年老体弱或胃肠道功能欠佳的患者使用上述方法仍未排气或明显腹胀的，应接受医生临床检查及立位腹平片检查明确是否存在肠梗阻，如确诊为肠梗阻的患者需留置胃管来缓解腹胀，待胃肠道功能恢复后再予拔除。个别患者术中涉及肠管手术，排气时间会晚一些，医生会根据情况酌情处理。

227 患者术后什么时候可以开始活动，怎样活动

宫颈癌患者因手术方式及入路的不同，选择的麻醉方式也不完全相同，椎管内麻醉的患者一般术后须去枕平卧6小时，全麻的患者回室苏醒后可以适当活动。原则上患者术后应尽量在医护人员指导下活动，一般术后当天建议患者根据自身情况床上活动下肢或者适当翻身活动，术后第一天开始可在护理人员及家属的帮助下取半卧位，而后坐起、床边站立、行走以便帮助引流液排出体外及胃肠道功能尽早恢复，但活动应遵循适度和循序渐进的原则，避免在活动过程中跌倒。

228 为什么宫颈癌患者术后易患下肢深静脉血栓

下肢深静脉血栓，是指静脉血液在下肢深静脉血管内的凝结。恶性肿瘤患者本身血液处于高凝状态，另外术前禁食水及灌肠等术前准备，使患者处于轻度缺水状态，血液凝固性增加，同时，患者手术中脊髓麻醉或全身麻醉导致周围静脉扩张，静脉流速减慢；手术中由于麻醉作用致使下肢肌肉完全麻痹，失去收缩功能；术后又因切口疼痛和其他原因卧床休息，下肢肌肉处于松弛状态，致使血流滞缓，容易诱发下肢深静脉血栓形成。最常见的主要临床表现是一侧肢体的突然麻木、皮温改变、肿胀、疼

痛。患下肢深静脉血栓者，局部感疼痛，行走时加剧。轻者局部仅感沉重，站立时症状加重。宫颈癌术后患者为预防下肢静脉血栓形成，应尽早活动，必要时予低分子肝素皮下注射预防性抗凝治疗。

229　怎样预防下肢深静脉血栓

宫颈癌术后静脉血栓以下肢静脉血栓较多见，其原因与手术时间长、下肢静脉长时间阻滞、盆腔手术中小静脉创伤、凝血机制加速等因素关系密切。最好的预防方法是尽早活动，促进下肢血液循环，术后短期卧床不能下地活动时，可通过在床上伸展活动下肢、家属帮助按揉下肢肌肉、下肢循环驱动等方法预防下肢静脉血栓；另外术后医生会通过合理补液、给予皮下注射预防性低剂量肝素预防血栓。

230　怎样治疗下肢深静脉血栓

下肢深静脉血栓，典型者患肢水肿、肿胀和疼痛，可伴有长期低热。临床诊断靠术后仔细观察。一旦怀疑，可及早行血管超声检查，以便尽早发现血栓形成。处理原则：一旦确诊立即给予抗凝治疗。患者需要配合绝对卧床休息，避免下地活动。中医中药可辅助治疗。

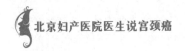

231 宫颈癌患者术后为什么要留置尿管

因膀胱、输尿管邻近宫颈，广泛子宫切除与盆腔淋巴清扫难以避免地损伤双侧来自盆壁支配膀胱和尿道的交感和副交感神经，发生膀胱功能障碍，如术后加放疗，则会使膀胱功能障碍增加。术后最常见的是膀胱麻痹、排尿困难、尿潴留、残尿过多、尿感消失，子宫广泛切除后，它对膀胱颈的支撑作用丧失，麻痹胀大的膀胱后屈于缩短的阴道残端内，加重了膀胱功能障碍的程度。但是上述膀胱功能障碍多数可通过留置导尿管，让膀胱充分休息一定时间后自行好转，所以术后应留置尿管。

232 留置尿管期间应注意什么

保留尿管期间应每日清洁尿道外口 2 次，注意局部清洁，避免感染；尿液引流管用密闭的消毒尿袋，定时更换消毒尿袋；鼓励患者多饮水，每天饮水量达 2000mL 以上，以稀释尿液，达到冲洗膀胱的作用。

233 不同手术范围的患者分别应保留尿管几天

筋膜外子宫切除术后 5 天拔除导尿管；次广泛子宫切除术后 7 天拔除导尿管；广泛子宫切除术后 14 天拔除导尿管，拔导尿管后测残余尿，若 >100mL 或拔导尿管后不能排尿者，继续保留尿管，配合针灸、中药等治疗。如有术中特殊情况，如肿瘤累及输尿管或膀胱，术后需要根据情况延长保留导尿管时间。

234　拔尿管后应注意什么

尿管拔出后，嘱患者多饮水，每 1 ～ 2 小时排尿 1 次，不要等膀胱过度充盈而致排尿困难，根据测定的残余尿量酌情决定是否需要继续留置导尿管。

235　拔尿管后不能排尿或排尿不畅应怎么办

拔尿管后排尿不畅时，可适当抬高臀部，并用流水声诱导排尿，或用高锰酸钾溶液坐浴诱导排尿。仍不能自行排尿者，或拔管后测残余尿量 >100mL 时，应重新留置导尿管，配合针灸、中药等治疗。适当应用抗生素预防尿路感染。

236　带尿管出院应注意什么

要注意清洁，每天擦洗会阴两次，定时更换尿袋一次；让病人多喝水，达到自动清洗尿道的作用；病人下床活动时保持引流袋不高于膀胱部位，防止尿液逆流继发感染。

237　什么是残余尿，怎么测量，多少为合格

由于患者排尿困难，膀胱内尿液在每次排尿时不能完全排

空，残留在膀胱内，这些残留在膀胱内的尿称为"残余尿"。残余尿的出现及其量反映了膀胱排尿功能障碍的程度，残余尿的测定有两种方法：经腹 B 超测定法、导尿法。经腹 B 超测定法患者无任何不适感，是最常用的方法。它不引起尿路感染，尤其是对治疗过程中需要反复测定残余尿量者更是最佳选择，但这种测定方法不够精确。导尿法是在患者排尿后，插入导尿管来引流尿液，测定残余尿量，此方法准确可靠，但会给患者造成不适感，不易被患者接受。残余尿不超过 100mL 为合格。

238 哪些宫颈癌患者术后需要放置引流管

宫颈癌根治术一般是指广泛子宫切除（子宫以外的子宫旁、宫颈旁、阴道旁和近端阴道组织，主韧带切除至少 3 ～ 4 厘米，宫骶韧带 3 厘米以上，阴道必须切除上 1/3 ～ 1/2，癌灶外 3 厘米）加盆腔淋巴结清扫术（双侧髂总、髂外、髂内、闭孔及深腹股沟淋巴结）。为了避免因术后淋巴液积聚，形成淋巴囊肿，需放置引流管，有经过阴道的引流管及经腹壁的引流管两种。

239 带引流管患者应怎么护理

引流管要保持通畅，妥善固定，长度适中，避免因活动而造成的疼痛及引流管脱出，避免引流管曲折和受压，避免凝血块堵塞引流管，保持有效的负压吸引。每日注意引流液的量、颜色及性状。经阴道的引流管，注意保持会阴清洁，术后每日两次擦洗会阴。若为经腹壁的引流管，注意进行腹部伤口换药，无菌纱布覆盖，若有渗出液污染，及时给予伤口换药并更换无菌敷料。

最初 24 小时内引流出的液体多为混有血块或血丝的渗出液，性质稀薄，引流量一般不超过 300mL，逐日减少，48 小时后主要为浆液性渗出，并含有少量的淋巴液成分，肉眼观察呈黄色，如短时间引流液色鲜红且量增加，则有内出血可能，如发现引流量过少，应检查引流管是否阻塞或脱出。

240 多长时间可以拔除引流管

阴道引流管术后 24 小时向外拔出 1 厘米，同时取半卧位，抬高头部以便引流，可适当活动促进引流液向体外排出，术后 48～72 小时拔除。腹部引流管术后 48～72 小时，适当活动后引流液小于 20mL/24h 即可拔除。大部分患者在 1 周内引流液减少，可以拔除，医生主要根据手术及引流液情况判断拔出引流管的时机。

241 术后几天给予腹部伤口换药，几天拆线

手术后第一天或第二天进行伤口常规换药，更换无菌伤口敷料，保持伤口清洁并观察伤口愈合情况，术后 24 小时如渗出液浸湿切口敷料，随时换药，如需拆线一般于第 7 天行伤口拆线。若腹部伤口为纵切口，且伤口较大，可酌情延长拆线时间，分次间断拆线。

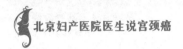

242 拆线后几天可以洗澡

拆线后两周，若伤口愈合良好，可洗淋浴，注意保暖，避免上呼吸道感染。

243 术后切口愈合不良有什么表现

常在术后第 4 ～ 5 天出现体温升高，排除内科系统术后并发症，可见伤口敷料被渗出液浸湿，检查伤口时发现伤口发红、发硬、周围皮温升高，按压周围有痛感，有时可见脓性渗出物。

244 哪些患者容易出现术后切口愈合不良

一般状况差，合并恶液质、贫血、低蛋白血症等营养不良；老年女性；肥胖或者消瘦女性；合并糖尿病等内科合并症者；并发感染者；内向、抑郁、悲观者也可影响术后恢复。

245 术后切口愈合不良怎么办

腹部切口出现红肿、硬结，有渗出物溢出，应立即检查切口，行清创术，并取分泌物行细菌培养，同时可适当静脉应用抗生素，局部用生理盐水及甲硝唑等冲洗，坚持每天换药，尽量彻底清除不新鲜的坏死组织及异物，待腹部切口无异常分泌物并长出新鲜肉芽组织后，可在麻醉下行二期缝合或用蝶形胶布拉拢固定并关闭腹部切口，隔 2～3 天再换药，二期缝合术切口术后 8～9 天拆线，蝶形胶布拉拢切口待其愈合，时间较长，平均约 15 天。

246 术后几天可以出院

若术后恢复良好，伤口愈合佳，术后 7～10 天可出院回家休养。目前腹腔镜手术因腹壁伤口小，可于术后 4～5 天出院。

247 宫颈癌患者贫血怎么办

若血红蛋白过低，低于 80g/L，应给予输血治疗，输血后复查血红蛋白，若为轻—中度贫血，要注意规律饮食，营养要全面，避免挑食，多吃含铁的食物，如鱼、肉、肝、禽等，同时口服补铁补血药物治疗。

248 宫颈癌术后可以服用哪些辅助药物

予高蛋白饮食，辅以维生素 C，铁剂、中药补血剂，必要时使用促红细胞生成素（EPO），为促进术后尽快康复，可口服补气血、增强免疫力、抗癌的中成药物。

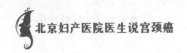
249 如何解读宫颈癌术后的病理报告

宫颈癌的病理报告包括以下几个方面：肿瘤的病理类型、组织学分级、浸润宫颈深度、累及部位、宫旁有无转移、宫颈间质受侵情况、切缘是否干净、淋巴结有无转移及脉管间隙受侵情况等。通过病理报告首先可以知道肿瘤是否发生转移，以及是否存在发生复发转移的危险因素，对病情进行全面的了解。病理报告是指导下一步治疗的最重要的临床资料。

250 一些患者术后病理未见癌，是诊断错误吗

宫颈癌是我国最常见的妇科恶性肿瘤，随着宫颈病变年轻化的趋势及我国女性生育年龄的推迟，宫颈锥切术在宫颈上皮内瘤变及早期宫颈癌保留生育功能治疗中的应用逐渐广泛。早期宫颈癌的诊断基于锥切标本病理。并结合患者的年龄，生育要求，随诊情况以及切缘情况等综合考虑，在接受诊断性锥切的患者中，部分患者术后需行子宫切除。

临床上会发现，对于一些早期宫颈癌患者，宫颈锥切病理提示宫颈癌，但是进行子宫切除术后的病理并未找到癌组织，这并不是诊断错误或者锥切的病理不准确。这是因为宫颈锥切术已经切掉了所有的病变组织，因此，在子宫切除的术后病理中，找不到癌组织。当患者遇到这种情况时，不用奇怪，这说明癌灶局限，应保持好的心情，术后多休息，积极调养身体，遵医嘱定期复查。

251 宫颈癌患者术后病理为什么会"升级"，怎么处理

　　宫颈癌患者术前都需要根据国际妇产科联盟制定的"FIGO分期标准"进行临床分期。临床分期的目的是对患者制订合理的治疗计划，并进行预后评估，主要依据阴道、宫旁、盆腔壁、淋巴结有无癌细胞转移、膀胱及直肠侵犯与否分期。故宫颈癌患者术前需临床分期，宫颈癌的临床分期需由两位或两位以上妇科肿瘤专业的医师进行双合诊及三合诊检查。如术后病理提示宫旁浸润或淋巴结转移，需依据术后病理修订临床分期。故会有一些宫颈癌患者出现术后病理"升级"，也就是术后病理学分析结果较临床分期晚的情况，其原因主要如下：①宫颈癌的生长方式包括内生型和外生型。内生型宫颈癌生长来自颈管或从外口长出，然后向宫颈管内生长，浸润宫颈深部组织，使宫颈增大呈桶状或浸润宫颈达宫颈旁组织。由于内生型宫颈癌的特点及解剖位置的原因，一般妇科检查无法触及宫颈管内病变组织，给临床视诊和触诊带来一定误差。②术前诊断性锥切的标本边缘有癌灶，即切缘阳性，也是术后病理升级的一个重要原因。同时，术前进行一些相关的辅助检查例如盆腔核磁共振检查可多方位成像，清楚显示宫颈肿瘤的病变范围，提高了分期的准确性，盆腹腔增强 CT 则对淋巴结转移有较好的诊断价值。术后若发现病理升级，应依据分期等因素，进一步补充手术或放疗。

252 宫颈癌术后出现哪些危险因素需要辅助放化疗

宫颈癌是全球女性中第二大恶性肿瘤。对于早期宫颈癌，目前多采取手术治疗。由于肿瘤患者个体间的差异，术前及术后的情况往往不同，宫颈癌术后的辅助治疗显得尤其重要。根据美国 NCCN 宫颈癌临床实践指南，宫颈癌术后需不需要补充治疗，或者需要补充放疗还是化疗，主要取决于手术发现高、中危因素和疾病分期。这些高、中危因素主要包括以下几个方面：局部肿瘤体积大（直径≥4厘米）；宫颈间质浸润达1/2以上；盆腔或腹主动脉旁淋巴结转移；手术切缘阳性；宫旁浸润；脉管间隙受浸（LVSI）；特殊病理类型（腺癌、透明细胞癌、小细胞癌等）。

对ⅠA2、ⅠB1或ⅡA期宫颈癌且肿瘤体积小（<4厘米）的患者，如果术中发现淋巴结为阴性，无其他危险因素，可密切观察。但若发现有中危因素［宫颈肿瘤直径＞4厘米、宫颈间质浸润达1/2以上、脉管间隙受浸（LVSI）］者，需选择行盆腔放疗加（或不加）顺铂为基础的同步化疗。

对于盆腔淋巴结阳性、手术切缘阳性或宫旁浸润的患者，应该给予术后盆腔放疗加含顺铂的同步化疗加（或不加）阴道近距离放疗。

如果术中发现腹主动脉旁淋巴结阳性，必须进一步行胸部 CT 或 PET 扫描明确有无其他转移。对有远处转移的患者，只要有指征就应该考虑在可疑部位取活检以明确诊断。如果所有检查结果均为阴性，则患者应该接受针对腹主动脉旁淋巴结的放疗加以顺铂为基础的同步化疗和盆腔放疗加（或不加）近距离放疗。而检查结果发现远处转移者，应该接受全身化疗和个体化放疗。

如术后病理有淋巴结转移、淋巴脉管间隙受累、切缘阳性、透明细胞癌等特殊病理类型等危险因素时，需补充术后全身化疗。

253　因良性疾病行子宫切除术后发现宫颈癌如何处理

意外发现子宫颈癌的处理方法根据其不同的肿瘤扩散程度，主要有随访观察，再次手术治疗或放射治疗。

子宫全切术后意外发现浸润性宫颈癌的病例较少见，但处理较棘手；对于ⅠA2期至ⅡA期宫颈癌患者，一般只接受全子宫切除术还不够，多需要采取补救措施。具体如下。

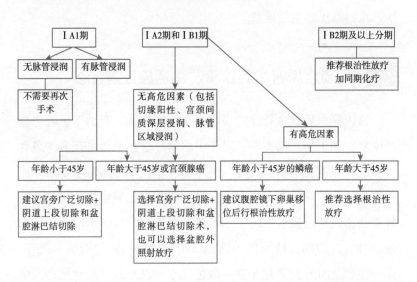

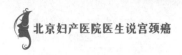

254 宫颈癌患者术后可以有性生活吗

宫颈癌在治疗结束后 3 个月即可恢复同房，并且同房是被鼓励的。宫颈癌患者恐惧同房的主要原因在于害怕性生活引起 HPV 感染，进而导致疾病加重或者复发，或是担心性生活影响伤口愈合。实际上，伤口在术后 3 个月就已愈合良好，而且同房时如果严格佩戴避孕套，同时按照医嘱定期复查，出现上述情况的概率较小。长期拒绝同房，一方面对夫妻感情、家庭和睦有着负面影响；另一方面会导致宫颈癌患者（尤其是接受过放化疗的患者）阴道粘连狭窄严重，也对后期复查时常规妇科检查造成一定困难。由于一些患者对于相关事宜羞于启齿，因此建议大夫主动向患者普及有关女性生殖系统、术后性生活恢复等基本知识，保证患者在治愈疾病的同时，也能毫无心理负担地回归正常的性生活，以提高患者生活质量。

255 宫颈癌患者术后饮食、生活应注意什么

宫颈癌术后饮食应注意多吃高蛋白的食物，有助于患者力量的恢复，如牛奶、肉类等。对于手术治疗过程中出血较多的患者可多吃补血的食物，如红枣、黑木耳、鹌鹑蛋等。对于术后采用放化疗辅助治疗的患者可多吃缓解放化疗损伤的食物，如健脾补肾食物，包括阿胶、甲鱼、木耳等。最重要的是，术后饮食还应注意补气，山药、桂圆肉、枸杞、猪肝等是不错的选择。此外，还应注意及时补充微量元素，微量元素可以提高机体对抗宫颈癌

的能力，有效地减少宫颈癌复发或者发展，如 β - 胡萝卜素摄入量低为宫颈癌危险因素，维生素 C 缺少也与宫颈癌发病率有关，因此，为了减少宫颈癌复发术后应多吃含有维生素的食物。注意，宫颈癌患者在进行饮食调节的时候，一定记住不要吃容易胀气的食物，如洋葱、高丽菜、橄榄菜、豆制品等。

宫颈癌患者经过正规治疗后一般体质比较差，因此要使疲惫的身体迅速恢复，一定要保证充分的休息。但休息并不是整天卧床，而是要根据自身实际情况，劳逸结合，如散步、看书、下棋、钓鱼，做些轻松的家务等，这样的休息，有利于身心健康，有利于康复。生命在于运动，运动促进健康，宫颈癌康复期的患者，应根据机体的体质状况，适量参加一些体育活动，如做保健操、打太极拳等。这些保健锻炼可以增加食欲，恢复体力，增强体质，提高身体的免疫功能，达到防癌抗癌、促进机体康复的目的。

256　宫颈癌患者术后会遇到哪些情况，怎样处理

宫颈癌患者术后常见的并发症有盆腔淋巴囊肿和尿潴留。

盆腔淋巴囊肿：淋巴囊肿一般在术后 5 ～ 7 天开始形成，症状为下腹部局限性隐痛，或自己扪及大小不等的肿块。淋巴囊肿大多边界清晰、局部压痛，囊肿合并感染时，则伴有发烧和局部疼痛加剧。发生囊肿时，可以在囊肿区域用生大黄、芒硝湿敷以及针灸和理疗等。如果有感染，则应加强抗生素的使用。个别囊肿较大，在严格消毒下做囊肿穿刺抽吸。

尿潴留：术后保留导尿管可使膀胱充分休息，减少尿潴留的发生。宫颈癌术后应留置尿管 7 ～ 14 天，拔除尿管后，若残余尿超过 100 毫升则考虑存在尿潴留，需继续留置尿管，如切除范围过广可延长至术后 4 ～ 6 周。需注意术后 1 周内要绝对保证尿管通畅，避免尿管反复脱落。

257 宫颈癌根治术后发生淋巴囊肿如何处理

人体有两套循环：一套是血液循环，一套是淋巴循环。而宫颈癌是可以通过淋巴转移的，所以进行宫颈癌根治术时需要切除盆腔淋巴结以明确有无淋巴结转移，并截断其转移途径。像血液一样，如果断了血管，就会出血，那么切除了淋巴结，截断了淋巴管，就会渗出"淋巴液"。淋巴液的渗出速度没有血液那么快，不会一下就很多。而且一边产生，一边在吸收。只有当渗出速度大于吸收速度时，才会积起来，成为囊肿，由于盆腔淋巴结清扫是双侧的，所以淋巴囊肿也可见于双侧。一般而言，淋巴囊肿形成后，会随着体积增大，内部压力也慢慢增大，有些瘦的患者会自己摸到腹股沟附近或下腹有包块。当压力足够大时，病人会有胀的感觉，一般不会有疼痛。当淋巴液产生量很大时，可引起体内营养丢失，有些人出现低蛋白血症，就需要加强营养。此外淋巴囊肿合并感染时，有些患者会出现发热，个别人体温较高，达 39℃。检查会发现囊肿处明显压痛、血常规、C 反应蛋白增高，就考虑是淋巴囊肿感染或淋巴脓肿。较大的淋巴囊肿可以压迫肠管、输尿管及盆腔血管，引起肠梗阻、肾积水以及下肢淋巴水肿等。

至于治疗，如果没有感染、不产生周围器官压迫症状，以药物处理为主，一般不需要抽液。如果伴有感染或者产生周围器官压迫症状，则需要穿刺抽液，必要时使用抗生素。还可辅以中药护理，用生大黄、芒硝局部外敷，以及针灸和理疗等，同时口服抗炎止痛，软坚散结中药。一般经过处理，术后 3 个月淋巴囊肿多会明显缩小，甚至消失。

258 宫颈癌患者术后为什么会出现外阴及下肢水肿，怎么治疗

下肢淋巴水肿及外阴水肿是宫颈癌根治术后或放疗后的常见并发症之一。宫颈癌手术范围包括广泛或次广泛子宫切除及盆腔淋巴结清扫。术中盆腔淋巴结清扫时将外阴和下肢的淋巴管回流途径阻断，大量淋巴液进入组织间隙，所以手术后可能出现外阴或下肢的水肿。下肢的淋巴水肿多发生在大腿，表现为凹陷性水肿，肢体周径体积增粗、增大，皮肤粗糙、质硬，如象皮肿，会影响日常生活及美观。进一步发展制约下肢关节，导致关节活动受限，机能丧失，严重影响到患者的生活质量。目前的治疗方法可分为非手术治疗和手术治疗两大类。一般症状较轻的，只要没有感染，不需要特殊处理。当然久坐或久站后这种现象会加重，卧床休息时可将下肢抬高，或者使用静脉曲张袜，以促进淋巴回流。非手术治疗对预防肢体淋巴水肿的形成和治疗轻度淋巴水肿有一定的疗效，但对于已形成的较严重淋巴水肿则需要手

术治疗。

下肢淋巴水肿作为宫颈癌治疗中的"伴随症状"，其本身并不致命，却会影响患者的生活质量，因此加强淋巴水肿的预防也是宫颈癌治疗中不容忽视的问题，需要医生和患者的共同努力。

259 如何预防宫颈癌治疗后下肢淋巴水肿

下肢淋巴水肿重在预防。宫颈癌患者应在治疗后进行定期随访，开展淋巴水肿有关的教育，这些措施有助于早期诊断和及时治疗。宣教内容包括提高机体抵抗力，尽量不要泡温泉、洗桑拿等；同时应日常佩戴压力袜（推荐3级弹力袜），有意识地进行预防性手法淋巴引流；并禁止在有淋巴管受损肢体行输液治疗，同时做好患肢皮肤的护理。

关于下肢淋巴水肿患者的日常活动与锻炼，美国国立综合癌症网络（NCCN）2019年的肿瘤生存指南指出，淋巴水肿不是体力活动的禁忌证。为保证下肢淋巴水肿患者的肌肉力量和活动能力，应鼓励患者进行适度的日常锻炼，参加有氧运动或肢体轻度力量训练也不需要特别的预防措施。但在开始进行体力活动之前，应考虑佩戴特殊的加压装置，并由淋巴水肿专家进行相关评估。评估的标准包括：在过去3个月内未接受淋巴水肿治疗，无患肢感染，四肢周长的变化未超过10%，没有日常活动能力的变化等。

260 什么是下肢淋巴水肿的CDT治疗

CDT治疗的中文名字为手法引流综合消肿治疗，是目前淋巴水肿公认的疗效最为确切的治疗方法，适用于早期到中期有症状的下肢淋巴水肿，但此方法对晚期下肢淋巴水肿效果不佳。CDT是一系列治疗方法的结合，其治疗的本质目的是减轻症状和防止淋巴水肿进一步发展。CDT包括以下两个阶段。

第一阶段是强化治疗阶段，其中早期下肢淋巴水肿患者保守治疗可以选用弹力袜（3级）或非弹性压缩绷带。该方法能够促进淋巴回流，避免皮肤纤维化和淋巴水肿进展。当简单压迫无效时，进一步的治疗包括手法淋巴引流和间歇性气动压缩装置。细致的皮肤卫生护理方法，如皮肤清洁，应用乳液和润肤剂对于下肢淋巴水肿的治疗至关重要，可有效地减少感染等的发生。

第二阶段即维持治疗阶段，在患者下肢的体积和皮肤症状得到控制后，应根据医生的建议继续穿戴压力袜，6个月进行1次复查，以确定是否需要进一步的强化治疗。如果患者在第二阶段全力配合，可以保持几乎不发生下肢淋巴水肿。接受CDT治疗的患者也可能会出现一些淋巴水肿相关并发症，如慢性疼痛、日常活动范围受限、步态异常、穿衣困难、焦虑或抑郁等。

（韩　超　陈　娇　王焜煜　索红燕　曹丽娜　晏　燕

赵　辉　宋建明　王　晨　王敬玲　王　娟　赵轩宇

邢　堃　韩松筠　张同庆　林雨璇　张　赫　孙小红

赵小玲）

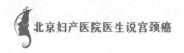

261 什么是放射治疗

放射治疗是利用放射线（X 线、γ 线、电子线等）治疗恶性肿瘤的一种局部治疗手段，也就是我们老百姓口中的"烤电"治疗。放射治疗广泛应用于妇科恶性肿瘤，有的作为单纯根治方法，或为综合治疗的一部分，有的则作为姑息治疗。相对于其他部位的肿瘤，妇科肿瘤因其位置的特殊性，具有下述特点。

（1）根治性放疗的基本方法需要近距离照射与远距离照射合理配合

放射治疗作为许多妇科恶性肿瘤（宫颈癌、子宫内膜癌、阴道癌）根治性治疗的方法之一，需要近距离放疗（腔内放疗）与远距离放疗（体外照射）的合理配合。那么什么算是合理配合呢？近距离放疗与远距离放疗的范围是不同的，应遵循二者相互补充以达到肿瘤病灶及淋巴转移区的放射量足够，且正常组织及器官受到放射量尽可能小的原则。

（2）以妇科检查作为放疗方案设计及放疗后随诊的基础

虽然现在影像学及放疗技术的发展很快，但目前仍以妇科检查作为放疗方案设计及随访的基础。虽然影像学检查较之前有很大的发展，但对于肿瘤组织病灶范围及放疗后的不同组织的区分能力还不是很理想，而妇科检查却简单、方便、直观。

（3）个体化治疗

由于每个人体质状况及肿瘤特点不同，医生需要考虑肿瘤的部位、大小、病理特点、肿瘤大体类型、个人体质、免疫状态、放疗敏感性等，因此放射治疗的具体方案不尽相同。只有这样才能让放疗对肿瘤的治疗效果达到最佳。

262　放射治疗为何能治疗癌症

肿瘤放射治疗是利用放射线如放射性同位素产生的 α、β、γ 射线和各类 X 射线治疗机或加速器产生的 X 射线、电子线、质子束及其他粒子束等治疗恶性肿瘤的一种方法。它既能对恶性肿瘤细胞产生直接损伤作用，又能产生间接损伤作用。直接损伤主要由射线直接作用于有机分子而产生自由基引起 DNA 分子出现断裂、交叉。间接损伤主要是射线使人体组织内水发生电离，产生自由基，这些自由基再和生物大分子发生作用，导致不可逆损伤。两种效应有同等的重要性。

263　放射治疗在宫颈癌（包括 HSIL）治疗中的应用

放射治疗是宫颈癌的主要治疗方法之一。宫颈癌的总体治疗原则是早期宫颈癌以手术治疗为主，中晚期宫颈癌以放化疗为主。详细来说，放射治疗可以用于各期的宫颈癌，甚至包括有严重内科合并症、无法施行手术、有手术禁忌证的早期宫颈癌或宫颈高级别上皮内瘤变。早期宫颈癌有严重内科合并症的患者，因手术风险太大也可以选择放射治疗。宫颈癌根治术后根据患者是否有高危、中高危因素，追加辅助性的放疗。而中晚期宫颈癌则以同步放化疗为主。

264 放射治疗有何进展

放疗作为子宫颈癌的主要治疗手段之一至今已有100多年的历史，近年来体内、体外放射治疗均有很大的进展。

20世纪90年代前，应用于子宫颈癌的体外照射治疗计划系统是在平面坐标上制作出一个二维剂量分布图进行治疗的。近年来，包括三维适形放疗、调强放疗、质子调强治疗等在内的三维放疗技术已逐步应用于临床。

三维适形放疗是射线高剂量区域与临床病变靶区形状高度一致的一种现代肿瘤放疗手段。根据三维CT扫描构建图像资料，由放疗师筛选射线的入射方向和形状，调整剂量分布，使高剂量区分布的形状在三维方向（前后、左右、上下方向）上与靶区的形状一致，使其空间定位更精确，从而降低了病灶周围正常组织的受照剂量。

调强放疗利用多叶光栅技术实现对射线束强度和形状的调节，这样可使高剂量区的形状在三维方向上与肿瘤靶区的形状一致，其剂量分布的适形程度更高，在这个高剂量区内有急剧升高或降低的剂量梯度，使复杂的不规则的临床靶体积被照射，而邻近的正常组织可以免于照射。换言之，三维适形放疗在照射区域射线强度一般是同一的，而调强放疗在一个区域内可以通过应用小光束改变剂量强度。这就产生了三维镶嵌效应，从而更好地保护正常组织和关键器官，达到提高临床疗效、减少并发症的目的。

质子束和调强质子治疗，在质子治疗时只要将峰值部分对准肿瘤病灶处，肿瘤处就受到最大的照射剂量，而肿瘤前的正常细胞只受到1/3左右的峰值剂量，肿瘤后的正常细胞基本上不受到影响，大大地减少了对正常组织的损伤，对治疗区域邻近有重要器官的肿瘤有特别的意义。近年来，人们将调强技术引入质子治疗中，使质子治疗技术更进一步。其目的是使靶区内及表面的剂量处处相等，而这必须能对射野内各点的输出剂量率或强度按要求的方式进行调整，因此引入了调强的概念，称为质子调强治疗。

近年来，子宫颈癌近距离治疗的进展包括治疗计划系统的不断更新、新的放射源的应用等。传统的近距离放疗计划是依据二维图像进行设计的。近年来，随着基于 CT、MRI、PET 影像的三维近距离治疗计划系统的出现，引进了三维近距离治疗的概念，它是指以三维影像为基础，对靶区及危及器官给予剂量评估，从而在立体空间实现对肿瘤、淋巴引流区、周围正常组织和重要器官精确的剂量分布。图像引导的腔内治疗使腔内治疗也进入了三维时代。近距离放疗通常采用的放射源有 ^{226}Ra、^{137}Cs、^{192}Ir 等，近年来出现了一种新的放射源——^{252}Cf 中子，其生物优势在于相对生物效应高、抑癌能力较大、少或几乎没有周期效应使疗效提高、对细胞产生单击致死性损伤，细胞难以修复，提高了根治的可能性。

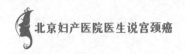

265 放射治疗的种类有哪些

依据照射的方式来说，放射治疗具有近距离照射与远距离照射之分。采用 γ 射线放射性核素钴 –60（^{60}Co）、铯 –137（^{137}Cs）、铱 –192（^{192}Ir）等作为放射源。(1) 远距离照射（体外照射）：放射线经过一定空间达到肿瘤组织进行治疗。体外照射可选择前后二野传统照射技术，或精确放疗技术如三维适形放疗（3D-CRT）、适形调强放疗（IMRT）、容积调强放疗（VMAT）、螺旋断层放疗（TOMO）等。(2) 近距离照射：指将放射源在肿瘤附近或组织内进行放疗，后者又称组织间插植。妇科近距离放疗最常用的是腔内治疗，指放射源置于宫腔、阴道内进行治疗。近距离治疗最早开始于腔内镭疗，由于防护等原因现已被后装治疗取代。后装治疗是指先将不带有放射源的治疗容器放置于治疗部位，后通过管道将放射源送于治疗容器，进行治疗。

266 宫颈癌放疗内外有别

体外照射（远距离照射），放射源位于体外一定距离，集中照射机体的某一部位；腔内照射（近距离照射），放射源置于宫腔、阴道内进行治疗。两者在技术上有所不同。

（1）体外照射主要采用常规技术、等中心技术和适形技术 / 调强技术。

常规技术：妇科肿瘤体外照射常规技术有全盆照射、盆腔四野垂直照射、腹主动脉旁延伸野、腹股沟照射野、全腹照射、锁骨上野照射等。

等中心技术：等中心技术在放疗时使肿瘤中心与放疗设备的旋转中心重合，利用放疗设备的各种指示装置实现放疗计划的要求，大大提高了定位和摆位精度。此技术是治疗深部肿瘤时的重要技术，它尤其适用于团块肿瘤，对于片状肿瘤尤其是表浅部位的肿瘤并不适用。等中心技术具有病人治疗时舒适，摆位准确，迅速等特点。

适形技术 / 调强技术：适形治疗又称三维治疗，特点是适应肿瘤形状的照射技术，由于肿瘤周围正常组织的受量较小，可以提高肿瘤的剂量，从而有可能提高生存率，减少并发症。适形技术需注意适时遮挡膀胱、直肠、避让脊髓。调强放疗技术与常规适形技术相比，可以直接在逆向计划前对脊髓、小肠、膀胱、直肠、肝、肾等危险器官限量，起到明显的保护作用，且可以同步瘤区加量，在临床上已渐广泛应用。

（2）内照射曾经是将镭置入子宫腔及阴道内来治疗肿瘤原发灶及邻近受累区。但这种方法不符合工作人员的防护原则，因此人们发明了后装治疗的方法。后装治疗是先把不装有放射源的空容器置于治疗部位，然后再通过手工或机械的作用将放射源送入容器内进行照射。现代后装治疗机已发展为远距离控制、电脑化的多功能治疗机。腔内治疗通常以 A 点作为剂量参照点。我国基本采用高剂量率后装治疗，特点是治疗时间短，易于防护。

（3）腔内放疗与体外照射的合理配合是宫颈癌放疗成功的关键。腔内放疗主要针对原发灶，体外照射则对肿瘤周围浸润区及淋巴转移区照射，以弥补腔内治疗的不足。根据腔内与体外照射给予 A 点的剂量，大致分为 3 个类型：以腔内放疗为主，体外照射为辅，传统的宫颈癌标准放疗及承袭下来的后装治疗多采用此法；以体外照射为主，腔内放疗为辅，晚期宫颈癌宫旁浸润严重或阴道浸润多、阴道狭窄者，此法有优越之处；腔内、体外并重，国内高剂量率的宫颈癌后装治疗多采用此种方法。具体实施过程亦有三种方式，即先体外后腔内，先腔内后体外及两者同时进行。采用先体外后腔内对于有盆腔感染者及由于肿瘤改变了盆腔解剖者有利，但疗程较长，可能致阴道狭窄、增加腔内放疗困难及影响剂量分布。采用先腔内后体外，局部肿瘤消除迅速，症状（如出血）很快得以控制，病人情况随之得以改善，但易感染，若不注意操作，未经抑制的癌细胞又有扩散之虑，疗程也长。腔内体外同时进行的方法，兼顾了上述两种配合的优点，对治疗有利，多被采用。

（4）宫颈癌常合并肿瘤局部感染，部分患者合并有潜在盆腔感染，往往在放射治疗中加重，尤以腔内照射为著。故合并炎症者可从全盆照射开始，并可增加全盆照射剂量，相应减少腔内治疗剂量。

267 什么是近距离放疗，主要采用哪些技术

顾名思义，近距离放疗是将放射源准确地放置于癌变肿瘤的区域进行治疗，妇科近距离治疗最常用的是腔内治疗，即将放射源置于宫腔或阴道内进行治疗。现在，妇科肿瘤近距离放疗主要

采用后装技术，后装是指先把不带放射源的治疗容器置于治疗部位，然后再把放射源送入治疗容器内进行治疗。后装治疗由曾经的手工后装发展成现在的机器控制后装，减少了工作人员的放射损伤。

268　什么是腔内治疗，什么是后装治疗

腔内治疗是近距离照射的一种，系将放射源置于天然腔道内进行的放射治疗，主要针对肿瘤原发灶的照射。后装治疗是腔内治疗发展的一种技术，它是医护人员先在手术室中将不带放射源的治疗容器置于宫腔及阴道内，然后将患者送到治疗室中，以传送管道与治疗容器相连，在远离治疗室防护良好的控制室中，启动后装机，将放射源送入容器进行治疗，治疗完成时放射源自动返回储源罐中。后装治疗分为二维后装和图像引导的三维后装治疗。三维后装放疗采用图像引导的三维治疗计划有明显优势，可以提高局控率、肿瘤特异性生存率和总生存率。

269　什么是组织间插植

组织间插植就是将放射源利用插植针引入肿瘤瘤体内或被肿瘤侵犯的组织，放射源释放出的放射线在最近的距离内，对肿瘤病灶进行破坏的一种近距离治疗技术。组织间插植的优点在于放射源直接在肿瘤或其邻近组织照射，肿瘤局部剂量高，周围组织受量小。在宫颈癌方面，主要用于外生性大肿瘤的消除，阴道

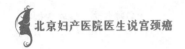

壁及其黏膜下残余灶或转移灶的治疗。国外应用较多，特别是外阴癌的组织间后装治疗。组织间插植一般不作为根治性治疗的方法，次数也不宜多。

270 什么是远距离放疗，主要采用哪些技术

远距离放疗又称体外照射，是指射线经过一定空间到达肿瘤组织进行治疗。目前主要由加速器及钴 –60 体外治疗机实施。根据临床情况具体选择适量的照射范围，避免遗漏或照射范围过大。近年来随着三维适形及调强放疗的发展，通过影像学技术将肿瘤以三维方式显示，通过计划系统使肿瘤得到适于其形状的照射，而对正常组织亦能予以更好的保护。在妇科领域已经开始对某些特殊情况（如增加局部转移区域或淋巴转移区域的剂量）及复发性肿瘤进行治疗。但在宫颈癌根治性放疗当中尚不能取代腔内治疗。

271 什么是三维适形、调强技术

三维适形放疗（3D–CRT）是射线高剂量区域与临床病变靶区形状高度一致的一种现代肿瘤放射治疗手段。根据三维 CT 扫描构建图像资料，由放射治疗师筛选射线的入射方向和形状，调整剂量分布，使高剂量区分布的形状在三维方向（前后、左右、上下方向）上与靶区的形状一致，使其空间定位更精确，从而降低了病灶周围正常组织的受照剂量。调强放疗技术（IMRT）是基

于 3D–CRT 的更精确的放射治疗技术，与传统放疗技术的主要区别首先在于照射靶区射线束强度可调节；其次是治疗计划为逆向制订，先进行靶区勾画给出合适的处方剂量，后根据肿瘤和器官位置、射野数目等经计算机反复运算得出各个射野最佳射野分布及强度，在最大限度降低周围组织并发症受量的前提下以最大可能提高靶区放疗剂量及肿瘤局控率。

272　什么是 TOMO

　　螺旋断层放疗（Tomotherapy，TOMO）是一种基于螺旋断层放疗系统设备，在 CT 的引导下，对瘤灶进行 360 度聚焦断层照射，涵盖三维立体方式的放疗技术。它集调强适形放疗、影像引导调强适形放疗、剂量引导调强适形放疗于一体。TOMO 技术对多发病灶和紧邻重要脏器或组织肿瘤的治疗更显出其优势：通过多子野的螺旋断层照射方式，实现一次照射多个肿瘤病灶，降低了因为计划复杂而带来的正常组织受到反复照射的风险；TOMO 在充分保护正常器官的前提下，提高靶区照射剂量，从而提高患者的治愈率，降低患者患并发症的风险，因此可以作为早期年轻宫颈癌患者保留卵巢根治术后放疗的一种选择。

　　尽管因为 TOMO 设备造价昂贵而导致单次治疗费用较高，但因该系统能在最大限度保护正常组织的同时，较大幅度地提高肿瘤组织的照射剂量，在患者生存率提高的同时，降低并发症的发生率，因而可望为患者节省因为复发和处理并发症所带来的潜在治疗费用，因此在整体治疗性价比方面较常规的放射治疗手段具有明显优势。

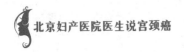

273　什么是质子治疗

　　质子，就是指氢原子剥去电子后带有正电荷的粒子。氢原子通过加速器高能加速，成为穿透力很强的电离放射线，这就是质子放射线。质子治疗是放射线治疗的一种。质子进入人体后，在射程终点处形成一个尖锐的剂量峰，称为 Bragg 峰。通过调制能量展宽 Bragg 峰可以使 Bragg 峰覆盖肿瘤。

　　由于质子治疗拥有独特的 Bragg 型剂量分布，即质子在行进中转移给组织的能量与质子运动速度的平方成反比，在质子接近其射程终点时，能量损失最大，其在肿瘤学放射治疗中备受瞩目。利用这一性质，将质子峰值能量对准瘤灶，而周围正常组织（包括瘤灶前与瘤灶后）所受到的剂量大大减少，对于保护放疗危及器官有着重要的临床意义。质子治疗应用于宫颈癌放疗可显著降低放疗危及器官所受放射剂量以及小肠放射性炎。

274　宫颈癌放射治疗效果为何这么好

　　放射治疗是宫颈癌的主要治疗手段之一，治疗的目的是最大限度地杀灭癌细胞。

　　宫颈癌的放射治疗包括体外照射联合近距离照射（腔内治疗）。近距离照射主要照射子宫颈癌的原发区域。放射源被插入或放置到肿瘤内或邻近腔隙内，由于子宫及宫颈本身的解剖特点适于放疗器具的放入，而且子宫和阴道有较高的辐射耐受性，腔内放疗成为子宫颈癌放射治疗的重要组成部分。

体外照射主要照射子宫颈癌的盆腔蔓延和转移区域。体外照射和腔内治疗联合应用，加之子宫和阴道的解剖优势，以及宫颈鳞癌对放疗的高度敏感性，使得宫颈癌放疗效果较好。

275 宫颈癌根治性放疗当中三维适形、调强技术能取代腔内治疗吗

宫颈癌根治性放疗当中三维适形、调强技术不能取代腔内治疗。腔内后装治疗正是凭借其在剂量学上的优越性（随着离放射源距离的增加，组织受量反平方规律迅速下降），因此可以在肿瘤局部获得相当高的剂量，而周围正常组织受照剂量较低。自2013年起NCCN宫颈癌临床实践指南指出，对于宫颈未切除且伴有中心性病变的患者，尤其是巨大菜花型宫颈癌，不应将三维适形技术及调强技术作为首选或主要的治疗手段，仍应将近距离照射作为其主要的治疗手段。更是强调不能以任何体外照射方式替代后装治疗。

276 宫颈癌患者如何选择放疗单位

同步放化疗或单纯放疗应尽量选择在同时具备体外照射和腔内照射的单位进行治疗，尽量避免在一家单位体外照射后去另一家单位腔内治疗。经医生检查后分期确定为ⅡB期及以上的宫颈癌患者，同步放化疗为其主要治疗手段。但因国内各大医院放疗水平参差不齐，甚至不具备放疗条件，这使得患者在选择放疗单

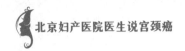

位上举步维艰。因此，患者在选择放疗单位上应考虑以下两点问题。①对于选择放化疗治疗的患者，应了解就诊单位是否同时具备体外照射和腔内照射。只有同时具备体外照射和腔内照射的单位才能达到治疗宫颈癌的目的。②切记不要在一家单位体外照射后去另一家单位行腔内治疗，这严重违反了宫颈癌放疗方案。放疗中，腔内照射应在体外照射一段时间后开始而不是在体外照射结束后开始。而且，两家单位放疗剂量无法统一，不易掌握，严重影响治疗效果。

选择了对的医院，坚持规范的治疗，才能达到更好的治疗效果。

277 哪些宫颈癌患者需要放射治疗

放疗的适应证广泛，可应用于各期的宫颈癌。如单独放疗应用于ⅡB期以上的宫颈癌，术前放疗可应用于局部晚期宫颈癌ⅠB3、ⅡA2期，术后放疗可应用于宫颈癌根治术后放疗（适用于术后病理有复发危险因素的患者）及单纯性全子宫切除术后意外发现的子宫颈癌的放疗，术中放疗用于复发病灶的治疗等。

278 宫颈癌放射治疗后有长期生存的可能吗，如何提高放疗效果

宫颈癌放射治疗后当然有长期生存的可能。有内科合并症而不能手术的早期宫颈癌患者经放射治疗其五年生存率可以达到80%～90%；ⅡB期的患者可以达到70%～80%；ⅢB期的患者

可以达到 40%～50%。近年来，人们对如何提高放疗效果进行了大量研究。其中，在放疗同时辅助化疗的方法可以提高 6% 的五年生存率。同时，放疗体外照射中的三维适形、调强技术与三维腔内治疗技术的出现，能够更好地集中照射剂量至病变本身，提高疗效的同时保护病变周围组织。专业技术人员的高技术水平也可以为放射治疗保驾护航。具有强大责任心与理想业务水平的医生能够精确计算放疗剂量，准确、合理使用新技术，并且观察到患者在治疗中出现的副作用与并发症，这些都与放射治疗效果的提高密不可分。

279　哪些宫颈癌患者禁忌放疗

（1）急性或亚急性盆腔炎，需要炎症控制后放疗。

（2）骨髓抑制，周围血白细胞总数 $<3 \times 10^9$/L，血小板 $<70 \times 10^9$/L，血红蛋白 <90g/L，暂停放疗。

（3）宫颈癌合并卵巢肿瘤，应先手术切除卵巢肿瘤后再行宫颈癌放疗。

（4）肿瘤转移广泛，不能做宫颈癌放疗。

（5）急性肝炎，精神病发作期，严重心血管疾病未获控制者，不能做宫颈癌放疗。

（6）患者呈恶病质、尿毒症，一般情况差，身体状况无法耐受放疗者，不宜做宫颈癌放疗。

（7）各种传染病的活动期不宜做宫颈癌放疗，如活动性肝炎、活动性肺结核等。

（8）重要器官（如心、肝、肺、肾等）功能严重不全者。

（9）对放射线中度敏感的宫颈癌已有广泛、远处多部位转移；或经足量放疗后局部肿瘤复发；或经足量放疗后近期内肿瘤复发者，不宜再施行放疗。

（10）已有严重放射损伤部位的复发者，不宜再施行放疗。

280 不同期别的宫颈癌放疗效果如何

子宫颈癌对放疗属中度敏感，适用于各期患者，更是晚期患者的主要治疗手段。随着放射技术不断改进和治疗经验的积累，治愈率逐渐提高。放疗的缺点是缺乏选择性，让很多正常细胞也受到损害，不同程度地损伤照射野范围内的正常组织和器官功能。

（1）放射治疗的原则是应用适当的放射剂量，通过合理的定位，最大限度地消灭肿瘤，尽可能地保护正常组织和器官。具体的治疗方案应根据患者一般情况、临床期别、局部病变大小、有无阴道狭窄及治疗单位放疗设备条件等综合设计。一般来说，早期宫颈癌放疗原则都以腔内放疗为主，体外放疗为辅；中期则内外各半；晚期原则和早期正相反，以体外放疗为主，腔内放疗为辅。腔内放射目的是控制宫颈癌的原发病灶区域，体外放射则是针对宫颈癌原发病灶和盆腔蔓延组织及淋巴转移区域。体外照射不能替代后装治疗，体外照射与腔内放疗时间以不超过50天为宜。

（2）腔内放疗（铱-192）范围包括宫颈、宫体、阴道及宫旁组织（"A"点），体外照射主要是针对宫旁、盆壁组织及盆腔淋巴区域（"B"点）。两者互相配合可以达到根治癌瘤的目的。目前体外照射多以高能射线取代 X 线治疗，如直线加速器。

（3）放射的敏感性与宫颈癌组织病理类型有一定关系。一般认为腺癌对放射敏感性比鳞状细胞癌略差，如病情许可，主张对腺癌尽量采用手术治疗。

（4）不同期别的宫颈癌，通过放射治疗的预后差异很大，总体来说，各期的五年生存率如下：I 期可以达到 90% 以上，II 期可达 60%～80%，III 期 50%～65%，IV 期 10%～20%。

281 宫颈腺癌放疗效果比鳞癌差吗

宫颈腺癌起源于宫颈管内膜，阴道排液症状比例高于同期鳞癌患者，宫颈鳞癌倾向于局部浸润性生长，早期很少通过血行发生远处转移，而腺癌多为内生型，病变发生在宫颈间质的较深部位，易向宫颈组织深层浸润，侵犯血管和淋巴间隙，故更易发生盆腹腔淋巴结及远处转移，这是宫颈腺癌较鳞癌预后差的重要原因之一。很多报道认为宫颈腺癌对放疗不如鳞癌敏感，宫颈腺癌放疗效果比鳞癌差，特别是分化好，有分泌功能的腺癌放疗效果更差。多项研究结果证明，宫颈鳞癌放疗敏感性高于腺癌，放疗过程中细胞增殖动力学改变明显，可能是宫颈鳞癌较腺癌放疗敏感的生物学基础。宫颈腺癌放射敏感性低，对其应采用更积极的综合治疗手段。

282 宫颈癌治疗中，放疗可以取代手术治疗吗

宫颈癌的治疗放疗不能取代手术。目前，宫颈癌的主要治疗方法为手术或同步放化疗。手术适用于 I A1 期至 I B2 期及 II A1 期的宫颈癌患者，肿瘤没有侵犯子宫旁组织和没有远处转移的情况下，采取手术治疗和术后的辅助治疗可以根治大部分宫颈癌。但许多宫颈癌患者在确诊时肿瘤已有局部和区域扩散，失去手术治疗机会，同步放化疗成为目前中晚期宫颈癌治疗常规手段，以放疗为主，化疗为辅。宫颈癌放疗技术的最大特点是体外照射和腔内照射的有机结合。体外照射应用直线加速器或者钴 –60 治疗机进行，腔内照射是将微型放射源通过施源器放入病人体内，直接照射宫颈区域肿瘤，对肿瘤进行大剂量的照射。但是，宫颈癌放射治疗也有一定的局限性。对于一些早期的和年轻的癌症患者，如绝经期以前的女性，做了放射治疗后，卵巢功能就会受到破坏，而且这些患者在接受放射治疗以后则可能会发生如阴道弹性消失影响性生活满意度、放射性膀胱炎、放射性直肠炎、骨髓抑制、恶病质、尿毒症及急性或亚急性盆腔炎等并发症。出于对年轻患者卵巢功能保护的目的，在早期宫颈癌治疗中还是倾向于手术治疗，但对于 II B 期以上的患者来说，放疗几乎是唯一的选择。

283 宫颈癌患者放疗前需要接受哪些健康教育指导

（1）放疗前的心理疏导。宫颈癌患者易产生悲观、绝望的消极情绪。实行人性化心理护理，在关心、体贴的基础上给予患

者心理上的疏导。尽管宫颈癌放疗疗效确切，但因疗程长，放疗辐射反应大及患者对相关知识缺乏等，可产生不同的心理障碍和治疗不良反应。所以，解除患者的心理障碍，让患者顺利完成放疗，减少放疗不良反应的发生，显得尤为重要。放疗前向患者及家属讲解放疗对宫颈癌治疗的必要性、可靠性和安全措施等，减少负面情绪影响，让患者以愉快的心态，增强战胜疾病的信心。

（2）放疗相关知识的宣教。包括放疗期间注意事项、常见不良反应及主要并发症的处理，放疗期间和放疗后的饮食要求、放疗的体位要求等。

宫颈癌放疗期间注意事项：①放射前向患者及家属交代病情，签署放疗同意书；②外阴备皮；③每周查一次血、尿、便常规；④因宫颈癌接受放射治疗患者，每日予以阴道灌洗，以清除坏死脱落的肿瘤组织，避免继发感染阴道粘连，提高癌组织对放射线的敏感性；⑤注意观察、了解病情变化，了解患者主诉，注意体温、血常规、尿常规、胃肠反应、大小便情况以及照射野皮肤反应，及时发现肿瘤并发症及放疗不良反应，并给予处理；⑥体外照射前患者应排空大、小便；⑦放疗期间每两周或更改治疗计划前做一次盆腔内诊，评定疗效，酌情制订下一步治疗计划。

让患者了解放疗的主要并发症及处理，主要包括以下方面。①消化道反应，部分患者出现恶心、呕吐、食欲差，可予盐酸昂丹司琼片、维生素 B_6 片、甲氧氯普安片、多酶片，或大剂量孕激素。②骨髓抑制，外周血白细胞数下降时，可予升白药物口服，WBC<3000/mL，BPC<7万/mL时暂停放疗。必要时予GCSF 200微克皮下注射或输少量新鲜血液（距采血≤3天）至血象恢复正常。③放射性膀胱炎，近期反应发生在治疗中，或停止治疗3个月内，表现为尿急、尿频、尿痛、血尿、排尿困难等。予诺氟沙星、尿感宁、肾上腺色腙片等抗炎、止血治疗，症状可迅速消退。必要时暂停放疗。远期反应发生在放疗后一年以上。对轻、中度放射性膀胱炎，采用抗炎止血及对症治疗，保持膀胱空虚，失血多者需输新鲜血。重度损害者，必要时考虑手术治疗。④放射性直肠炎，多数发生在放疗后半年至一年内，按直肠病变程度分为三度。一般轻、中度放射性直肠炎以保守治疗为主。消炎、止血及对症处理或中药治疗。⑤放射性小肠炎，小肠放射性损害较直肠少见，临床表现为稀便，大便次数增多，黏血便、腹痛等，可对症处理。严重时出现小肠溃疡，梗阻，穿孔，需手术治疗。⑥盆腔纤维化，特别在大剂量全盆腔放射后，可引起纤维化，重者可继发输尿管梗阻及淋巴管阻塞，引起下肢水肿，可用活血化瘀类中药治疗。⑦放射性皮炎，照射后可引起皮肤瘙痒、色素沉着及蜕皮，甚至出现皮肤破溃，切勿用手搔抓或热水浸泡，可用温水和软毛巾清洗，禁用碘酒或酒精擦洗。

　　放疗期间及放疗后饮食。①放疗期间及放疗后可能会并发放射性肠炎，提醒患者应多饮水，注意调整饮食，保持大便为软便。也可以辅以中医中药调理，避免便秘而诱发肠炎、肠道出血。适量进食红薯等通便食物，注意补充维生素。②宫颈癌患者放疗后饮食以清淡为主，多食用些新鲜的水果蔬菜，如苹果、香蕉、番茄、胡萝卜等。适当补充高蛋白、高能量的食物，如牛奶、豆制品、肉类等。忌动物脂肪及油腻食物，不可暴饮暴食。

284 患者放疗前需要做哪些化验和检查，怎样看待检查结果

治疗前需要对病情及身体状况进行整体评估，包括影像学检查及肝肾功能、血常规、心肺检查、肿瘤相关标志物等检查。影像学检查包括 B 超、CT、MRI 及 PET-CT。B 超检查在妇科疾病诊断中一直是重要角色，但宫颈癌患者的超声显示宫颈不规则增大，实性占位，图像缺乏特异性，不能早期发现宫颈癌，且仅限于期别较晚的病变，对早期宫颈癌超声往往无阳性发现。CT 有较高的空间分辨率，较少受肥胖及肠内气体的干扰，能清楚显示盆腔肿瘤的大小、数目和密度，且形态直观，广泛应用于宫颈癌的诊断和治疗。但 CT 有假阴性，且 CT 在早期宫颈癌原发灶的显示上优势有限。MRI 对软组织有高分辨率是其最大的优点，直接多断面扫描可清楚分辨出宫颈、宫体、阴道及其邻近结构，比 CT 单纯横断面扫描更具有优越性。MRI 在宫颈癌的诊断和分期方面明显优于临床、超声和 CT，具有很高的敏感性、特异性和准确性，是目前宫颈癌诊断及分期的最佳方法。PET-CT 不仅对宫颈恶性肿瘤有较高的诊断率，还提高了转移淋巴结的诊断率。传统放疗定位是在 CT 模拟机下进行，然后将得到的 CT 图像和 PET-CT 进行融合。因为二者的非同时性，融合的过程中可能会有误

差，其二者融合的精准度可能会直接影响到放疗计划的制订与实施。如果在 PET-CT 检查的同时进行放疗定位，这就使得诊断、分期、定位及放疗形成一体化。这样，不仅能使临床诊断更加精准，而且能改善放疗野，优化放疗计划，准确辨别出正常组织和肿瘤组织，从而大大降低周围正常组织受量，提高治疗效果。

宫颈癌的主要肿瘤标志物有鳞状细胞癌抗原（SCC）、癌胚抗原（CEA）、糖链抗原 125（CA125）、组织多肽抗原（TPA），一般来讲，鳞癌的肿瘤标志物为 SCC 及 CEA，腺癌的肿瘤标志物为 CEA 及 CA125，比较而言，CEA、SCC 对宫颈癌的诊断、治疗及预测宫颈癌的发展方面功效更加显著，而 CA125 对宫颈癌的辅助诊断效果不明显。

285 宫颈癌腔内照射、体外照射照几次，共多长时间

经反复的临床实践，我们现阶段多采用的宫颈癌放疗计划如下：先应用全盆照射，其后同时进行高剂量率腔内后装放疗及盆腔四野照射。盆腔四野照射结束后，完成剩余的腔内后装放疗。

全盆体外照射，DT3000cGy，共 3 周左右，每日 1 次，每次 DT200cGy，每周 5 次（周一至周五）。盆腔四野照射，DT1500～2000cGy，每日 1 次，每次 DT200cGy，每周 4 次（1 周 5 天中有 1 天行腔内治疗）。腔内治疗：阴道盒与宫腔管治疗同时或分开进行，每周 1 次，每次 A 点剂量 500～600cGy，A 点总量 3500～4000cGy。在宫颈癌放疗过程中，体外照射负责宫旁组织和区域淋巴结照射，而腔内治疗主要负责肿瘤原发灶和邻近的

宫旁组织，尤其是宫颈解剖上的特殊性和腔内治疗剂量衰减的反平方定律，使得宫颈局部可获得 10000cGy 以上的照射量。近距离照射与远距离照射的合理配合是宫颈癌放疗疗效较为理想的原因。

目前体外照射一般是 5 周，每周 5 次，共 25 次，如果期间血常规没有明显异常，也没有严重的腹泻症状，一般完成体外照射约需 5 周。体外照射的中间阶段可以开始腔内治疗，每周 1～2 次，一般 7 次。所以整个放疗的疗程为 7～8 周。如果治疗过程中白细胞低，血小板低，或者严重腹泻，会临时终止放疗，待好转后继续放疗，所以部分患者整个疗程会延长，但一般必须控制在 10～12 周以内。

286 宫颈癌患者放疗期间要怎样配合医生治疗

宫颈癌患者要减轻思想压力及恐惧心理，增加对医生的信任感，增强生存下去的信心，积极主动配合治疗。

放疗期间应该多进食高蛋白、高维生素饮食，多食用香菇、黑木耳，增加机体免疫机能，出现腹胀忌食产气食物，如豆类、牛奶等，忌辛辣、刺激性食物。

中、晚期患者均有不规则的阴道出血及阴道排液，癌组织破溃可产生浆性分泌物，晚期癌组织脱落坏死继发感染，则出现大量脓性或米汤样恶臭白带，因此阴道冲洗是宫颈癌患者在每次体外放射治疗后和腔内放射治疗前必不可少的护理措施。阴道冲洗的目的是清除坏死脱落组织，减少感染，促进局部血液循环，改善组织营养状态，避免阴道粘连，利于炎症的吸收与消退；同时能清除放疗后的坏死组织，提高放疗敏感度，预防盆腔腹膜炎。冲洗方法：一般患者每日用 1∶5000 高锰酸钾溶液冲洗 1 次，对分泌物多、异味浓的患者，每日阴道冲洗 2 次；对大出血者禁冲洗。冲洗时动作要轻柔，冲洗压力适中，温度要适宜，严格执行消毒隔离制度及无菌技术，防止交叉感染。

放射性直肠炎是宫颈癌放射治疗的早期并发症之一，按严重程度可分轻、中、重度，发生率因治疗方式及放射总剂量不同而有差别，为 10%～20%。随着放疗次数增加，部分出现直肠反应，表现为里急后重、便血等，可用复方普鲁卡因灌肠液（0.25% 普鲁卡因 200mL 加庆大霉素 8 万单位，泼尼松 10mg 加 1% 肾上腺素 1～2mL），早晚各 1 次，严密观察大便性质，防止水电解质紊乱，加强全身支持疗法。

体外放疗者应保持照射野皮肤的清洁与干燥，防止感染；照射野皮肤避免冷热敷及肥皂擦洗，尽量减少粗糙衣物摩擦和不用手搔抓，腔内后装放疗后 6 个月内，坚持每日阴道冲洗 1 次。

287 放射性皮炎的表现及处理

放射性皮炎是癌症放疗最常见的不良作用之一，主要表现为放疗照射部位皮肤发红、水肿、色素改变、脱毛和干性或湿性脱皮。放射性皮炎可分为急性反应和迟发反应，急性反应发生在开始治疗后的 90 日内，迟发反应在放疗结束数月至数年后才出现。

放射性皮炎按照严重程度可分为三类。轻度皮炎：表现为按压后变白的轻度发红或干性脱皮。症状通常在治疗开始数日至数周后发生，并可在 1 个月内消退，患者常有瘙痒和脱毛。中度皮炎：表现为疼痛的严重发红和水肿，可进展为表皮局部脱失和湿性脱皮，通常局限于皮褶处。湿性脱皮表现为表皮坏死、纤维蛋白性渗出物，且常有剧烈疼痛。重度皮炎：存在非皮褶部位的融合性湿性脱皮，其可进展为皮肤全层坏死和溃疡。溃疡可发生继发感染。患者常有严重疼痛，且止痛药物可能无效。出现大疱时有破裂或感染风险。这种反应常在治疗结束 1 ～ 2 周后达高峰。

放疗患者的一般皮肤护理措施包括：保持辐射区域清洁和干燥；用温水和温和的肥皂清洗（合成皂更佳）；使用无香型、不含羊毛脂的水基保湿剂；避免皮肤刺激，如香水和含乙醇护肤品；穿宽松衣物，以免擦伤；不在皮肤皱褶处使用婴儿爽身粉；避免日晒。局部皮肤出现红斑瘙痒时禁搔抓，禁用酒精碘酒等涂擦，防止发生蜂窝织炎；禁贴胶布，勿剃毛，避免粗糙衣物摩擦，避免冷热的刺激，勿吹风，日晒，禁止热敷；禁止用紫外线、红外线、激光等照射，勿涂擦刺激性或含重金属的药物，如碘酒、万花油、红汞等。

建议外用糖皮质激素来预防重度放射性皮炎及减少不适和瘙痒。每次放疗后，为照射野涂敷 0.1% 糠酸莫米松乳膏或 1% 氢化可的松乳膏等外用糖皮质激素，一日 1 ～ 2 次。干性脱皮可用亲水性（水包油型）润肤剂治疗。湿性脱皮可使用吸收性硅橡胶泡沫绷带处理。

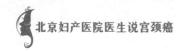

重度皮炎出现全层皮肤坏死和溃疡的患者应视个人情况处理，此时可能需要中止放疗，继发细菌感染可采取外用和 / 或全身性抗生素治疗，这些情况都需要医生进行评估并治疗。

288 什么是宫颈癌的同步放化疗

同步放化疗是指在放疗的期间同时给予患者化疗的方法。同步放化疗强调的是同步，即在放疗期间加入化疗，这种方法能够让化疗及放疗有协同增强的作用。美国国家癌症研究所于 1999 年 2 月确定了以顺铂为基础的同步放化疗为中晚期宫颈癌的国际化标准治疗方法，目前已成为全世界公认中晚期宫颈癌标准的治疗方案。

289 宫颈癌的同步放化疗如何进行

（1）放疗

子宫颈癌常规放射治疗方案是盆腔外照射与腔内后装治疗相互补充，盆腔外照射分为全盆腔照射及盆腔四野照射。一般先行全盆腔照射，后进行腔内后装治疗与盆腔四野照射（见下表）。

	盆腔照射	腔内后装治疗
照射线	盆腔外照射以加速器（高能 X 线）或钴 –60（^{60}Co）γ 线实施	腔内治疗放射源为钴 –60、铯 –137 及铱 –192，目前一般应用铱 –192

续表

	盆腔照射	腔内后装治疗
照射剂量	放疗照射总剂量40～55Gy。一般在全盆腔外照射进行到30Gy时，需要对膀胱直肠进行铅板遮挡以保护膀胱、直肠	以A点（宫口水平上方2厘米，距子宫中轴旁开2厘米）计算剂量，A点总剂量36～42Gy
照射频率	全盆腔外照射每周5次，共3周左右。盆腔四野照射每周4次（剩余一天进行腔内放疗），每次2野，前后交替，共3周左右	腔内后装分为高剂量率（>20cGy/min）、低剂量率（0.4～2cGy/min）及中剂量率（2～12cGy/min）。我国多采用高剂量率后装治疗。腔内后装治疗每周1～2次，分4～6周治疗。体外放疗当天不能进行腔内放疗

（2）同步化疗

目前常见化疗方案为顺铂＋氟尿嘧啶（间隔3～4周重复1个疗程，共2～4个疗程）或者顺铂周疗（每周一次，共5～6次）。放疗开始时给予化疗，放疗结束后不再进行化疗。

290 宫颈癌的同步放化疗常用哪些化疗方案

近年来，宫颈癌的化疗多采用联合化疗。常用药物有顺铂注射液（DDP）、卡铂注射液（CBP）、注射用环磷酰胺（CTX）、注射用异环磷酰胺（IFO）、5-氟尿嘧啶注射液（5-FU）、注射用博来霉素（BLM）、注射用丝裂霉素（MMC）、注射用硫酸长春新碱（VCR）、注射用盐酸吉西他滨（GEM）、紫杉醇注射液（TEXAL）等。单药应用时顺铂注射液效果较好。

目前推荐的宫颈鳞癌同步放化疗的化疗方案为单药顺铂或者

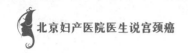

顺铂 +5- 氟尿嘧啶联合化疗。顺铂及 5- 氟尿嘧啶两者的联合毒性反应非常有限，不会明显增加放化疗的毒性反应。虽然化疗药物联合应用可以明显增加化疗效果，但临床上却很少将三个药物联合应用于宫颈癌的同步放化疗，因为那样有可能会显著增加放化疗的毒性反应以致无法控制。

291 宫颈癌的同步放化疗疗效比单独放疗好吗

宫颈癌的主要治疗方法包括手术、放疗、化疗。在传统的治疗中，公认的最佳治疗方法是放疗。同步放化疗对于宫颈癌的预后有没有影响，长期以来一直没有结论。直到 1999 年初由于国外 5 个大规模临床研究结束，结果证实：放化疗与单纯放疗相比可以明显改善宫颈癌患者的预后，因此美国癌症研究所（NCI）发布了临床公告，指出基于这 5 个大规模的临床试验的结果，建议对于宫颈癌患者给予放疗时同时加用顺铂为主的化疗。研究发现中晚期宫颈癌同步放化疗较单独放疗可以提高 6% 的五年生存率。

292 宫颈癌同步放化疗的患者有哪些注意事项

由于宫颈癌患者在年龄、体重及病情轻重方面存在个体化差异，医护人员在进行放疗前会针对患者给出个体化治疗方案。对于初次放疗的患者出现心理恐惧及不同程度的放疗反应，医护人员会及时给予关注及治疗方案，帮助患者度过适应期，以期顺利完成治疗。

（1）放疗反应。①全身反应：如头晕、乏力、恶心、呕吐、血象变化等情况，根据患者年龄及身体情况，医护人员会告知患者及时调整饮食结构，进食高蛋白易消化的饮食。多数患者在经过治疗后可以继续放疗，少数患者需要停止治疗。②直肠、膀胱反应：如腹泻、便血、尿急、尿频、尿痛、血尿等情况。出现上述情况时，多数患者在予以抗炎、止血、对症治疗后好转可继续治疗。③对于治疗半年到 1 年患者，出现放射性直肠炎、放射性膀胱炎、放射性小肠炎、输尿管狭窄、肾盂积水及盆腔纤维化等情况，医护人员会引起高度重视，若对症、抗炎治疗后无好转，可能会采取积极手术治疗。

（2）化疗常见的不良反应有：恶心、呕吐，骨髓抑制，感染，出血等。化疗的同时医护人员多会对可能出现的消化系统及泌尿系统的损伤、神经系统的损害、肺纤维化及心脏毒性等情况积极处理。

同步放化疗过程中，放疗发挥着最为重要的作用，因此当出现较为严重的放疗并发症或者化疗不良反应时，可以停止化疗，尽量不影响放疗的按时完成。

293 宫颈癌根治性放疗后如何评价近期疗效，何谓放疗未控

近期疗效：患者进行规范化治疗后，通过一系列的检查，如妇科检查、超声检查及核磁共振 /CT 检查、肿瘤标志物鳞癌抗原等来评价近期疗效，通过检查结果可以了解肿瘤是否消失、是否得到控制、是否发生并发症等。

宫颈癌根治性放疗后如何评价近期疗效呢？按照世界卫生组织（WHO）疗效评价指标，可分为4个等级：①完全缓解（CR）：妇科检查、彩超或CT检查肿瘤完全消退4周以上；②部分缓解（PR）：肿瘤体积缩小>50%；③无效（SD）：肿瘤体积缩小<50%；④进展（PD）：肿瘤增大或有新病灶出现。治疗有效的定义为：完全缓解或部分缓解。

肿瘤未控的判断：按照常规或治疗计划完成时，出现如下情况则考虑肿瘤未控：①宫颈萎缩程度不满意；②宫颈局部无白膜反应代之出现坏死组织，如溃疡、结节；③有恶臭的阴道排液；④子宫增大；⑤宫旁结节或肾盂积水出现；⑥远处出现新发病灶；⑦肿瘤标志物不下降、升高，或降低后再升高。

294 什么是宫颈癌根治性放疗后复发，对复发和未控如何处理

一般认为，根据宫颈癌首次治疗方法的不同，复发可分为放疗后复发和手术后复发。放疗后复发一般是指根治性放疗结束3个月后或放疗开始算起，6个月后原有病灶已消除，在盆腔和（或）远处再次出现肿瘤；手术后复发是指根治性手术1年后又出现肿瘤者。因此，规范手术治疗后1年，放疗结束后3个月出现新的病灶为复发，短于上述时间为未控。转移则比较明确，是指治疗区以外有肿瘤存在，一般离原发部位较远。

对疑似肿瘤未控的患者的处理，应结合临床情况及放疗剂量分析全面考虑。当患者无膀胱炎、直肠炎等临床症状，便常规、尿常

规无异常，妇科检查及肛查无明显异常，指套无血时，可由专业医师评估是否可增加局部照射剂量，加强疗效；若继续增加照射剂量出现阴道直肠瘘等并发症风险较大，则维持原剂量暂行观察，待诊断明确后再处理。对于中心性（指宫颈、宫体、阴道上端）未控或复发，经专业医师评估有手术条件的患者，可以接受单纯子宫、附件及部分阴道切除手术。盆腔内复发的患者放疗效果较差，根据放疗后时间、原剂量、患者情况（是否有并发症出现）全面考虑，追加照射剂量不宜超过原剂量的 1/3 ～ 1/2。对于有肿瘤转移者，应经专业医师评估全身情况，施行个体化综合治疗（放疗、化疗或放化疗）。

295　哪些患者需要术前放疗，如何进行

对于ⅠB 期至ⅡB 期患者宫颈病灶大者，和一些特殊情况的ⅠB3 期或ⅡA2 期宫颈癌患者，如年轻或腺癌等特殊病理类型等情况，可术前腔内后装放疗，以期缩小肿瘤病灶，为根治性手术创造条件。腔内后装放疗剂量：阴道盒源旁 1 厘米总剂量 18 ～ 24Gy，每周 1 ～ 2 次。放疗结束 23 周后行宫颈癌根治术。另外，宫颈病灶大出血的患者可术前腔内放疗止血。

296　手术联合放疗的方式有哪几种，分别在什么情况下使用

手术联合放疗的方式有三种：术前放疗、术中放疗、术后放疗。

（1）术前放疗：适用于①狭义上的局部晚期宫颈癌，如ⅠB3

和 IIA2 期；②IIA 期，阴道侵犯较多；③不良病理类型，如透明细胞癌等。术前放疗作为手术的辅助手段，可缩小肿块，改善局部情况，以降低手术难度，提高肿瘤切除率。目前，由于手术水平的提高及治疗手段的选择趋于单一（如上述①②倾向于直接选择放疗或同步放化疗），因此，术前放疗已经很少应用于宫颈癌的治疗。

（2）术中放疗（IORT）：适用于局部复发或局部晚期患者。IORT 是指在开腹手术过程中，对于有肿瘤残留风险部位或无法切除的孤立瘤灶给予单次大剂量放疗。IORT 需要手术时具备放射治疗的条件及较好的放射防护措施，因此其应用受到了限制，目前国内仅少数单位可进行 IORT。

（3）术后放疗：适用于术后病理存在高危或中危因素患者（具体见下一问）。

297 哪些患者需要术后放疗

术后放疗主要用于宫颈癌根治术后存在高、中危因素的人群，同步放化疗时化疗药物的应用不但对潜在的远处转移病灶有效，还可以增加放疗的敏感性，提高放疗的效果，因此大多研究认为同步放化疗优于单纯放疗。

"高危因素"指盆腔淋巴结阳性、切缘阳性和宫旁浸润。具备任何一个"高危因素"均推荐术后补充盆腔放疗＋顺铂同期化疗。

"中危因素"指淋巴脉管间隙（LVSI）浸润、宫颈深层间质浸润（DSI）和原发肿瘤（TS）较大。腺癌算中危因素。补充放疗（盆腔外照射 ± 同期化疗），指征如下。

（1）鳞癌采用 Sedlis 标准。见下表。

Sedlis 标准

LVSI	DSI	TS
+	>2/3	任意大小
+	1/3 ~ 2/3	≥ 2 厘米
+	<1/3	≥ 5 厘米
−	>1/3	≥ 4 厘米

（2）腺癌采用"四因素模型"。

腺癌或者腺鳞癌合并以下三者之一：外 1/3 宫颈间质浸润、淋巴脉管间隙受侵、肿瘤最大径线 ≥ 3 厘米，补充盆腔外照射 ± 含铂同期化疗。

阴道阴性切缘 ≤ 0.5 厘米加阴道后装放疗。

298 宫颈癌根治术后如何选择放疗的方式，放疗多长时间

早期宫颈癌患者术后病理具有高危因素者预后仍较差，五年生存率可下降至 50% 以下。目前影响宫颈癌根治术后预后的主要临床病理因素包括淋巴结转移、宫旁浸润、阴道切缘阳性、肿瘤较大、淋巴脉管间隙受侵、宫颈深部间质受侵。术后病理存在淋巴结转移或宫旁转移，术后应补充体外照射 + 同步化疗。若术后病理存在阴道切缘阳性，术后补充腔内放疗 ± 体外照射。若

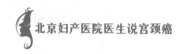

术后病理出现脉管间隙受侵，术后应补充体外照射 ± 同步化疗。对于术后病理出现深肌层受侵或肿瘤局部病灶较大（>4 厘米），术后应补充体外照射。

总治疗时间为 6 ～ 7 周；放疗总量 DT45 ～ 50Gy（30Gy 后分野照射）；每次量：DT1.8 ～ 2.0Gy，每周 5 次，腔内治疗当日一般不给体外照射。

299 宫颈癌根治术后放疗何时开始

宫颈癌根治术对人是一个很大的创伤，因此术后需要休养一段时间才能进行放疗。一般体外照射于根治术后 1 ～ 2 周，也就是腹壁切口愈合后开始。术后腔内照射一般于术后 6 周以上开始，此时阴道残端已基本愈合。需要提醒的是，术后放疗必须在术后 3 个月内完成，因此，术后放疗应尽早进行。

300 宫颈癌根治术后同步放化疗用于哪些情况，如何进行

宫颈癌根治术后辅助治疗适用于术后病理存在高危因素或中危因素的情况，具备任何一项高危因素时，均推荐术后补充盆腔放疗＋顺铂同期化疗（1 类证据）± 阴道近距离放疗；阴道切缘阳性者，阴道近距离放疗可以增加疗效。当术后出现中危因素时，若病理组织类型为鳞状细胞癌时，采用 Sedlis 标准选择进行补充盆腔外照射 ± 含铂类同期化疗。若病理类型为腺癌或腺

鳞癌，则参照"四因素模型"（腺癌或腺鳞癌合并下面三者之一：肿瘤最大径线 ≥ 3 厘米、淋巴脉管间隙受侵、外 1/3 宫颈间质浸润），补充放疗可以使患者受益。

宫颈癌常规放射治疗方案一般先行全盆腔照射，后进行腔内后装治疗与盆腔四野照射。盆腔照射总剂量 40 ～ 55Gy。一般在全盆腔外照射进行到 30Gy 时，需要对膀胱直肠进行铅板遮挡以保护膀胱、直肠。全盆腔外照射每周 5 次，共 3 周左右。盆腔四野照射每周 4 次（剩余一天进行腔内放疗），每次 2 野，前后交替，共 3 周左右。腔内后装治疗照射剂量：以 A 点（宫口水平上方 2 厘米，距子宫中轴旁开 2 厘米）计算剂量，A 点总剂量 36 ～ 42Gy。腔内后装分为高剂量率（>20cGy/min）、低剂量率（0.4 ～ 2cGy/min）及中剂量率（2 ～ 12cGy/min）。我国多采用高剂量率后装治疗。腔内后装治疗每周 1 ～ 2 次，分 4 ～ 6 周治疗。体外放疗当天不能进行腔内放疗。

同步放化疗即放疗开始时给予化疗，放疗结束后不再进行化疗。目前常见化疗方案为顺铂 + 氟尿嘧啶（间隔 3 ～ 4 周重复 1 个疗程，共 2 ～ 4 个疗程）或者顺铂周疗（每周一次，共 5 ～ 6 次）。

301 宫颈癌放疗后有哪些近期并发症，怎么处理

宫颈癌放射治疗引起的近期并发症是指发生在放疗中或放疗后 3 个月内的反应。主要包括以下方面。

（1）全身反应。头痛、眩晕、乏力、食欲不振、恶心，个别

患者有呕吐。白细胞、血小板轻度下降。合并化疗者全身反应较重。反应程度与年龄、全身状况等因素有关。一般对症处理，多可继续放疗。

（2）急性阴道黏膜炎。女性可在盆腔放疗期间或之后发生急性阴道黏膜炎。临床上，阴道改变范围从红斑到表浅性溃疡，表浅性溃疡可能与渗出性改变、浆液性分泌物和感染易感性有关。我们采取包括外阴清洗或坐浴的方法来治疗阴道黏膜炎。阴道冲洗（如皮肤康洗液、康复新液等，或局部麻醉和抗炎药）和局部阴道雌激素可改善症状。阴道冲洗是有效的辅助治疗手段。

（3）放射性膀胱炎。放疗相关急性膀胱炎是常规剂量盆腔放疗的常见并发症。往往伴有刺激性排尿症状（排尿困难、尿频、尿急和夜尿）和膀胱痉挛。这是由于放疗诱导性膀胱炎症和水肿，从而破坏尿路上皮完整性导致。当它们发生在放疗期间时，症状通常在治疗完成后1～2周消退。对主诉刺激性排尿症状的患者，使用非甾体类抗炎药。对于膀胱炎或膀胱痉挛，使用抗胆碱能药和/或抗痉挛药（如奥昔布宁或莨菪碱）。对于排尿困难，使用酸果蔓汁或盐酸非那吡啶。

（4）放射性直肠炎。放射性损伤可急性表现为恶心和呕吐。之后在放疗疗程2～3周时可发生腹泻和腹部绞痛，可造成便急、丛集性排便和里急后重。直肠炎和直肠不适通常对少量灌肠剂（氢化可的松或鳕鱼肝油）、抗炎栓剂和不含动物油脂、香辛料和不溶性纤维的低渣膳食有效。丁酸是一种短链脂肪酸，是结肠上皮的优选营养来源。盐酸昂丹司琼已显示可减轻放疗诱导的恶心和呕吐。盐酸昂丹司琼加用地塞米松可以改善恶心症状。止泻药用于肠炎的对症治疗，而且在急性情况下是安全的。我们通常将盐酸洛哌丁胺作为首选药物。当症状难治时，地芬诺酯－阿托品和阿片酊可能有效。很多药物已被用来预防急性效应，包括醋酸奥曲肽、硫糖铝、美沙拉秦和谷氨酰胺。

302 宫颈癌放疗后有哪些远期并发症，怎么处理

宫颈癌放疗后可发生远期并发症，特别是患者合并糖尿病、高血压或有盆腔疾病手术史等情况时可能使远期并发症的发生率增加。这些远期并发症包括以下方面。

（1）放射性膀胱炎。发生时间通常为治疗后 1 ～ 3 年，主要表现为尿频、尿急、尿痛。可造成急迫性尿失禁。严重者有膀胱阴道瘘。首选保守治疗。木聚硫钠用于治疗放疗相关血尿，可缓解症状。烧灼术、膀胱内灌注福尔马林和氩气刀也有一定效果。据报道，当高压氧用于治疗有症状的迟发性放射性膀胱炎时，症状改善率高。

（2）迟发性胃肠道毒性。症状如下。①慢性腹泻。持续止泻药常是必要的。②吸收不良。宫颈癌放疗后维生素 B_{12} 缺乏发生在 12% ～ 20% 的患者中。当存在胆汁盐吸收不良时，考来烯胺散可能有帮助。③肠蠕动消失或肠梗阻反复发作。最好采取保守治疗，但通常需要切除和吻合手术。④放疗诱导的直肠炎。症状包括无痛性便血、里急后重或疼痛。避免便秘可减少出血的发作。药物治疗包括硫糖铝灌肠剂，对于难治性病例，内镜干预可控制出血，效果持久的可能性高。手术治疗仅用于难治性病例，如输

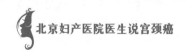

血依赖性出血、顽固性疼痛以及瘘，但是极少需要手术治疗。

（3）生殖道并发症：阴道溃疡或坏死。大部分严重并发症（如坏死）发生在阴道远端。初始治疗为保守治疗。应该采用阴道冲洗（如过氧化氢稀释液）进行阴道清洁。应对患者进行急性感染体征监测。对于持久不愈合患者，常用治疗策略包括己酮可可碱或高压氧。阴道狭窄是最常见的迟发性阴道不良反应，患者常述插入时疼痛（或阴道痉挛），这可能是因为阴道穹隆周围缩窄或发生阴道粘连。在最极端情况下，阴道穹隆可由于阴道壁粘连而闭塞。放疗后最初 6 个月局部用雌激素（1 ～ 3 次 / 周）可减少性交痛和改善阴道口径。阴道狭窄的一线治疗为应用阴道扩张器，有不同长度和不同宽度的阴道扩张器可用。局部用丝裂霉素可能有作用，它有预防阴道狭窄的作用。

303　宫颈癌放疗会掉头发吗

宫颈癌放疗属于盆腔的局部治疗，射线不会照射到照射区域远处的头发的毛囊，因而不会脱发。相应地，化疗可作用于全身，包括头发的毛囊，则有可能导致脱发。

304　放疗期间为什么要监测血象，血象多少可以进行放疗

放疗可以引起骨髓抑制，导致外周血白细胞和血小板下降，因此放疗期间要严格监测血象。外周血白细胞数下降时，可予升

白药物口服，白细胞 <3000/mL，血小板 <7 万 /mL 时暂停放疗。必要时予粒细胞集落刺激因子 200 微克皮下注射每天一次，或成分输血，至血象恢复正常可以继续放疗。

305　放疗患者阴道冲洗重要吗

放射尤其是腔内照射，可引起阴道物理性炎症反应，表现为阴道黏膜水肿、充血、疼痛及分泌物增多，应加强阴道冲洗。绝大多数宫颈癌患者为中、晚期，均有不规则的阴道出血及阴道排液，癌组织破溃可产生浆性分泌物，晚期癌组织脱落坏死继发感染，则出现大量脓性或米汤样恶臭白带，因此阴道冲洗是宫颈癌患者在每次体外放射治疗后和腔内放射治疗前必不可少的护理措施。

306　宫颈癌患者放疗后需要终身冲洗阴道吗

接受根治性放疗的患者在治疗结束后，可隔日冲洗一次；半年后，改为每周冲洗 2 ～ 3 次；1 ～ 2 年后，每周冲洗 1 ～ 2 次直至终身。接受辅助放疗的患者，进行 1 周 1 次的阴道冲洗即可。

307　宫颈癌患者放疗结束后感觉阴道干涩，性生活疼痛怎么办

放疗可破坏阴道环境，导致阴道弹性变差、阴道干涩甚至阴道狭窄。因此，患者同房时会感觉阴道干涩或性交疼痛，另

外，若患者出现严重阴道狭窄，还会妨碍后期随访时基本妇科检查的进行。关于改善阴道干涩问题，患者可自行于药店或网店购买人体润滑液，在性生活之前使用。关于性交疼痛问题，患者也可自行购买阴道扩张棒，选择适合自己阴道直径的型号进行扩张。可选择一个私密空间，屈膝45度平躺，两腿分开与肩同宽，放松双腿，必要时可使用镜子，将扩张棒缓缓推入至阴道顶端，可轻柔推拉阴道扩张棒以延伸阴道长度，大角度轻柔旋转扩张棒以扩张阴道宽度。在完全容纳该型号的阴道扩张棒，且无任何不适时，可换用下一个型号的阴道扩张棒。推荐扩张频率为一周3次，一次30分钟。若有条件，适当增加频率及时间，获益也会更大。初次使用时，出现少量出血是正常的情况，无须过分担忧。阴道扩张对于放疗后宫颈癌患者，尤其是对于治疗后性生活频率低的患者，相较于单纯阴道冲洗，是更佳的防止阴道粘连及狭窄的方法，可以帮助减轻性交时疼痛，也可减轻妇科检查过程中的不适感，也为医务工作者创造更好的盆腔检查的条件。

308 放疗结束后需要哪些辅助药物治疗

如放疗引起骨髓抑制，外周血白细胞数下降时，可予升白细胞药物口服。放射性直肠炎可用止泻药物如盐酸洛哌丁胺、十六角蒙脱石、双歧三联活菌等对症治疗或可用灌肠合剂保留灌肠（鸦片酊、颠茄酊、醋酸泼尼松、白芨胶浆、肾上腺素），并加用维生素C、维生素E、维生素A。放射性膀胱炎如反复发作或持续性顽固性血尿，可口服或注射止血剂（见直肠炎），并使用尿路抗菌剂，如诺氟沙星、左氧氟沙星等；中药：下述中药可辨证配伍使用，如甘草梢、仙鹤叶、木通、车前子、赤小豆、黄檗、白茅根、大小蓟、六一散、栀子等。

309 放射治疗后如何改善阴道健康状况

放射治疗对身体造成影响的同时也影响着阴道环境，导致阴道变短，狭窄，干燥，弹性变差。在性生活时患者会出现性交痛等症状，此外这种改变还会影响妇科检查的进行，而妇科检查对患者治疗后意义重大。

有一系列方法可以促进放疗后患者的阴道健康状态，以下方法可以选择应用：阴道保湿剂、外阴保湿剂、阴道润滑剂、阴道激素类、阴道扩张疗法。

（1）阴道保湿剂是一种可缓解阴道干燥及不适感的非激素非处方药。无特殊情况下，应用阴道保湿剂每周2～3次足以缓解症状。但很多肿瘤治疗后或突然停经的女性需要增加用药频率至每周3～5次。阴道保湿剂在睡前应用可达最佳效果。

（2）很多女性放疗后有外阴干燥及不适感的经历。使用外阴保湿剂可增加舒适感。维生素E或椰子油等天然油有此类功效，亦可以将雷伯伦或长效阴道润滑剂用于外阴。

（3）阴道润滑剂常常制作成水状或凝胶状。常当作女性自身润滑液的补充以达到减轻阴道干燥症状和缓解性交痛的作用。应用此类润滑剂可以增进性生活的舒适感与愉悦感。将润滑剂涂抹于阴道开口处或上药器、扩阴器、手指或者阴茎等进入阴道的物体上。应避免使用染色的，增味的和加热的润滑剂以及杀精子剂。由于矿物油或凡士林不容易清洗干净，对阴道刺激性强，易增加阴道感染风险等原因，因此不推荐应用矿物油或凡士林。

（4）请在专业医师的指导下应用阴道雌激素（雌激素软膏、胶囊或片剂）。

（5）阴道扩张疗法：阴道扩张器可扩张阴道并帮助保持阴道内组织的柔韧性。甚至您在性生活期间亦可使用它。阴道扩张疗法是一种可终身使用的办法，它有以下好处：为医务工作者创造一个更好的盆腔检查的条件、减轻妇科检查过程的不适感、防止阴道变得更窄、保持阴道弹性、减轻性生活过程中的不适。因此在完成治疗后推荐开始应用阴道扩张器。应用阴道扩张器时，何时开始使用，一周使用几次，应由医生决定。在应用阴道扩张器之前，应用阴道润滑剂可以使不适感减轻。

310 宫颈癌根治性放疗会使患者丧失卵巢功能吗

宫颈癌患者根治性放射治疗剂量总量远远大于卵巢所能承受的最大照射剂量。卵巢对放射线极为敏感，育龄期妇女放射剂量单次 4Gy 或 10 天内分次共 15Gy，绝经前妇女 5～10Gy 即可导致卵巢功能衰竭。目前多采用移位的方法将卵巢移位至盆腔放疗野以外以保护卵巢功能，50% 以上患者能保留卵巢功能。

311 宫颈癌根治性放疗后还会有月经吗

一般情况下放疗会使卵巢功能丧失，放疗结束后应该不会有月经。一些宫颈癌患者虽行卵巢移位手术，放疗未影响卵巢功能，但是由于放疗导致子宫纤维化、内膜受损，放疗后也不可能会有月经。

312 宫颈癌放疗后还能有性生活吗

放疗是利用放射线治疗恶性肿瘤的一种治疗方法。但是放疗在杀死肿瘤细胞的同时，会对正常组织带来损伤，引起病理改变，严重时会影响组织器官的生理功能。阴道上皮基底层对辐射十分敏感，其小血管内皮细胞及结缔组织的成纤维细胞对辐射为中度敏感。放疗后，阴道小血管狭窄、闭塞、结缔组织增生，血管扩张的能力丧失，使性唤起时阴道充血、润滑作用和高潮功能受到抑制；放疗使结缔组织增生，使阴道变形、弹性消失，损伤了阴道在性生活中的延长、扩张的生理反应。阴道上2/3段的扩展和伸长功能会因放射治疗引起的纤维化和加厚而减弱，可使患者性交时疼痛、性交时出血、无性高潮等而不愿意进行性生活，这就使性活动的乐趣大大降低。作为患者应注意以下几点。

（1）应该把握好放疗后开始性生活的时间。因为，患者在接受放疗时，宫颈局部可出现不同程度的出血、坏死、水肿等组织反应，阴道亦可有水肿、充血、狭窄、粘连等现象。放射治疗结束后短时间内，放疗反应仍会存在。如果在此期间内进行性生活，不仅给患者带来一定痛苦，还可加重放疗反应而影响治疗效果。一般来说，妇科恶性肿瘤患者在放疗后3个月左右就可以进行性生活了，当然，经大夫检查有特殊情况者除外。

（2）放疗后患者在进行性生活时，如果患者的阴道干涩，可先在阴道内或在男方的阴茎上涂些乳脂等润滑剂。患者在平时清洗阴道时，可使用温开水。注意千万不要用高锰酸钾溶液清洗阴道。因为高锰酸钾溶液属强氧化剂，会破坏阴道内的酸性环境，可能引起感染。

（3）放疗使组织变薄或雌激素缺乏，使阴蒂变得不适，放疗后阴道不能分泌润滑液，所以要以广泛身体接触使之兴奋，一般原则是轻度、间歇、迅速与皮肤及黏膜接触。

在性生活中，阴道、宫颈的分泌物及男性的精液对阴道都会起到润滑、营养的作用。此外，在性生活中阴道局部会发生充血，再加上阴茎对阴道的摩擦，更有利于患者阴道黏膜的早日康复。阴道冲洗器虽然可以伸入阴道直达宫颈，但因这种器械进入阴道的部分较细，无法起到充分扩张阴道的作用。因此，放疗后患者应积极进行性生活，这与外科手术后尽早下地活动以避免肠粘连是一个道理。治疗性交痛的方法包括使用阴道润滑剂和保湿剂、阴道雌激素疗法和使用阴道扩张器。

313 放疗后出现血尿怎么办

无痛性、突发性血尿是放射性膀胱炎的主要表现，具有难以控制、反复性、持续性的特点，大部分合并尿急、尿频、排尿困难等症状。在盆腔照射 3～4 周或更短的时间内，有 50%～60% 的患者会出现放射性膀胱炎，并可能长期存在。放射性膀胱炎的主要临床表现为尿频、尿急、尿痛及顽固性血尿，一些患者因为合并感染而出现尿痛症状，严重的情况下，甚至出现急性尿潴留，并且一些患者的下腹坠胀疼痛明显。

根据放射性膀胱炎的表现，可以将其分为 3 度。①轻度：出现尿痛、尿急、尿频症状，经膀胱镜检查，发现黏膜充血水肿；②中度：反复发作的血尿，严重的情况下，甚至出现膀胱溃疡；③重度：形成膀胱阴道瘘。

对于轻度膀胱炎的患者，主要为对症治疗，包括运用止血药物、抗生素对膀胱出血和刺激症状进行控制等，补充维生素 C，能够对尿液进行酸化，避免形成感染性结石。轻度的放射性膀胱炎若保守治疗无法治愈，可以加用高压氧治疗，放射治疗会损伤膀胱黏膜的血管系统，使膀胱黏膜缺血坏死，高压氧可刺激血管再生，使膀胱黏膜修复。

对于膀胱出血比较严重的中度膀胱炎患者，由于反复出血，膀胱内凝血块可致尿潴留或压迫阻塞输尿管口引起输尿管梗阻。应保留尿管长期开放，维持膀胱空虚状态。可以运用化学药物进行膀胱内灌注，比如硝酸银、甲醛及透明质酸等。同时使用尿路抗菌剂，如青霉素、头孢菌素类、磺胺类、氟哌酸等预防感染。中度放射性膀胱炎患者若尿血明显，保守治疗疗效欠佳，可加用尿道电凝止血的方法。

重度放射性膀胱炎往往在上述膀胱病变的基础上产生，无特殊有效的处理方法，在保守治疗无效时可以选择外科治疗。

314　放疗后发生膀胱阴道瘘怎么办

放疗后出现的膀胱阴道瘘，少数患者经过通畅的膀胱引流、

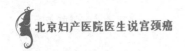

应用抗生素及局部小型瘘孔电灼后可以自愈，但是大部分患者仍需要手术修补。许多患者需要多次修补。损伤严重而无法修补的患者需要行尿流改道术以提高生活质量。肿瘤的局部控制也影响到尿瘘修补的成败。

放疗后导致的膀胱阴道瘘修补一般在发现尿瘘后 6～12 个月进行，准备修补区的组织有充分的血供，如果局部血供较差，可通过填塞血供丰富的组织达到此目的，并且确保肿瘤无残留，必要时可请泌尿外科医师协助手术。

315 放疗后腹泻、便血怎么办

放疗后腹泻、便血等是放射性直肠炎的临床表现。放射性直肠炎可分为轻度、中度、重度。

（1）轻度表现为少量便血，可不予处理，或给予维生素 K 服用。但应避免劳累及食用辛辣食物，保持大便通畅。

（2）中度表现为大便次数增多，里急后重，血便或黏液血便，反复发作或持续时间较长，应积极处理。①止血：可口服止血剂，如维生素 K、肾上腺色腙片、酚磺乙胺、氨甲苯酸等，或选用它们的注射剂以及立止血、人纤维蛋白原。②止泻：可服用颠茄片、颠茄合剂、复方樟脑酊、鸦片酊等。③消炎：可选用肠道抗菌药，如黄连素、庆大霉素、甲硝唑、增效联磺片、痢特灵等。④保留灌肠：a. 氢氧化铝凝胶内可加入复方樟脑酊或鸦片酊保留灌肠，每日灌入 60 毫升；b. 蒙脱石散 6 克加入 60 毫升热水或米汤中；c. 其他，如可用白芨粉、止血粉、橡皮粉等配伍做成灌肠液，其内可依病人具体情况加入肾上腺素，痢特灵，庆大霉素，泼尼松及止泻药，每次 60 毫升。⑤中药：常用以下药物辨证配伍，如白头翁、槐角、地榆炭、败酱草、仙鹤草、薏苡仁、当归、陈皮、凤尾连、阿胶、双花、炒白芍等。⑥休息及少渣饮食。

（3）重度表现为直肠阴道瘘、狭窄、梗阻，此时常常无法保守治疗，需要外科造瘘术。

316　放疗后发生直肠阴道瘘怎么办

放疗后出现直肠阴道瘘，一般多行保守观察，包括注意局部卫生、预防感染及治疗原发病等。如宫颈癌病情稳定，可行外科造瘘术。造瘘术应以横结肠永久性造瘘，乙状结肠由于在治疗野内，不宜做乙状结肠造瘘。还需注意，直肠阴道瘘的出现，可由于医生不了解妇科肿瘤放疗后直肠改变，而行不适当的活检，伤口不愈发展而成，因此宫颈癌放疗后直肠活检应慎重。

（王璐璐　赵轩宇　茹宁宁　索红燕　宋　丹　赵芮雅　林雨璇　韩松筠　王煜煜　吴乾凤　吕讷男　潘霞东　施　丝　陈姝宁　郭慧敏　夏　宁　李　霞(小)　王屹诺）

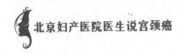

317 什么是化疗

　　化学疗法（化疗）是系统性治疗癌症的主要方法。化疗药物多通过干扰癌细胞生长和分裂的遗传机制治疗肿瘤。许多化疗药是以液体的形式注入血管、中心静脉导管或者静脉置管中。一些化疗药是需要口服的药片。一些化疗药物直接进入体腔，如膀胱腔、腹腔、脑膜腔、脊髓腔，因而药物能避免通过血液循坏而直达肿瘤细胞。

　　化疗中为保证人体正常组织的恢复需要周期性的休息。休息周期的长短取决于不同药物的选择。通常休息时间长达 2～4 周。通过休息，在下次治疗前人们有机会尽快恢复。

318 哪些宫颈癌患者需要化疗

　　宫颈癌化疗主要应用于以下三个方面。①宫颈癌灶 >4 厘米的手术前化疗，目的是使肿瘤缩小，便于手术切除。②与放疗同步化疗，现有的临床试验结果表明，以铂类为基础的同步放化疗较单纯放疗能明显改善 I B3 期至 IV A 期患者的生存期，使总体生存率提高 6% 左右。③晚期或复发转移患者的治疗。化疗有可能控制病情、延缓病情进展。化疗多选择以铂为基础的联合化疗方案，如顺铂＋紫杉醇。

319 哪些宫颈癌患者禁忌化疗

下列情况一般不考虑化疗。

（1）对化疗药品过敏者。

（2）重要器官，如心脏、肝脏、肾脏等有较严重的功能障碍或严重心血管疾病者，如用化疗会进一步造成损害。

（3）骨髓造血功能抑制，表现为白细胞减少、血小板减少或有出血倾向者。

（4）年老，体衰，营养状况差，恶病质者或生存期<2个月者。

（5）贫血及血浆蛋白低下者。

（6）患者有水痘、带状疱疹等严重感染性疾病。

（7）栓塞性疾病急性期。如脑栓塞、肺栓塞、心梗等。

（8）有严重活动性溃疡（胃肠道、皮肤等）病及高热患者。

（9）曾接受过多程化疗或者放疗，不符合化疗条件者。

（10）对于妊娠及哺乳期妇女来说，大多数化疗药物禁用，少数慎用。有文献报道，在妊娠中期至妊娠33周前行新辅助化疗，使患者得以完成妊娠，并到产后行手术治疗或放化疗。目前采用的以铂为主的化疗方案，未发现对新生儿造成损伤。

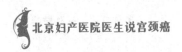

320 宫颈癌化疗常见的药物有哪些，主要不良反应是什么

常见宫颈癌化疗药物		不良反应
烷化剂类	环磷酰胺（CTX）	出血性膀胱炎、骨髓抑制，恶心呕吐脱发亦常见
	异环磷酰胺（IFO）	膀胱炎；其骨髓抑制作用较环磷酰胺弱，轻度的恶心呕吐及脱发，少数患者可出现中枢神经系统毒性，如精神状态改变、虚弱、尿失禁等
植物碱类	长春新碱（VCR）	神经毒性，表现为下肢麻木或刺痛感，继而表现为反射消失、运动失调，也可见肌无力。植物神经系统的副作用可表现为严重的梗阻性便秘
	紫杉醇（taxol）	骨髓抑制、脱发、过敏反应及心脏毒性等
抗生素类	博来霉素	发热、肺毒性（肺纤维化）、皮肤反应、过敏反应等
	多柔比星	心脏毒性（表现为心动过缓，包括室上性心动过缓和心电图改变）、骨髓毒性、脱发
铂类	顺铂	肾毒性、耳毒性（耳聋、耳鸣）、胃肠反应、骨髓抑制等。为减轻肾毒性及耳毒性，应用该药常需要大量输液（所谓的"水化"）
	卡铂	骨髓抑制，尤其血小板降低较顺铂为重，但其肾毒性较顺铂低
抗代谢药	氟尿嘧啶	骨髓抑制、胃肠道反应、脱发等

321 宫颈鳞癌常见的化疗方案有哪些，应用这些方案时有什么注意事项

方案	用药方法	注意事项
PF 方案	顺铂（DDP）70mg/m² d1（也可分为4天，每天30mg/m²），5-氟尿嘧啶（5-FU）1g/m² d1～4（96小时持续泵入），每21天一疗程	本方案既可静脉应用，也可动脉应用。现多用作中晚期宫颈癌同步放化疗中的化疗方案
DDP 单药周疗	顺铂（DDP）40mg/m² 每周一次，与放疗同步进行，通常需要6周	该方案主要用于宫颈癌的同步放化疗。在有关宫颈癌放化疗的临床试验中发现其效果与上述的PF方案相同。与体外照射同时进行，由于顺铂可在体内停留较长时间，因此通常每周一至周五放疗，每周化疗一次，这样患者容易接受。化疗期间每周查2次血常规，1次尿常规，每3周查一次肝肾功能、心电图等
TC 方案	紫杉醇175mg/m² d1，卡铂AUC4～6。为防止紫杉醇过敏，先用紫杉醇30mg（试验量）+生理盐水100mL，静点30min。如果发生严重过敏反应，则避免紫杉醇的浪费。如果无过敏反应发生，则用紫杉醇余量+生理盐水500mL，静点2.5小时。本方案化疗周期为21天	先用紫杉醇，再用卡铂，患者入院当天需测量空腹体重及身高。因紫杉醇可引起过敏反应，可化疗前晚及化疗当日晨口服地塞米松0.75mg规格各6片，共12片，化疗前30min给予盐酸苯海拉明及西咪替丁或盐酸昂丹司琼等预处理，化疗开始时，应减慢输液速度，同时给予心电监护，严密观察患者的一般情况。若出现明显的过敏反应，应立即停药，做紧急处理

续表

方案	用药方法	注意事项
TP方案	紫杉醇 135～175mg/m², 顺铂 70mg/m² d1, 每 21 天一疗程	因顺铂恶心、呕吐等副反应较重,化疗过程中应给予止吐等对症处理。其肾毒性较大,化疗期间需大量输液(所谓的水化),保证输注顺铂后 3 小时内尿量不小于 100mL/h,即使化疗结束后 1 周内也要大量饮水
顺铂 / 托泊替康	托泊替康 0.75mg/m² d1～3, 顺铂 50mg/m² d1, 每 3 周一疗程。或可用顺铂单药方案(50mg/m²), 每 3 周一疗程,用于复发性宫颈癌,尤其是那些未接受过放化疗的患者	主要用于复发性宫颈癌,顺铂应用时需止吐与水化,对于有放疗史的患者要注意骨髓抑制
吉西他滨 / 顺铂	吉西他滨(800mg/m²), 顺铂(30mg/m²), d1, d8, 每 28 天为一疗程	是治疗宫颈癌的一线方案,对于肾功能有要求,GFR 应 >60mL/min 才能应用该方案,此外,化疗过程中需积极止吐

322 宫颈癌每次化疗出院后要注意哪些问题

(1)每次化疗间隔一般为 21～28 天。

(2)出院后应每周复查 2 次血常规,1 次尿常规,2～4 周复查一次肝、肾功能。若 WBC<3.0×10⁹/L,Hb<80g/L,PLT<75×10⁹/L,需返院治疗。

(3)如腹泻 >3 次 / 日,应就医并口服药物。

(4)如出现恶心呕吐,鼓励少食多餐,尽可能吃稀、软、烂、清淡食物，可对症口服止吐药物治疗。若不能进食，需返院输液治疗。

（5）体温 >38℃，需返院治疗。

（6）约好下次入院的时间。

（7）充分告知化疗可能出现的不良反应，如出现骨髓抑制、口腔溃疡、腹泻、恶心呕吐、肝肾功能异常、皮疹等，严重时需急诊就诊。

323　宫颈腺癌如何选择化疗方案

宫颈腺癌常见的化疗方案是 TP/TC 方案（紫杉醇＋顺铂 / 卡铂）；其他方案有 PM 方案，即顺铂＋丝裂霉素或者 FAP 方案（5–氟尿嘧啶＋多柔比星＋顺铂）等。

324　什么是化疗耐药，化疗耐药怎么办

化疗耐药是指患者对初期化疗即没有反应，或对初期的化疗有反应但在完成化疗相对短的时间内证实复发。一般认为完成化疗后 6 个月内的复发应考虑为化疗耐药。化疗耐药是肿瘤治疗中的一个难题，可分两种情况：一种是原发耐药，指一开始对化疗药物就没有效果；另一种是继发耐药，指开始时化疗有一定的疗效，几个疗程后就没有效果了。化疗耐药是不可避免的，一种药物产生耐药后，对结构类似的另一种药物也可能会有交叉耐药。更有对结构不同的其他药物可能也会产生耐药。这时需要更换用

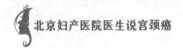

药，选用二线的化疗药物。如果多种化疗方案均无效，可以尝试参加新药的临床试验，包括靶向治疗药物。参加临床试验虽然有无确切的结果还不知道，但仍是一个机会。如果没有什么更有效的治疗方法，也可以考虑中药等辅助治疗。根据患者的状态给予最佳支持治疗。

当化疗效果不好时，要分析排除可能导致治疗无效的原因。因影响化疗疗效的因素很多，对某一个特定的患者而言，目前还没有特别有效的方法提前预知哪些化疗药物是有效的，哪些是无效的。只能通过化疗后才知道疗效如何。当然，化疗也不是完全盲目的，有经验的医生会根据肿瘤的临床病理特点，选择一种最适合的方案；目前一些不成熟的药敏检测试验也可试用。

325 化疗前患者需做哪些化验和检查，什么情况下才能开始化疗

为保证化疗的安全性及疗效，化疗前需对患者进行全面的评估，除了解病史、体格检查，明确临床分期和（或）病理类型外，还需全面的实验室检查和影像学检查及相关检查。实验室检查包括血、尿常规、肝肾功能、凝血、肿瘤标志物检查；影像学检查包括胸片、CT、MRI、PET-CT等，对于了解肿瘤有无转移及评价化疗疗效非常重要；使用紫杉醇、多西他赛等可能对心脏有副作用的药物时，需进行心电图检查；对于使用博来霉素的患者，必要时需进行肺功能检查。当各项化验检查结果无明显异常时才能开始化疗。

326 为什么说化疗患者监测血象非常重要

化疗期间要注意血常规的监测，血常规结果正常的患者才能进行化疗。因化疗药物对人体正常的血细胞也有杀伤作用，多数化疗药物可引起骨髓抑制，以抑制白细胞为主，伴血小板相应下降，也常有贫血发生，所以化疗后的血常规监测非常重要。一般来说白细胞的下降出现在化疗后的 7 ～ 14 天，白细胞过低会出现粒细胞减少性发热，也可能合并感染，甚至是致命性的感染。血小板下降会引起皮肤黏膜出血，消化道出血，颅内出血等，严重时危及生命。血红蛋白过低会引起失血性休克，同时不利于肿瘤治疗及机体恢复。所以化疗病人需每周检测两次血常规，若出现血细胞下降较早或较低，需及时处理，下一疗程化疗需根据骨髓抑制程度调整用药方案及剂量。

327 化疗过程中会出现哪些不良反应

骨髓抑制：大部分化疗药物可造成骨髓抑制，表现为白细胞、血小板下降，甚至血色素下降。

消化道反应：食欲减退、恶心和呕吐为常见反应，抗代谢药物可引起全消化道黏膜反应如口腔溃疡，甚至是严重腹泻、剥脱性肠炎，危及生命。几乎所有化疗药都可引起肝功能受损，肝脏损伤多表现为一过性转氨酶升高。

泌尿系损害：部分化疗药物可引起肾脏损伤，可出现腰痛、血尿、水肿、尿常规异常等。

心脏毒性：可表现为心律失常、心力衰竭、心肌病、心电图出现异常等。

肺毒性：肺损伤可分为肺炎／肺纤维化、急性过敏反应、非心源性肺水肿，可表现为发热、干咳、气急，多急性发病。

神经毒性：部分化疗药物可引起周围神经炎，多表现为指（趾）麻木、腱反射消失、感觉异常。

皮肤毒性：包括脱发、皮疹、皮炎、瘙痒等。

过敏性反应：紫杉醇最常见，很小剂量即可引起超过敏反应，顺铂偶也可发生过敏。

328 化疗中出现恶心、呕吐怎么办

呕吐是患者对化疗药物常见的不良反应。随着对化疗呕吐机制的认识，现在已经开发了很多有效的镇吐药物，极大地缓解了患者的消化道反应，用药后呕吐明显减轻，已经很少有因为长期的消化道反应而不能坚持化疗的患者了。镇吐药物大多是经静脉使用，也有口服制剂，两者可以结合使用；如果止吐效果仍不理想，可以结合地塞米松治疗。

当患者出现恶心呕吐时不要被动地等待医生的帮助，可少食多餐，避免空腹或腹胀。避免太甜太油腻的食物，可饮用清淡、冰冷的饮料，食用酸味、咸味较强的食物，如酸性的水果、硬糖、酸菜等来减轻症状，避免同时口服冷、热的食物，否则易引起呕吐。避免强烈的阳光、嘈杂的声音以及强烈的气味刺激。感到恶心时，让身体放松，并慢慢做深呼吸，看电视、谈话、听

音乐都有助于分散注意力减轻恶心呕吐。当呕吐严重时可予胃复安、维生素 B_6、醋酸地塞米松、5-羟色胺受体拮抗剂等治疗，适当补液或静脉营养治疗。

329 化疗中脱发怎么办，如何预防

　　脱发是化疗中常见的不良反应。化疗药物进入体内会抑制组织的生长，在人体内生长最旺盛的组织最容易被抑制，而这些生长旺盛的组织常见于骨髓、胃肠道黏膜等。发根也是一个生长极为旺盛的部位，因此也容易被化疗药物抑制。化疗后一旦发根生长被抑制就会掉头发，有的人甚至眉毛或其他体毛也掉。但是当化疗结束后这些抑制毛发生长的因素逐渐被解除，发根又会逐渐恢复生长，新的毛发会在化疗结束后重新生长。化疗后出现脱发的现象很常见，化疗中可使用能使头皮温度降到5℃的冰帽，头皮降温使已经接受化疗药物的血液无法大量冲击头发的细胞，患者化疗前亦可剃光头发、佩戴假发套。当然随着科技的进步有些治疗药物已经有所改进，相信治疗后掉头发的现象会逐渐得以改善。

330 化疗中骨髓抑制的表现是什么，怎么处理

　　多数化疗药物可引起骨髓抑制，表现为白细胞、血小板下降，或出现贫血。

　　（1）白细胞减少　化疗过程中白细胞减少会导致被迫减量或

停用化疗，并容易造成严重感染，如果白细胞计数 $<1\times10^9$/L 持续 5 天以上，发生严重细菌感染的概率明显增加。这时可根据白细胞降低的程度选择一些合适的药物。如白细胞计数略微降低，$<4\times10^9$/L 需口服升白药物治疗。当白细胞下降较重时，如 WBC$<3\times10^9$/L 予粒细胞集落刺激因子（G-CSF）治疗，必要时加用抗生素治疗。化疗结束后若白细胞减少，出院后一定要注意自我保护。一旦发现白细胞计数开始降低，及时与医师联系，密切监测白细胞情况，注意保暖及休息，避免去人多的场所，降低感染的风险。

（2）血小板减少　血小板减少会引起出血时间延长。理论上，当 PLT$<50\times10^9$/L 时，会有出血风险，轻度损伤引起皮肤黏膜的淤点，重度损伤引起胃肠道出血；当 PLT$<20\times10^9$/L 时，出血的风险增大，常可以自发性出血，需预防性输入血小板；PLT$<10\times10^9$/L 时容易发生危及生命的中枢系统出血、消化道大出血或呼吸道出血。对于没有出血倾向者，PLT$>20\times10^9$/L，应卧床休息，避免磕碰，使用一些促血小板生长因子的药物如白介素-11（IL-11）治疗，观察病情；有出血倾向或 PLT$<20\times10^9$/L 考虑输注新鲜血小板及止血药物。

（3）贫血　化疗过程中出现贫血，根据贫血程度的不同，医生会给予重组人促红细胞生成素、口服铁剂、维生素，甚至是输红细胞悬液以快速纠正贫血。一般血红蛋白降低可口服补血药物治疗，Hb<70g/L 需输血治疗。

331 化疗中便秘或腹泻怎么办

宫颈癌化疗的患者中，腹泻的发生率约为 75%，主要原因是抗癌药物对肠黏膜细胞的直接抑制或破坏，同时也与肠道继发性感染、情绪紧张等多种因素相关。

腹泻是指排便次数明显超过平时习惯（>3 次 / 日），粪质稀薄，含水量增加，大便可伴有黏液、脓血或未消化的食物。当腹泻大于每日 5 次时应停止化疗并及时治疗。一般停用化疗药物后，肠黏膜细胞迅速修复，腹泻会很快停止，同时应注意消除其他各种不利因素。生活上应注重饮食护理：日常饮食上做到清淡饮食，避免吃油腻、甜腻的食物，避免吃易产气的食物，同时日常饮食上少量多餐，多选择吃一些软食及少渣、低纤维、无刺激性的食物。要注意饮食卫生，重视碗筷的消毒；另外患者在日常饮食上建议多吃一些含钾量高的食物，如香蕉、芦笋、比目鱼等，或口服补钾药物如氯化钾缓释片等；避免吃油腻、油炸食物和太甜的食物，避免食用牛奶及乳制品。当腹泻次数多时还应注意多饮水（2000 ～ 3000mL/ 日），避免腹泻导致脱水情况的发生。对于宫颈癌患者还应注意保持会阴部皮肤的清洁，建议便后温水进行清洗，避免上行感染。当腹泻次数过多且持续大于 2 天者，建议应用药物治疗，如盐酸洛哌丁胺胶囊、蒙脱石散等减低胃肠蠕动的药物，以及双歧杆菌三联活菌肠溶胶囊、地衣芽孢杆菌活菌胶囊等调节肠道菌群的药物。如腹泻迁延不愈应定期检测血、便常规、电解质以确定是否有感染以及是否有电解质紊乱的情况存在，必要时及时就医予以补液、抗炎、补充电解质等对症治疗。

便秘是指排便过程费力，排便时间延长，或虽有便意而欲排不排肛门坠胀者。接受化疗的宫颈癌患者常出现不规律性的大便干结，通常伴有腹胀、腹部不适或疼痛，发生率为15%左右。常见导致便秘的化疗药物如长春碱类药物等。肿瘤患者身体较弱，大多需卧床休息，活动量减少，加之饮食量降低，更容易引起便秘。其他易引起便秘的因素如口服抗呕吐药物盐酸昂丹司琼片（欧贝）、甲氧氯普胺片（胃复安），其便秘发生率约为5%，大剂量有时也可引起一定程度的便秘；饮食因素如饮水量不足，或含纤维素性粗糙食物摄入量不足也会加重便秘情况。

日常生活中预防和调节便秘情况的措施如下：①饮食调节，适当多饮水，少进食精制的食物，选择高纤维素性饮食，如粗粮、蔬菜汁、火龙果汁等。高纤维素性食物能够吸收并维持小肠中的水分，有助于粪块软化，利于排出。②进行适当的运动，有助于胃肠道蠕动，促进排便。③适当使用药物，可在使用化疗药之前预防性应用改善便秘的药物，如乳果糖、麻仁润肠丸、复方芦荟胶囊等。当大便干燥难以排出时可适当使用开塞露等协助排便，必要时可由医护人员进行灌肠处理。

332 哪些药物化疗中会产生手脚麻木，怎么处理

宫颈癌患者在化疗过程中可能出现手足麻木的情况，主要是由化疗药物引起的神经损伤所致，有一些化疗药物如铂类（如顺铂）或者植物碱类抗癌药物（如紫杉醇）等所造成的神经损伤尤为明显。所以有些患者在接受了几次治疗后，会逐渐出现手麻及

脚麻的情况。多数情况下在治疗结束后，手脚麻木症状会逐渐自行好转。如症状较轻，患者应尽量调节自我心情，不要过于紧张和焦虑，有利于症状缓解。同时在化疗期间可辅助应用营养神经的药物，如维生素 B_6、维生素 B_{12} 等，使末梢神经的营养更加充足。除此之外，患者还可根据身体情况使用中医、中药方剂进行全面的调整，当身体各项机能逐渐提高后，手脚麻木的情况也会随之缓解。但如若症状持续加重，药物治疗无效，难以承受时，则需要更改化疗方案。

333 化疗期间及化疗后饮食方面需要注意什么

　　肿瘤属于消耗性疾病，在肿瘤患者中营养不良是常见的。化疗后出现胃肠道不适，轻者有恶心感、厌食，重者则引起剧烈呕吐。此时在饮食方面需要注意尽量以少食多餐，清淡为主，此时不必进高蛋白、高热量食物以免导致积食，引起呕吐。饮食上应注意不吃陈旧变质或刺激性食物，少吃熏、烤、腌泡、油炸、过咸的食品。主食粗细粮搭配，以保证营养平衡。饮食指导：少食多餐，多种方式补充。对于食欲减退的患者来说，每天进餐次数可以不做限制。为鼓励患者进食，在食物的搭配和烹饪方法方面要不断变换花样，以多种方式促进患者的食欲，以补充所需的营养。

　　化疗期间还应注意要有计划地摄入高蛋白、维生素丰富、热量充足的食物。应适当多吃肉、蛋、奶、鱼和豆制品等营养丰富的食品；多吃富含维生素 A、维生素 C 的食物，如绿色蔬菜和水果；不吃过热、过烫、过硬及发霉变质、烟熏火烤的食物。饮食上应针对不同化疗药所引起的患者机体状况，特别是消化系统的变化来确定营养的质与量、饮食的形式及供应途径。肿瘤患者的饮食形式有普通饭、软质饭菜、半流食及流食，并根据患者具体病情及消化、吸收能力而进行选择。对于化疗期间及化疗后的患者，在烹饪食物过程中可适当增加调味品，如增加甜度、咸度、鲜度等以刺激食欲。对于食欲较差的患者，可予以中药进行适当调理。

334 什么是新辅助化疗，哪些患者需要新辅助化疗

新辅助化疗是20世纪80年代提出的新概念，是指恶性肿瘤局部治疗（手术或放疗）前给予化疗，目的是减小肿瘤体积，易于手术施行，并控制亚临床转移，以期提高疗效。新辅助化疗后再行手术治疗与单纯手术治疗相比，前者能提高患者的手术切除率，降低淋巴转移率、宫旁浸润、脉管癌栓等比例，并降低手术难度和风险。

宫颈癌的新辅助化疗是指宫颈癌患者在手术前或放疗前进行全身化疗或者动脉介入化疗。新辅助化疗多用于宫颈癌ⅠB3、ⅡA2期，局部病灶>4厘米（狭义概念的局部晚期宫颈癌），ⅡB早期宫旁部分浸润者，特别是组织学分化差、宫颈腺癌、宫颈腺鳞癌、黏液性腺癌、透明细胞癌等。具体的治疗方案还应根据患者的具体情况由临床医生制订个体化的治疗方案。

335 化疗结束后可以应用哪些辅助药物

化疗辅助药物的应用在一定程度上减轻了化疗药物引起的毒性反应，从而提高药物治疗效果和患者的依从性。常见的化疗药物引起的不良反应有胃肠道反应、骨髓抑制、心肺毒性、肝肾功能损害、神经毒性、泌尿生殖系统毒性、皮肤黏膜损害、过敏及其他不良反应。

化疗辅助药物包括保肝药、抑酸药、止吐药、升白细胞药、扶正祛邪中成药、生物免疫调节剂、神经营养类药物等。

化疗药物在杀死肿瘤细胞的同时会对肝细胞有毒性作用，可引起肝细胞损伤、变性、坏死致胆汁淤积。保肝药物的应用可明显降低化疗药物性肝损害的发生率，使受损肝脏迅速恢复正常而不影响化疗周期的按时进行，从而保证了化疗的有效性和安全性。

对于胃肠道反应较重的患者可应用奥美拉唑肠溶片等抑酸药物有效改善胃部不适症状。对于呕吐症状较重的患者可选用 $5-HT_3$ 受体拮抗剂（如盐酸昂丹司琼）。与传统止吐药相比，$5-HT_3$ 受体拮抗剂在防治化疗所致呕吐方面效率高、耐受性好，目前被临床作为治疗呕吐的常用药物。

扶正祛邪中成药不仅能提高机体免疫力，增强机体对肿瘤的主动抵抗能力，还能在一定程度上杀死肿瘤细胞，且不良反应较轻，因此临床应用广泛。但这些中成药绝大多数在抗肿瘤作用方面仅能起到辅助治疗的角色，且价位普遍偏高，给患者带来了一定的经济负担。

　　生物免疫调节剂也是肿瘤综合治疗的一部分，能够提高机体抗肿瘤能力，控制肿瘤细胞生长，改善患者生存质量。

　　具体化疗前后需要什么辅助用药，还需要根据患者的具体治疗情况以及病情由临床医生进行有效的选择及搭配。

（夏　宁　李　雪　陈　娇　焦思萌）

靶向治疗

336 靶向治疗是什么

靶向治疗是指通过基因或者分子选择，针对性地发现并杀死肿瘤细胞。靶向治疗的不良反应相对小，在延长生命的同时提高了生活质量。通俗地讲，就是只针对肿瘤细胞的治疗，避免了传统肿瘤治疗中"杀敌一千，自损八百"的局面出现。

337 靶向治疗常见药物有哪些

目前临床上常用的分子靶向治疗药物分为五大类：第一类是单克隆抗体，如西妥昔单抗、帕妥珠单抗等；第二类是酪氨酸激酶抑制剂，如恩曲替尼或拉罗替尼等；第三类是血管生成抑制剂，如甲苯磺酸索拉非尼；第四类是细胞分化诱导剂，如维A酸类；第五类是PARA抑制剂，如奥拉帕利或尼拉帕利。

338 哪些宫颈癌患者禁忌靶向治疗

绝对禁忌证：靶向药物相应靶器官或靶向受体表达阴性。

相对禁忌证：①宫颈癌早期有手术条件，或中晚期可通过联

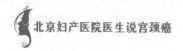

合放化疗治疗；②身体状况差，无法耐受靶向治疗，或靶向治疗联合放化疗；③无法承受靶向治疗费用。

339 靶向治疗应该注意什么

靶向治疗期间要合理安排作息时间，规律生活，增加营养，保持心情舒畅。还要在医生指导下定期监测相应化验检查，如血尿常规、肝肾功能、凝血功能等。

340 靶向治疗有什么不良反应

分子靶向药物的治疗不是以病理类型为导向，而是以靶点为指征。许多分子靶向药物都明确规定了在使用前必须进行靶点检测，根据检测结果决定患者是否适合应用。应注意检测技术方法是否可靠。对于生物标志阳性的患者，也需要注意临床情况是否适合应用靶向药物。

靶向治疗的不良反应：一般而言，分子靶向药物的不良反应较轻。但当药物长期使用时，一些新的不良反应可能会显现出来。靶向药可能存在一些特殊的或少见但后果严重的不良反应。分子靶向治疗尽管安全性较佳，但其作用机制、不良反应处理都与细胞毒类药物有区别，并且每类药物的机制和不良反应差别较大，有些毒副作用同样可以危及患者生命，应定期监测相应化验检查，如血常规、尿常规、肝肾功能、凝血功能，出现严重的反应及时向医师反映，做出减量或停药决定。

靶向药与细胞毒类药物相比确实在某些情况下存在显著优势，并且涉及新的治疗理念，所以患者或家属经常对靶向药抱有过高的期待。这类药价格较为昂贵，并且常不在医保范围内。所以在治疗时，患病家庭应对此有一定了解和认识，考虑家庭经济承受能力和持续治疗的可行性等因素。另外，国内昂贵的靶向药物一旦上市，一般中华慈善总会有对此药的慈善援助计划，但前提也是要服用到一定价格后并且疾病一直在控制中才可申请后续免费用药，申请中需要哪些条件和注意事项，可到相应药物官网进行了解或直接拨打慈善总会电话咨询。

341 哪些宫颈癌患者适合接受靶向治疗

目前，应用于宫颈癌领域的靶向治疗药物主要有以下几种：抗血管生成药物（贝伐珠单抗）、酪氨酸激酶抑制剂（拉罗替尼、恩曲替尼）、表皮生长因子受体抑制剂（曲妥珠单抗、西妥昔单抗、吉非替尼、厄洛替尼等）、多聚 ADP– 核糖聚合酶抑制剂（奥拉帕利、尼拉帕利等）。虽然这些表靶向药物在临床研究中显示了较好的疗效，但目前常用的靶向药物主要为贝伐珠单抗。在美国国家综合癌症网络（NCCN）指南中，复发和转移性宫颈癌的一线化疗方案中已经增加了贝伐珠单抗；同时，该指南提到对于 NTRK 基因融合的复发性宫颈癌患者拉罗替尼或恩曲替尼也是有效的。

在临床上，适合接受靶向治疗的宫颈癌患者需具备以下条件：中晚期宫颈癌或者复发患者；靶向药物相应靶器官或靶向受体表达为阳性；身体状况可耐受靶向治疗，或靶向治疗联合放化疗；经济条件可承受靶向治疗费用。

342 宫颈癌免疫治疗临床上有何进展，应用条件

免疫治疗是一种新的治疗癌症的方法，其原理主要是依靠机体免疫系统识别并杀灭肿瘤细胞。免疫治疗主要目的是想方设法激活机体对肿瘤细胞的免疫活性，其中包括应用活性疫苗、李斯特菌（一种革兰氏阳性细菌，可激活机体细胞免疫）、免疫检查点抑制剂（PD-1 抑制剂和 PD-1 抗体）、CTLA-4 抗体、肿瘤浸润淋巴细胞等。不过，目前这些治疗手段大多还处于临床试验阶段。

免疫检查点抑制剂是最接近于临床应用的免疫疗法。在 2018 年，帕博利珠单抗注射液（Keytruda）率先获得美国 FDA 批准，用于二线治疗复发或转移性宫颈癌患者。其应用条件为：复发性或转移性宫颈癌女性；化疗效果欠佳；且证实肿瘤表达 PD-L1 基因。目前，在我国该药物已被批准用于黑色素瘤、非小细胞肺癌和食管癌患者。

好消息是，2021 年国家药品监督管理局药品审评中心（CDE）正式批准免疫检查点抑制剂巴替利单抗（Balstilimab）用于治疗晚期宫颈癌的临床试验。让我们看到了国内宫颈癌患者接受免疫检查点抑制剂治疗的曙光。

343 宫颈癌免疫治疗联合放、化疗有何进展

理论上，免疫治疗和放射治疗的结合可以提高肿瘤治疗的效果。因为辐射可能导致肿瘤细胞死亡而释放抗原物质，从而激活机体对肿瘤的免疫反应，因此许多学者期待该组合能取得 1+1>2 的效果。目前许多该方面的临床试验取得了较好的疗效，但尚缺乏大规模的临床研究结果证实该组合在治疗宫颈癌中的效果。

免疫治疗联合化疗方面，免疫检查点抑制剂仍然被寄予厚望，帕博利珠单抗（可瑞达；Keytruda）联合铂类化疗（紫杉醇＋顺铂，或紫杉醇＋卡铂）加用或不加用贝伐珠单抗（bevacizumab）用于一线治疗复发/转移性宫颈癌患者的关键3期临床试验中初步取得了积极的结果。该研究是评估免疫疗法在宫颈癌一线治疗的疗效和安全性的首个临床研究，这也意味着，对于复发和转移性宫颈癌患者，免疫治疗联合铂类化疗有望成为一线治疗手段。

总之，免疫疗法联合放化疗在宫颈癌的治疗中充满希望而又任重道远。

（阴进兰　谢云凯）

344 什么是肿瘤介入治疗

介入治疗就是在不开刀暴露病灶的情况下，在血管、皮肤上做直径几毫米的微小通道，或经人体原有的管道，在影像设备（血管造影机、透视机、CT、MR、B超）的引导下对病灶局部进行治疗的创伤最小的治疗方法。对许多以往临床上认为不治或难治之症，尤其在肿瘤的诊疗方面，介入治疗已成为现代医院临床治疗的重要手段之一。

345 肿瘤介入治疗的机制是什么，有什么作用

肿瘤介入治疗主要基于大多数恶性肿瘤的供养血管多为动脉，经动脉选择性插管灌注化疗药物及栓塞肿瘤的供养血管，一方面可以大大提高肿瘤内的药物浓度；另一方面切断肿瘤的营养来源，促进肿瘤缺血坏死，这样的双重打击使其疗效较全身化疗明显提高，且不良反应减少。另外，肿瘤供血动脉灌注化疗及栓塞的机制还包括：①灌注化疗及栓塞使肿瘤细胞的膜通透性增加，便于抗癌药物进入细胞内，从而提高了药物的疗效，加速了肿瘤细胞的坏死；②术前进行供血动脉栓塞，便于手术时分离宫

旁组织，减少手术损伤，同时，也便于减少术中出血；③术前供血动脉栓塞，可使原发灶缩小或坏死，利于术中切除瘤体或降低手术难度。

346 肿瘤介入治疗的途径是什么

（1）血管性介入治疗是在肿瘤供血动脉内灌注抗癌药物及血管堵塞性物质，使药物直接作用于病灶局部。血管性介入治疗包括肿瘤动脉化疗术、栓塞术和化疗栓塞术。

（2）非血管性介入治疗是指在医学影像设备如 X 射线、CT、B 超、MRI 的导引下，利用各种器械，通过血管以外的途径，如经人体生理腔道的自然开口或直接经皮穿刺脏器，对许多疾病进行诊断和治疗的技术。

347 宫颈癌在什么情况下需要介入治疗

子宫颈晚期癌、复发癌与难控制癌的姑息治疗、宫颈癌大出血的栓塞治疗或者用于局部进展期宫颈癌的术前新辅助化疗，配合根治术，是一种有效的方法。

348 宫颈癌怎样介入治疗

经过 30 余年的研究，介入治疗已形成了三大体系，即动脉灌注化疗、动脉栓塞和动脉栓塞化疗。其中的血管介入化疗和栓塞为宫颈癌治疗提供了新的手段。子宫内的血管分布为宫颈癌的介入治疗提供了理想的血管解剖学基础，因为子宫动脉起自髂内动脉前干，主要为子宫供血，所以灌注时首选髂内动脉前干。近年还有研究指出，在做髂内——子宫动脉栓塞或化疗栓塞术时，如发现卵巢动脉参与供血，补充做卵巢动脉栓塞术是有价值的。

349 宫颈癌介入治疗的效果怎么样

由于化疗药物的抗癌效果在一定范围内与其浓度成正比，且局部高浓度用药比药物作用持续时间更加重要。在一定范围内局部浓度提高1倍，杀灭癌细胞的数量可提高10～100倍。而通过介入技术经子宫动脉局部应用大剂量、高浓度化疗药物，既增加了在肿瘤组织及邻近器官组织内抗癌药物作用的浓度，延长了药物的作用时间，还减少了药物与血浆蛋白结合的概率，同时也避免了药物代谢的首过效应，以及减少淋巴结转移和亚临床播散。

由于子宫动脉的子宫颈支为宫颈癌癌灶提供血供，所以局部应用大剂量、高浓度化疗药物栓塞子宫动脉后，使癌灶缺血、缺氧，并且被大剂量、高浓度的药物包裹，从而增加了药物对肿瘤细胞的杀伤作用。局部灌注栓塞还可以减少淋巴结转移，同时又可以起到减少全身化疗的毒性反应、不良反应及亚临床转移灶的作用。另外，化疗药物经过全身二次循环还可有效地杀灭体内微小转移灶。动脉灌注化疗栓塞术配合根治术是一种有效的治疗方法。

　　近年来在宫颈癌的介入治疗方面新辅助化疗应用较多，大量研究证明这种方式不仅能够缩小宫颈癌肿瘤的体积，还能消灭癌灶周围的微小转移灶和淋巴结亚临床转移灶，而且在控制术中、术后医源性转移，降低手术并发症，改善肿瘤的分期等方面，为手术治疗创造机会，尤为重要的是动脉化疗栓塞配合手术治疗是提高宫颈癌生存率的较理想方式。宫颈癌术前进行动脉化疗是一种有效的辅助治疗方法。但介入治疗对恶性肿瘤的消退和缓解作用是短效的，且机制尚未完全明确。

350 宫颈癌患者介入治疗有哪些注意事项

　　碘过敏者；严重的心、肝、肾功能不全者；严重的凝血机制障碍或重度贫血者；全身急性感染或穿刺部位感染者；宫颈癌全身转移者为宫颈癌介入治疗禁忌。

　　术前要进行支持治疗改善患者的一般情况；和患者家属谈话说明介入治疗的必要性和危险性，并在知情同意书上签字；做血常规、凝血功能、心电图、肝肾功能、胸片检查；术前 4 小时禁食；地西泮术前半小时肌注，做麻醉剂及造影剂过敏试验；穿刺部位备皮、术中术后留置导尿管。

　　术后处理及注意事项：卧床制动最少 8 小时，一般 24 小时，并注意穿刺点有无出血或血肿及足背动脉搏动情况和末梢皮肤颜色。术后静脉给予抗生素抗炎和水化治疗 3 天，液体量每天 1500 ～ 2000mL，并注意观察生命体征。出现术后反应，如恶心呕吐、发热或头痛可给予止吐、退热和镇静药对症治疗。术后

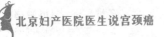

5～7天抽血查血常规和肝肾功能，了解术后患者的身体变化情况，以便及时对症治疗。

351 宫颈癌患者介入治疗常用到哪些药物

丝裂霉素、博来霉素、顺铂、长春新碱、5-氟尿嘧啶、表阿霉素、卡铂、氨甲蝶呤、多柔比星、足叶乙甙等，单一或联合用药。

352 介入治疗可以代替放疗吗

介入治疗不能作为单独的治疗手段，还需进一步做其他方法的治疗。因为盆腔脏器有着广泛的侧支循环，当肿瘤主供血管被阻断，暂时使肿瘤组织缺血坏死，但广泛的侧支循环会很快建立，形成新的肿瘤供血血管，使肿瘤生长，所以及时联合放射治疗可以进一步加速肿瘤的坏死，局部肿瘤血管进一步减少，使侧支循环建立困难，利于肿块短时间内消失。这样可能尽量使患者达到无癌生存，以提高治疗效果。

（刘志茹）

核素治疗及射频治疗

353 什么是放射性核素治疗

放射性核素肿瘤治疗是一种系统特异性的靶向治疗，其主要是利用载体或采取介入措施，将用于治疗的放射性药物定向运送到病变组织和细胞，通过该处组织与细胞主动摄取放射性药物，使放射性核素的照射剂量主要聚集于肿瘤组织内，通过放射性核素衰变时释放出的短射程的 α、β 射线，俄歇电子，内转换电子产生的生物电离作用，导致受照范围内局部组织细胞繁殖能力丧失、代谢紊乱、细胞衰老或凋（死）亡，从而达到治疗目的，这一方法综合了放射治疗和靶向治疗的优势，对肿瘤细胞起到选择性杀伤的作用。

354 宫颈癌使用放射性核素治疗有效性和安全性如何

正常细胞和病变的细胞群体对核素射线的敏感性不同，一般细胞分裂活性越大对射线越敏感，浓聚放射性核素的能力也越强，因而射线破坏或抑制病变组织的同时对正常组织可不发生或仅发生轻微的损伤。

靶向性　病变组织能高度特异性浓聚放射性药物，疗效好，

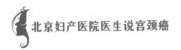

毒副作用小。

持续性低剂量率照射　浓聚于病灶的放射性核素在衰变过程中发出射线对病变细胞进行持续的低剂量率照射，使病变组织无时间进行修复。

高吸收剂量　内照射治疗的吸收剂量取决于病灶摄取放射性核素的多少和放射性药物在病灶内的有效半衰期。

355　放射性核素治疗的适应证和禁忌证

适应证：子宫颈晚期癌、复发癌与难控制癌的姑息治疗或者用于局部进展期宫颈癌的术前新辅助化疗。

禁忌证：肿瘤组织质脆、穿刺易出血；患者处于衰竭状态；肿瘤伴有感染或溃疡者；妊娠及哺乳期妇女；血象低于正常者。

356　什么是射频治疗

射频是一种频率达到每秒 15 万次的高频振动。人体是由许多有机和无机物质构成的复杂结构，体液中含有大量的电解质，如离子、水、胶体微粒等，人体主要依靠离子移动传导电流。在高频交流电的作用下，离子的浓度变化方向随电流方向为正负半周往返变化。在高频振荡下，两电极之间的离子沿电力线方向快速运动，由移动状态逐渐变为振动状态。由于各种离子的大小、质量、电荷及移动速度不同，离子相互摩擦并与其他微粒相碰撞而产生生物热作用。由于肿瘤散热差，使肿瘤组织温度高于其邻近正常组织，加上癌细胞对高热敏感，高热能杀灭癌细胞，肿瘤细胞对热的耐受能力比正常细胞差，局部加温至 39 ～ 40℃可使癌细胞停止分裂，达 41 ～ 42℃时可致癌细胞死亡或引起其 DNA 损伤，49℃以上发生不可逆转的细胞损伤。多极射频肿瘤消融术的原理是在 CT、彩色 B 超的引导下，将多极子母针消融电极准确刺入肿瘤部位，射频消融仪在电子计算机控制下将射频脉冲能量通过多极针传导到肿瘤组织中，使肿瘤组织产生局部高温（70 ～ 95℃），从而达到使肿瘤组织及其邻近的可能被扩散的组织凝固坏死的目的。

357 射频治疗对宫颈癌有效吗，哪些患者能做射频治疗

巨块型宫颈癌（肿瘤直径≥ 4 厘米包括局部晚期），手术前或根治性的放疗前，先用射频治疗技术将巨块肿瘤组织去除，有可能会提高放疗效果，减少放疗并发症。

（刘志茹）

中医治疗

358 中医药可以抗肿瘤吗

中医在千百年来的传承过程中，很早就注意到了"癌症"，比如，我国最早的中医经典著作《黄帝内经》《难经》以及马王堆汉墓出土的《五十二病方》中，都明确记载有"积""聚""症瘕""肥气""伏梁"等与现代肿瘤相似的描述。其中《灵枢·水胀》记载："石瘕生于胞中，寒气客于子门，子门闭塞，气不得通，恶血当泻不泻，衃以留止，日以益大，状如怀子，月事不以时下，皆生于女子，可导而下。"其中"石瘕"的表述与现代医学所讲的子宫肌瘤、宫颈癌等子宫肿瘤相似。

中医认为癌症产生的根本原因是正气（阴、阳、气、血）不足、邪气（内生或外侵）郁留（气滞结，血瘀阻，痰湿留，痰热停，湿热蕴，火热毒，寒暑风燥，环境污染，药食之毒），可通过扶正祛邪的方法调整病理体质，从而达到有效预防癌症发生的目的。如以健脾补肾为主的中药可通过增强免疫功能、提高机体适应性、改善内分泌功能、抑制肿瘤细胞端粒酶活性、平衡微量元素、抗自由基损伤、抑制肿瘤血管生长等多种途径发挥防癌抗癌效应。

宫颈癌的治疗首先要遵循以手术为主，放化疗为辅的治疗原则，但由于每种治疗方法都有优点和不足，适当采用联合治疗将会有效提高疗效、降低不良反应，实现综合治疗。尽管中医药治疗不能替代疗效肯定的西医放疗、化疗及手术治疗，但在增强患者体质、提高生活质量、延缓生存期限等方面仍有确切作用。目前对于肿瘤的治疗，中医强调在辨证施治原则基础上，采用中药内服与外治两种途径进行综合治疗。

359　中医治疗宫颈癌的优势

在长期实践过程中，中医药积累了大量治疗妇科疾病的验方，临床疗效确切。对于宫颈癌的治疗，中医多采用内服与外治相结合的方法，通过扶正祛邪、攻补兼施、治标与治本相结合等措施，可有效减轻宫颈癌患者化疗和放疗的不良反应，并在一定程度上使宫颈癌患者的癌灶得到控制、癌肿缩小、症状减轻，对于延长患者生命和保证生存质量具有积极意义。

（1）手术前后的中医药治疗：癌症术前根据中医辨证施治，如正气不足，可以补益气血，调和阴阳，提高患者自身抵抗能力，从而耐受各种手术的打击。术后放化疗前大多气血不足，脾胃失调，要以健脾益气理气消食为治疗原则。

（2）减轻化疗不良反应：化疗不良反应都为全身性，主要有骨髓抑制、胃肠道反应、肝功能损伤、心脏毒性、肾脏功能受损、神经系统损伤、脱发等。中医治疗可辨证使用补骨脂、灵芝、枸杞子、当归、黄芪、鸡血藤、阿胶等以补肾生血；应用人参、党参、白术、茯苓、红枣、甘草、制半夏、广木香、佛手、薏苡仁、

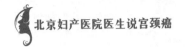

鸡内金、麦芽、白芍、元胡等以健脾和胃、理气止痛；应用郁金、梅花、姜黄、党参、白术、淮山药、水飞蓟、五味子、垂盆草、鸡骨草、平地木等以疏肝健脾利湿，缓解肝功能异常。

（3）减轻放疗不良反应：中医认为放疗属于火热损伤，可损伤人体津液和气阴，常用养阴生津和益气养阴方法进行治疗。可在辨证基础上，使用百合、西洋参、新鲜铁皮石斛、铁皮石斛花、三七花、北沙参、麦冬等。

（4）减少手术、放化疗后癌症复发和转移：常采用扶正培本的治疗方法，重点在调理脾胃，补益元气。

（5）术后和放化疗期间患者往往容易出现过度疲乏，身体消耗，营养不良，免疫功能下降，血细胞特别是白细胞减少，悲观心理等多种不适，针对以上情况中西医综合治疗往往效果确切。

（6）晚期宫颈癌的姑息治疗、放化疗配合中药可以有效减轻症状，稳定癌肿，提高生存质量，延长生存时间。

基础和临床研究均表明，中药可通过多靶点、多途径、多环节综合起效而达到防治宫颈肿瘤的目的。

360 中医能配合其他治疗一同进行吗

国内医疗界基本达成共识，认为中医不仅可以配合放、化疗，而且可以有效减轻放化疗的毒副反应，并且对放化疗有增敏作用，有利于完成治疗，提高治愈率和生存率。

美国国家补充和替代医学中心定义的"癌症的补充和替代医学"（CAM），同样认可癌症患者在治疗过程中，使用草药、针

刺、推拿和按摩等治疗方法。由此可见，中医配合其他治疗一同
进行完全没问题。

361　一些中医保健品对宫颈癌患者有益吗

不确定。中医保健品品种繁多，效果不清，很难推荐。

362　宫颈癌治疗后下肢淋巴水肿中医有什么治疗方法

中医药治疗下肢淋巴水肿具有丰富的经验。中医理论认为下
肢淋巴水肿的核心病机是水湿内阻。急性期以利湿消肿、活血化
瘀为主，恢复期则以利湿消肿、健脾益气为主，配合中药外洗，
效果明显。摘取 2 方如下。

主治放射性下肢浮肿（淋巴回流受阻）： 木瓜 9g　牛膝
9g　桑枝 30g　丝瓜络 6g　鸡血藤 15g　路路通 12g　络石藤
9g　薏米 12g　防己 9g　泽泻 9g　龙葵 15g　忍冬藤 15g　赤芍
9g　桃仁 9g。

主治淋巴回流障碍、下肢及小腿浮肿： 牛膝 9g　木瓜 9g　桑
枝 30g　路路通 9g　穿山甲 6g　泽泻 9g　皂角刺 6g　地龙
9g　鸡血藤 15g　生薏米 15g　猪苓 9g。

363　宫颈癌放射性膀胱炎有什么中药经验方

经过多年实践，中医药学者在宫颈癌放射性膀胱炎的中医药

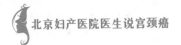

治疗方面积累了不少经验，并形成了几个疗效确切的经验方。以下中药经验方仅供参考（需中医大夫辨证加减处方）。

（1）治疗放射性膀胱炎处方，采用凉血泻火养阴之法，临床可采用槐花散、猪苓汤和小蓟饮子加减治疗：如木通6g　车前子6g　甘草梢9g　瞿麦9g　栀子6g　川萆薢12g　赤小豆12g　黄檗9g　白茅根15g　六一散9g　大蓟9g　小蓟9g。

（2）主治放射性膀胱炎（尿血）：白茅根30g　小蓟30g　生地15g　草木通3g　知母9g　竹叶9g　藕节15g　瞿麦15g　扁蓄9g。

364　宫颈癌放射性肠炎有什么中药经验方

经过多年实践，中医药学者在宫颈癌放射性肠炎的中医药治疗方面积累了不少经验，并形成了几个疗效确切的经验方。以下中药经验方仅供参考（需中医大夫辨证加减处方）。

（1）治疗直肠炎（出血性）：地榆15g　槐花15g　小蓟30g　椿皮15g　仙鹤草30g/ 灌肠用（每天一服，每次40～50mL，保留20分钟）。

（2）主治放射性直肠炎（下坠、大便次数多、便黏液或便血）：①地榆15g　槐米15g　败酱草15g　黄连9g　地丁9g　马齿苋30g　白头翁15g　木香5g　槟榔15g（此方口服用）。②黑降丹灌肠：10mL灌肠，每日一次。

（3）主治放射性直肠炎、下坠、腰痛、腹泻不止、便脓血：木香9g　马尾连9g　当归9g　赤芍9g　槟榔9g　地榆炭9g　生地炭9g　扁豆9g　陈皮9g　薏米30g　诃子9g　甘草9g。

（4）主治放射性直肠炎、下坠、腰痛、腹泻不止：党参 9g　白术 9g　茯苓 9g　扁豆 9g　陈皮 9g　诃子 9g　薏米 12g　黄连 9g　罂粟 4.5g。

（5）主治放射性直肠炎的直肠狭窄：大黄 9g　党参 9g　白术 9g　茯苓 9g　槟榔 9g　肉苁蓉 30g　郁李仁 15g　当归 6g　赤芍 6g　莱菔子 9g　甘草 9g　夏枯草 9g　马尾连 9g。

（张　煦　王景尚　孙小红）

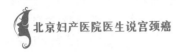

365 什么是临床试验

临床试验是医学研究的重要组成部分。未上市的新治疗手段虽然在动物身上已经进行了试验确认了其有效性和安全性（临床前研究），但是鉴于人和动物的差异，还需在人体（患者和健康志愿者）上做进一步的试验确认其安全性和有效性，从而帮助医生找到预防、筛查、诊断和治疗疾病的最佳方案。新的治疗手段包括新药物、新手术方式、新医疗器械等。对于肿瘤患者，在就医过程中可能会被医生询问是否愿意参加临床试验，这里所谓的临床试验大多数是药物临床试验。一些新药在上市之前都需要进行临床试验，证实或揭示试验药物的作用、不良反应及／或试验药物的吸收、分布、代谢和排泄，目的是确定试验药物的疗效与安全性。

366 临床试验分为几期

临床试验一般分为Ⅰ期、Ⅱ期、Ⅲ期、Ⅳ期，每个分期都有不同的目的。下面分别简单介绍临床试验的四个分期。

Ⅰ期：通常受试者较少，对 20 ～ 30 名健康志愿者（对肿瘤药物而言通常为肿瘤患者）进行给药，研究药物在人体内的吸收、分布、代谢及排泄规律，同时也要对药物的安全性进行评估以确定安全剂量范围及相应的副作用，但由于时间、规模等的限制，在这一阶段并不能发现所有的不良反应。Ⅰ期临床试验可以为Ⅱ期临床试验的用药方案及剂量提供依据。

Ⅱ期：受试者不少于 100 例，以特定人群为对象进行给药，初步评价药物对患者治疗作用和安全性，由于试验组的规模逐渐增大，一些少见的副作用也逐渐被发现。

Ⅲ期：受试者不少于 300 例，仍以特定人群为对象，进行扩大的多中心临床试验，最终确证药物的有效性，安全性，监控不良反应并评价受益与风险关系。它是药物治疗作用的确证阶段，也是为药物注册申请的审查提供充分依据的关键阶段。

Ⅳ期：经历了Ⅰ期到Ⅲ期的临床试验，新药在批准上市后进行的进一步研究，其目的是考察在广泛使用条件下的药物的疗效和不良反应、评价在普通或者特殊人群中使用的受益与风险关系以及改进给药剂量等。

367　参与临床试验对患者有什么好处

临床试验对于医学的发展意义重大，作为患者参加临床试验又能从中获得哪些好处呢？首先，临床试验意味着对于某些疾病有了新的治疗方法，对于晚期癌症患者或者对现有药物耐受的癌症患者来说，这无疑是一种希望。其次，临床试验中相关的药物和检查费用是全免或减免的，而癌症的手术、药物等治疗费用普遍偏高，参加临床试验对于经济条件较差的家庭来说可以减轻负担，也对长期治疗争取了可能性。最后，临床试验一般都是在大型的三甲医院开展实施的，有相关领域权威专家参与，作为患者有机会接触到更好的医疗资源，对疾病的诊治有很大的帮助。

（金　悦）

晚期宫颈癌镇痛

368 什么是癌性疼痛

疼痛是不少恶性肿瘤的晚期表现，癌性疼痛多为原发肿瘤或转移灶迅速生长、浸润、牵拉脏器包膜、侵蚀含有神经的组织或压迫神经所致，部分因骨转移引起骨破坏所致。

369 晚期宫颈癌疼痛怎么治疗

药物治疗是癌症止痛的主要方法。癌症止痛用药必须遵循以下原则。

（1）按阶梯用药。选择止痛药要根据疼痛程度由弱到强，逐渐增加。首先选择非阿片类止痛药，代表药物是阿司匹林肠溶片，用于轻度疼痛，为一阶梯止痛。如果一阶梯止痛不理想，则使用二阶梯止痛药物（代表药物是可待因、盐酸曲马多缓释片、盐酸羟考酮缓释片等），即在非阿片类止痛药物的基础上加弱阿片类止痛药。如果二阶梯止痛不理想，使用三阶梯止痛药（代表药物是吗啡），即强阿片类止痛药。使用强阿片类止痛药时可加用非阿片类止痛药。非阿片类止痛药可以增加阿片类止痛药的止痛效果，特别对骨性疼痛及神经性疼痛的患者效果更为明显，并

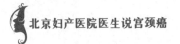

可减少阿片类止痛药的剂量。辅助药物可以改善癌痛患者常发生的其他症状。下图是三阶梯止痛的模式图：

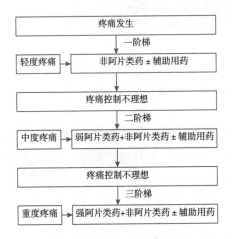

（2）按时用药。止痛剂应有规律地按时给予，不要等患者疼痛再次发生时才给。应在前次药物作用消失前给药，以维持有效的血药浓度，有效缓解疼痛、控制疼痛。

（3）首选口服给药。长期接受止痛治疗的患者应首选口服给药。口服给药经济、方便、效果好、不良反应小，患者可以自己掌握，不需要他人的帮助。阿片类药物口服给药吸收慢，峰值低，不容易产生药物依赖性。如果患者呕吐严重、神志昏迷、吞咽困难，不能口服给药时，可选择外用方法，如直肠给药等。

（4）个体化原则。个体对阿片类药的敏感程度不同，没有固定的标准剂量，患者的药物剂量应以达到有效的镇痛为标准，不应受所谓的极量限制。如吗啡用量在 10 ～ 60mg 之间选择，绝大多数患者可以缓解疼痛，个别患者用量可达 200 ～ 400mg。对每一例患者应摸索出合适的个体化药物剂量。

370 晚期宫颈癌疼痛常用的镇痛药物有哪些，各有什么优缺点

晚期宫颈癌镇痛首先选择非阿片类止痛药，代表药物是阿司匹林、扑热息痛、布洛芬、芬必得、吲哚美辛等，用于轻度疼痛，为一阶梯止痛。如果一阶梯止痛不理想，则使用二阶梯止痛药物，代表药物是可待因、盐酸曲马多缓释片、盐酸布桂嗪等。如果二阶梯止痛不理想，使用三阶梯止痛药，为强阿片类止痛药，如吗啡、杜冷丁。

非阿片类止痛药存在最大有效剂量的问题，强阿片类药物无最大有效剂量的问题，但可产生耐受，需适当增加剂量以克服耐受现象。杜冷丁由于其代谢产物毒性大等因素，未被推荐用于控制慢性疼痛。

371 晚期癌症患者止痛使用吗啡的注意事项

吗啡常常是晚期癌症止痛的最佳选择，尤其是口服缓释制剂，应用较为方便；吗啡不良反应较多，临床使用吗啡应注意以下问题。

（1）用法用量

①小剂量开始，首选剂量 5 ～ 10mg，12 小时用药一次。

②首选口服给药；如果存在肠梗阻、呕吐、意识不清等情况，可改用外用药或皮下、肌注或静脉给药；12 小时用药一次。皮下用量应是口服用药的 1/3 量。

③肾功能不全的患者，由于吗啡代谢产物的蓄积，吗啡用药量不宜过高，给药间隔要延长。

④有规律地增加用药量；绝大多数患者在 5 ～ 60mg 范围内选择，逐渐加量直到疼痛缓解。

⑤疼痛患者用吗啡期间如果接受放、化疗治疗，疼痛症状好转，可减低吗啡用量的 1/2，但不能停药。停止放、化疗后，疼痛加重者，可增加吗啡用量的 2/3；对未予放、化疗、持续疼痛的患者，吗啡剂量选择在疼痛控制的范围内。

（2）不良反应

①便秘：便秘是吗啡类镇痛药的常见不良反应，加之晚期癌症患者活动少，进食少，食用纤维素少，加重便秘的发生，所以口服吗啡的同时需服用缓泻剂，预防便秘；常用的缓泻剂有番泻叶、氢氧化镁、液体石蜡、硫酸镁等。

②恶心、呕吐：服用吗啡后 50% ～ 60% 的患者有不同程度的恶心、呕吐，可选用甲氧氯普胺、维生素 B_6、三氟拉嗪等。

③嗜睡：服用吗啡后，部分患者出现不同程度的嗜睡和头晕，可发生在第一次使用后或多次使用后，可通过减少药物剂量或延长给药时间得到减轻。

④呼吸抑制：呼吸抑制是使用吗啡过程中潜在的严重并发症，通常发生在使用吗啡剂量过大的患者，出现呼吸抑制时，可用 1∶10 盐酸纳洛酮稀释后缓慢静脉滴注，昏迷的患者需要行气管

切开。

⑤急性中毒：急性中毒表现为呼吸抑制、昏迷、缩瞳和消化道痉挛，治疗选用阿片类药物拮抗剂盐酸纳洛酮注射液，盐酸纳洛酮注射液能阻止并取代阿片样物质同受体结合，阻断其作用，迅速消除中毒症状。

（3）身体依赖和耐药性

阿片类药物使用过程中可出现身体依赖和耐药性，是使用这类药物过程中正常反应；身体依赖是指治疗突然停止时出现戒断综合征；耐药性是指随着药物的重复使用，药效降低，需要增加药物剂量或缩短给药间隔，才能维持原效果。

（4）精神依赖性

精神依赖性即所谓的成瘾问题，临床观察及研究发现：吗啡用于癌痛治疗，根据疼痛程度有规律地加减剂量，不会产生药物成瘾性。

372　宫颈癌镇痛需要终身用药吗

有些患者及家属担心一旦使用阿片类药物，就可能终身需要用药。事实上，只要疼痛得到满意控制，可以随时安全停用阿片类镇痛药或换用非阿片类药物。突然停药可能会出现戒断综合征，故建议对长期大剂量用药的患者逐渐减量停药。

（李　霞(小)　姜　艳　孔为民）

宫颈病变与生育功能

——生育篇

373 妊娠期女性会患宫颈癌及其癌前病变吗

妊娠期宫颈癌是指妊娠期、产褥期和产后 6 个月内发现的宫颈癌，发生率为 1/5000 ～ 1/1000，1% ～ 3% 的宫颈癌在妊娠期被诊断。因此，应特别重视备孕及妊娠期的宫颈癌筛查。

一方面妊娠期女性同正常女性一样，都会暴露在宫颈癌致病因素下，妊娠期不是宫颈癌的保护因素，并不能减少宫颈癌发生的概率。另一方面，女性妊娠期体内雌激素水平较非孕期高 25 ～ 40 倍，雌激素能促进子宫及阴道组织的生长和刺激宫颈上皮增生，这就会使孕妇子宫颈上皮显著增生，甚至发生类似不典型增生或原位癌的改变，但一般在产后可逐渐恢复正常。因此，妊娠期女性也会患宫颈癌及其癌前病变，更应该引起女性关注。

由于宫颈癌的症状与先兆流产或前置胎盘很相似，都以阴道流血居多，所以妊娠期女性往往忽略宫颈癌的发生，导致病情延误。所以，凡是出现阴道流血的情况，都应检查宫颈，妊娠期女性也不例外，应注意筛查与防护。

374 妊娠合并宫颈病变如何诊断

妊娠合并宫颈病变在临床上较为常见，其临床表现与非妊娠期无明显不同，由于宫颈病变导致反复炎症、出血等，引起阴道环境改变，导致感染或流产、胎膜早破甚至早产，故早发现、早诊断、早治疗非常重要。妊娠期间由于体内激素水平发生变化，宫颈组织也发生相应的改变，表现为腺体数目增多、分泌黏液增多、间质血管增生、可见蜕膜反应导致着色变化。在妊娠期间宫颈内膜外翻，更多柱状上皮暴露于酸性环境中，发生鳞状化生，故妊娠期间宫颈病变假阳性率增高。

宫颈癌筛查应在孕前施行，孕前 1 年未行宫颈癌筛查或者妊娠期有阴道出血、异常阴道分泌物或下腹痛的患者均应行宫颈癌筛查。对于孕前未接受宫颈癌筛查的女性，妊娠期第一次产前检查应常规做宫颈癌筛查，筛查方法与非妊娠妇女基本相同，有效性与非妊娠期筛查基本相同。妊娠期宫颈细胞学筛查是安全的，不会对母儿构成威胁。妊娠期 HPV 感染多为一过性的，目前没有针对妊娠期 HPV 感染的治疗手段，因此不建议孕期常规行 HPV-DNA 筛查，仅当宫颈细胞学异常时作为补充检查方法。如宫颈细胞学提示 ASC-US 及以上异常形态细胞的妊娠期患者，可行阴道镜检查，并且孕期各个阶段行阴道镜检查均为安全的。如果阴道镜图像有异常可行宫颈精准定位活检，孕期不宜行宫颈管搔刮术。如怀疑宫颈浸润癌，行宫颈锥切术，诊断性锥切术建议在孕 14～20 周进行较为安全。如病理显示为宫颈浸润癌，MRI 检查帮助确定肿瘤大小，影像学提示肿瘤大小，侵犯深度，判断宫旁、盆壁及周围脏器有无受侵及是否存在淋巴结转移。

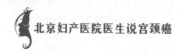

375 LEEP 和 CKC 会影响患者怀孕吗

宫颈在女性生育过程中起着重要作用，锥切术切除一部分宫颈后，有些患者可能出现宫颈口狭窄或宫颈管粘连，造成不孕。有些患者在锥切术后怀孕，但因为术后宫颈机能下降，宫颈口松弛，怀孕期间有可能出现流产或早产。但以上情况只是出现在小部分患者中，术后大部分患者仍能正常怀孕、生育。目前国内外大多数研究表明，只要根据宫颈病变的程度和范围，正确有效地切除一定深度和范围的组织，避免切除过度与治疗不足，就有利于患者的宫颈病变愈合，且对受孕能力无明显影响，多不增加早产及胎膜早破率。因此，LEEP 和 CKC 对有生育要求的患者是一种安全、有效、可行的手术方式，但此部分患者需要进行孕前检查及产前检查，如果发生先兆流产和先兆早产应尽早就医。

376 LEEP 和 CKC 后多长时间可以妊娠

宫颈锥切术后生殖系统恢复需要一段时间，宫颈要重新成形，宫颈的生理防护屏障要恢复，盆腔充血等不适要缓解。同时，锥切术后还要定期复查，术后 3 月复查 TCT，半年复查 TCT 及 HPV，并观察宫颈恢复情况。根据医生建议最好至少半年后宫颈癌筛查正常后再计划怀孕，此时生殖系统恢复较好，适合妊娠分娩。

377 LEEP 和 CKC 后怀孕了，妊娠期和分娩时需要注意什么

宫颈锥切术后由于宫颈黏膜缺失、黏液分泌减少，再加之宫颈口松弛，宫颈对外界病原菌入侵的屏障作用减退，下生殖道感染时病原菌更易上行扩散，引起内生殖道及盆腔感染，有造成不孕的可能。患者在术后要加强营养，促进机体恢复，并注意阴道冲洗，注意卫生，避免感染。

锥切术后有可能出现宫颈管粘连引起不孕，所以锥切术后的患者如果有生育计划，应前往普通妇科行相关孕前检查，查看宫颈管是否通畅以及宫颈机能是否完善。如存在宫颈管粘连，可行扩宫术；如宫颈机能不全，必要时在孕期进行环扎。另外准备怀孕之前，有必要做宫颈癌筛查，正常后再妊娠。

锥切术后患者一旦怀孕成功，怀孕期间要定期进行产前检查，孕期需要注意：预防流产、早产、胎膜早破、感染，监测胎儿生长情况，分娩时注意产程进展情况。①宫颈锥切术后部分宫颈缺失，宫颈有瘢痕组织，弹性差，可能发生宫颈机能不全，随着孕周增加宫腔内的压力增大，容易发生流产、早产。孕期要注意休息，避免劳累，避免便秘、久站、久坐、弯腰搬物等增加腹压的动作。如果以往有宫颈机能不全导致流产的病史，最好在怀孕早期进行宫颈环扎术，以减少流产、早产的风险。同时产检定期复查超声了解颈管长度和宫颈内口的变化，注意宫缩的情况。如果在产检中发现宫颈内口扩张，宫颈管变短，出现宫缩，需要及时抑制宫缩治疗，必要时行紧急宫颈环扎术。②宫颈锥切术后

颈管变短，宫颈缺乏黏液栓的防御作用，容易发生上行感染，孕期可能发生胎膜早破、绒毛膜羊膜炎和宫内感染。孕期应保持外阴清洁，定期产检，监测宫内感染征象，注意发热、腹痛、分泌物有异味等症状，监测体温、血象等指标，注意胎儿的生长发育情况。宫颈锥切术并不是剖宫产的指征，其分娩方式取决于产科指征，但由于宫颈锥切术后局部形成瘢痕组织，弹性差，分娩过程中可能导致宫颈裂伤、产后出血，需要按高危妊娠管理。产程中要加强产程观察，注意产程进展情况。

378 妊娠期发现宫颈上皮内瘤变怎么处理

妊娠期异常细胞的评估目标主要是排除微浸润癌，宫颈癌癌前病变可以期待至分娩后再处理。妊娠期发现 LSIL 或病情更轻者，可定期随访，多可保守至产后处理，病例需要登记；妊娠期 HSIL，如果没有浸润癌证据，可每 10～12 周复查细胞学或者阴道镜检查以便尽早发现病情是否进展，如无进展，产后 6～8 周复查。若病变进展或细胞学检查提示癌细胞，推荐做阴道镜下宫颈活检，禁止做宫颈管搔刮。只有怀疑浸润癌时，才考虑行诊断性锥切术。

近 40% 的 AGUS 提示有明显的组织异常，超过一半可能存在隐匿的鳞状细胞病变。妊娠期宫颈细胞学诊断为 AGUS 应接受阴道镜检查，必要时行宫颈活检。如活检发现为原位腺癌可疑浸润应考虑锥切。妊娠期宫颈原位腺癌发展为浸润性腺癌的进程尚不明确。如果阴道镜检查未发现明显病变，应考虑盆腔非增强 MRI

或盆腔超声检查，尽管两种检查的敏感度及特异度尚不清楚。多数学者认为妊娠对 CIN 的进展及预后影响不大，有较高的自然逆转率，仅有 6%～7% 患者病变升级。但因妊娠期生理性改变，宫颈图像更显夸张，易与宫颈重度病变混淆，故阴道镜检查评估者应具备较高的技术水准及评估能力。

379 妊娠期发现宫颈上皮内瘤变产后怎么办

妊娠期发现宫颈上皮内瘤变，如妊娠期无进展，需在产后 6～8 周复查（宫颈细胞学及阴道镜）。根据复查结果，按妇科原则处理。有研究表明，孕期发现的 LSIL 与非妊娠状态相比，有明显的自发消退倾向，约 80% 产后自然消退；妊娠期组织学确诊的 HSIL，自然消退率为 48%～70%；30% 未经治疗的 CIN Ⅲ 可在 30 年左右发展为宫颈浸润癌。但即使产后恢复正常的妇女，仍然是远期宫颈上皮内瘤变复发的高危人群，故应严密随访至少 5 年。

380 宫颈上皮内瘤变患者可以经阴道分娩吗

宫颈上皮内瘤变患者分娩方式取决于产科指征（胎儿大小、骨产道、软产道、产力、羊水量及颜色、胎心、胎方位等情况）。如具备经阴道分娩产科指征，首选经阴道分娩。经阴道分娩不会加重宫颈病变，宫颈病变一般也不会对母儿产生影响。

有部分宫颈上皮内瘤变患者既往做过 LEEP 和 CKC，从传统理论上讲，手术切除宫颈部分结缔组织，创面修复后可能会形成瘢痕组织，使宫颈管的弹性下降，在分娩期可能会影响产程中宫颈的扩张，导致不能顺利地经阴道分娩。但在临床上，LEEP 术后分娩并发症、剖宫产率均未见明显上升，也无明确证据表明宫颈狭窄并影响阴道分娩。宫颈锥切术并不是剖宫产的指征，其分娩方式取决于产科指征，但对于这部分人群，需要按高危妊娠管理。产程中要加强产程观察，注意产程进展情况。

381 HPV 感染会传染给胎儿吗

HPV 可经母婴垂直传播，也可经孕妇血液、胎盘、羊水等感染胎儿。在对胎膜未破行剖宫产的患儿检测时也发现 HPV 阳性，提示胎儿可能存在宫内感染。在围生期，HPV 主要通过产道引起胎儿感染，有研究发现，经阴道分娩者 HPV 胎儿感染率可能高于剖宫产者。近年来的研究表明，剖宫产也并非 100% 能规避新生儿感染 HPV 的风险；反之，经阴道分娩并非一定会使新生儿感染 HPV。HPV 阳性的新生儿多可靠自己的免疫力自行清除病毒。

和其他病毒一样，妊娠期 HPV 感染也可能会导致胎儿生长受限、胎儿窘迫及新生儿高胆红素血症等，进而发生流产、死胎及死产等，但这种风险并不比其他类型的病毒高，且目前缺乏大样本的研究来证实。HPV 感染对胎儿及新生儿的影响主要发生在低危型 HPV，尤其是 HPV6 型、HPV11 型。如果母亲在妊娠期感染低危型 HPV，那么宝宝可能发生喉乳头状瘤、结膜乳头状瘤和生殖器疣，但发生率相当低。高危型 HPV 感染是否引起新生儿畸形目前尚未见报道。对于存在 HPV 感染但不存在任何疾病的准妈妈，绝大多数可以生出健康的宝宝，但是定期产检非常重要。

382 宫颈癌放疗后还能生育吗

虽然各期宫颈癌都可放疗，但是早期宫颈癌一般采取手术治疗，中晚期宫颈癌一般采取放疗。

中晚期宫颈癌放疗经常采用根治性放疗。因为根治性放疗对卵巢功能和生殖器官的损伤是不可逆的，放疗后卵巢常会丧失功能，子宫内膜也受到损伤。因此，宫颈癌放疗后将失去生育功能。

对于早期宫颈癌如ⅠA2期前病例，保留生育功能可仅采用腔内放疗，这样对于卵巢和子宫体影响较小。这部分病例尚有妊娠可能。国外有个案报道，采用三维调强体外照射和三维腔内放疗，仅照射子宫下段、宫旁、阴道组织及区域淋巴结，即使中晚期宫颈癌也有保留生育功能的希望。

383 妊娠期女性检查出宫颈癌如何处理

妊娠合并宫颈恶性肿瘤是临床工作中较为棘手的问题，宫颈癌是妊娠期间最常见的妇科恶性肿瘤，其发病率在 0.1/10000 ～ 12/10000。目前临床上将妊娠期间、分娩期间及产后 6 个月内发现的宫颈癌定义为妊娠相关性宫颈癌，全球范围内的妊娠相关性宫颈癌发病率为 0.004%。由于该疾病较罕见及具有特殊性，临床经验相对有限。妊娠合并宫颈癌的处理需要充分告知患者及家属可选择的治疗方案及不同的结局，根据宫颈癌的分期、类型、患者生育意愿及孕周等综合考虑，实行个体化治疗方案。无继续妊娠意愿的宫颈癌处理同非妊娠期。对于有继续妊娠意愿、宫颈微小浸润癌和ⅠA1 期宫颈癌患者，应行宫颈锥切术，在孕 14 ～ 20 周行宫颈锥切术是比较理想、安全的选择。早期妊娠（<8 周）行宫颈锥切术，静脉麻醉用药，可能影响胚胎原肠胚形成和导致胎儿神经管畸形，晚期妊娠行宫颈锥切术增加流产及早产风险。对于宫颈切缘阴性，宫颈锥切治疗即可。ⅠA2 期至ⅠB1 期（病灶 ≤ 2 厘米）患者，建议行淋巴切除术，如淋巴结病理为阳性，建议终止妊娠；如淋巴结病理为阴性，则行宫颈切除术或大的宫颈锥切术。ⅠB1 期（病灶 >2 厘米）及更高分期患者，如有强烈继续妊娠意愿者，先期化疗是唯一保留妊娠结局的方法，随后在分娩后实施根治性全子宫切除术或者放化疗等治疗手段。妊娠合并宫颈癌的治疗决策，需要充分考虑患者的妊娠意愿、临床分期、肿瘤大小、组织学分级以及妊娠周数，充分告知化疗失败导致疾病进展或转移的风险，采取个性化治疗。

384 宫颈癌保存卵巢功能的方法有哪些

目前年轻宫颈癌患者卵巢保留技术主要包括卵巢在体保留和体外保留两种形式。前者是目前临床应用主要手段，方法是卵巢移位术，也称卵巢悬吊术。后者主要方式为卵巢组织冻存移植技术，它已经成为一种新的、有前景的临床技术。

卵巢移位是将正常位置的卵巢通过手术方式转移到其他位置，卵巢与血管的关系不变，以减少盆腔放疗所致损伤。它适用于年轻、有保留卵巢愿望的宫颈鳞状细胞癌的患者和早期宫颈腺癌的手术患者，如果因为种种原因术后有补充放疗可能，术前妇科检查、影像学检查及术中探查卵巢均未见病变及卵巢转移，可以在手术同时行卵巢高位悬吊术，避免卵巢在放疗中失去功能。放疗前卵巢组织异位移植是一种可行的卵巢保护方法，研究表明，在 1 次移位后 3 年多数患者血清 FSH 水平仍然低于 10U/L。卵巢移位可以借助腹腔镜完成，通常将卵巢固定到侧腹壁，脐上方 3～5 厘米处。应小心移动卵巢血管以确保卵巢的血液供应不受损伤。但也存在术后卵巢转移、术后移位卵巢囊肿形成及移位放疗前卵巢滑回盆腔等并发症。

卵巢组织冻存移植技术是一种运用低温生物学原理，冷冻保存卵巢组织的生育力保护方法，是青春期前女性及放疗和／或化疗无法延迟女性的保护生育力最有效的方法。主要包括卵巢皮质片的冷冻／移植，其方法是在患者放化疗前通过腹腔镜手术取出部分卵巢组织，将卵巢皮质切成长宽度为 0.5～1 厘米、厚度为 0.1～0.3 厘米的皮质片进行程序冷冻保存。等原发病治愈，放、化疗结束至少半年，并且已经出现卵巢功能减退症状或者有生育需求时，经多方面综合考虑后，可将冻存的卵巢组织复苏，并将复苏的卵巢组织移植回患者体内。移植时需行卵巢血管与机体血管的吻合。国际数据 80%～85% 的患者移植后能够恢复卵巢功

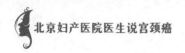

能，2～6个月出现排卵及内分泌功能。如果患者双侧输卵管通畅且无其他不孕原因，50%以上可自然妊娠。它在很多国家已成为年轻女性保护生育力的标准程序和临床常规。

385 卵巢冻存有什么意义

人类卵巢的低温冻存为改善因各种原因造成的卵巢功能衰退的患者带来了希望，不仅可解决生育力的保存问题，而且通过卵巢移植可解决女性生殖内分泌衰退引发的相关疾病。卵巢冻存是癌症患者保存生育力的一个理想途径。若患者在癌症治疗前将自己部分的卵巢组织冻存，疾病控制或治愈后，将卵巢复苏进行回植，可恢复患者生育能力和生殖内分泌功能。

386 宫颈癌患者卵巢冻存有现实性吗，国内有条件吗

卵巢冻存技术是一项比较成熟的生殖力保护技术，能保留宫颈癌患者的生育能力和卵巢内分泌功能，是除卵巢悬吊手术以外又一个拯救宫颈癌患者特别是年轻宫颈癌患者卵巢功能的方法。患者在进行放疗和化疗前切除部分卵巢组织冰冻保存，在放疗和化疗结束，癌症临床康复后再移植回患者体内，使卵巢重新发挥作用。此技术已在欧洲开展十余年，造福了无数女性癌症患者，部分癌症患者在冻存卵巢组织回植后生出了健康的宝宝。我院内分泌科阮祥燕教授团队在国内率先进行了此技术的应用及推广。

387 宫颈癌对胎儿有影响吗

宫颈癌患者要在宫颈癌治疗后，医生评估可以妊娠后再怀孕。怀孕后应纳入高危孕产妇管理，一方面需全面评估监测胎儿的情况，对胎儿生长发育情况做全面评估。宫颈癌不是遗传性疾病，一般不会遗传给胎儿，但由于治疗中（手术、放疗、化疗等）导致解剖学及生理学改变，孕期有早产、流产、感染、胎儿发育不良可能，孕产期需要严密监测。另一方面需监测孕产妇宫颈疾病的进展。因患者涉及多学科管理，对这类患者的管理治疗应在有条件和经验的医院进行。

如果是妊娠期意外发现的宫颈癌，传统观念认为，一旦确诊妊娠合并子宫颈癌，应尽快终止妊娠并行子宫颈癌治疗。但近年研究发现，妊娠并未加快子宫颈癌癌前病变和子宫颈癌的进展。也有研究显示，对于妊娠 16 周后确诊的子宫颈癌，延迟治疗并未显示出对母体预后有不利影响。这类患者采取多学科管理模式，包括妇科肿瘤、产科、病理学、影像学医师共同管理，结合患者具体情况，综合子宫颈癌的恶性程度、妊娠周数及胎儿发育情况，采取个体化的管理方案。妊娠过程中，胎儿可能由于宫内环境导致发育不良；需要提前终止妊娠、提前促胎肺成熟；有时需针对恶性肿瘤进行化疗治疗，也会对母胎产生骨髓抑制等药物反应。总之，患者及家属对妊娠的期望是非常重要的因素，患者及家属有充分的知情权，结合病情，选择是否保留胎儿。

国内外仍有大量宫颈癌患者妊娠并成功分娩的报道。掌握

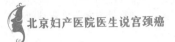

好妊娠适应证，孕产期严密监测，有可能将对母胎的影响降到最低。

388 得了宫颈癌还可以生育吗

宫颈癌的发病呈年轻化趋势，随着宫颈癌筛查水平的提高，很多宫颈癌被早发现、早诊断、早治疗，越来越多的年轻早期宫颈癌患者具有可以保留生育功能的机会。

389 哪些宫颈癌患者可以保留生育功能

目前关于宫颈癌保留生育功能的手术适应证尚存在一些争议，按照 2020 年 NCCN 指南，推荐鳞癌保留生育功能：（1）ⅠA1～ⅠA2 期可经阴道或经腹或经腹腔镜手术；（2）ⅠB1～ⅠB2 期（肿瘤直径 2～4 厘米）经腹手术；（3）不推荐ⅠB3 及ⅠB3 期以上保留生育功能；（4）年龄小于 40 岁；（5）有强烈保留生育功能的愿望；（6）无宫颈外转移证据。普通腺癌非绝对禁忌，推荐限于ⅠA1 期至ⅠB1 期。不推荐小细胞癌、胃型腺癌和微偏腺癌保留生育功能。不推荐存在中、高危因素患者保留生育功能。不推荐存在宫颈管内膜侵犯和内生巨块型患者保留生育功能。不推荐新辅助化疗降分期后保留生育功能。在没有更多高质量证据出现之前，暂不推荐化疗后缩小手术范围。

390 宫颈癌患者保留生育功能增加宫颈癌复发风险吗

很多有生育要求的患者担心宫颈癌保留生育功能的术式较根治术切除范围减小，会增加宫颈癌复发的风险。对于这一问题，学者们持有不同的观点。但目前较为公认的观点为根据适应证及宫颈癌分期选择相应的保留生育功能术式，术后肿瘤结局与根治性子宫切除术相当。医生所进行的宫颈癌保留生育功能手术是在保证良好的肿瘤结局的前提下进行的，其适应证是经过医生深思熟虑的。只要根据分期选择了正确的术式，规范的治疗方法和术后随访，即使行宫颈冷刀锥切或根治性宫颈切除术也可获得与宫颈癌根治术相似的肿瘤结局。

391 保留宫颈癌患者生育功能的方式有哪些

早期宫颈癌保留生育功能手术的具体术式有以下几种：①宫颈电圈环切术（LEEP）；②宫颈冷刀锥形切除术（CKC）；③根治性宫颈切除术（RT）。该术式根据手术途径不同可分为以下几种：①经阴道根治性宫颈切除（VRT）+腹腔镜下盆腔淋巴结清扫术；②经腹根治性宫颈切除（ART）+盆腔淋巴结清扫术；③经全腹腔镜根治宫颈切除（LRT）+盆腔淋巴结清扫术；④机器人辅助腹腔镜根治性宫颈切除（RRT）+盆腔淋巴结清扫术。

➤ ⅠA1 期无淋巴脉管间隙浸润，建议先锥切，如切缘阴性，术后可随访观察。如切缘阳性，可再次锥切或者行宫颈切除术。

➤ ⅠA1 期伴淋巴脉管间隙浸润和ⅠA2 期，可选择①锥切 + 盆

腔淋巴结切除 ± 腹主动脉旁淋巴结取样。可考虑行前哨淋巴结显影。锥切切缘阴性，术后随访观察。锥切切缘阳性，再次锥切或行宫颈切除术。②直接行广泛性宫颈切除术 + 盆腔淋巴结切除 ± 腹主动脉旁淋巴结取样。可考虑行前哨淋巴结显影。

➢ IB1 和 IB2 期鳞癌患者，推荐行广泛性宫颈切除术 + 盆腔淋巴结切除 ± 腹主动脉旁淋巴结取样。可考虑行前哨淋巴结显影。原则上推荐 IB1 期者，可选择经阴道广泛性宫颈切除。IB2 期应行经腹或经腹腔镜、机器人辅助腹腔镜的广泛性宫颈切除术。

392 保留宫颈癌患者生育功能后要注意哪些问题

宫颈癌患者保留生育功能术后要进食高营养、高蛋白、维生素丰富、易消化的饮食，忌食过度辛辣的食物，注意休息，避免剧烈活动和重体力活动；锥切术后注意阴道冲洗，避免感染造成宫颈粘连、盆腔感染等以致不孕。根据患者术后的病理情况、其生育意愿、随诊条件等综合评估后做出相应处理。术后积极定期复查，根据复查结果采取自然或辅助生育技术妊娠。因为妊娠过程中体内激素水平的变化，宫颈癌有复发的趋势，故妊娠过程中既要加强产前检查，与产科医生协商采取保胎措施，又要加强对宫颈癌的筛查。终生密切的随访仍是必需的。

393 宫颈癌患者保留生育功能手术后何时可以妊娠

宫颈癌保留生育功能的手术目的是在治疗宫颈癌的前提下，

同时保留患者的生育功能，故妊娠结局是评价手术的重要方面。国内外多项研究发现宫颈癌患者保留生育功能术后早产、流产与不孕的发生率有所升高。术后孕中期流产和早产同宫颈机能不全有关，或由于环扎术线刺激引起。而不孕的原因主要有宫颈狭窄，宫颈黏液减少，手术粘连，亚临床输卵管炎，等等。因此，术后在复查结果阴性的情况下，至少严格避孕 1 年，待生殖系统恢复后方可妊娠，具体情况因人而异，还要参考医生的评估与建议。

394 宫颈癌患者保留生育功能生育后需要做子宫切除吗

需要根据患者生育后复发情况决定是否要切除子宫。若患者生育后有明显的复发因素，可以择期手术。具体手术范围由医生根据病情而定。2020 NCCN 指南推荐方法如下。

➢ ⅠA1 期无淋巴脉管间隙浸润患者锥切术后，如果有持续性异常宫颈细胞学检查或 HPV 感染，强烈建议在完成生育后切除子宫。

➢ ⅠA1 期伴淋巴脉管间隙浸润和ⅠA2 期患者，完成生育后，对于持续性 HPV 阳性或细胞学异常，或有手术意愿的患者，可行子宫切除术。小于 45 岁鳞癌患者可保留卵巢。

（宋　丹　苏丰丽　陈姝宁　罗　丹　刘　洋

李　霞(小)　赵小玲）

定期随防　严密复查
——随访复查篇

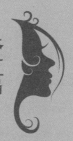

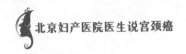

395 宫颈上皮内瘤变和宫颈癌患者治疗以后为什么要定期复查

宫颈上皮内瘤变治疗后需要随访治疗的效果，检查术后伤口的愈合，观察 HPV 转阴情况。同时因该疾病还可能复发甚至加重，以及阴道壁新发病变，所以需要定期复查。虽然 CIN 患者经宫颈锥切术治疗后其进展为浸润癌的发生率较未经治疗的患者明显降低，但仍显著高于普通人群。所以，CIN 患者在进行宫颈锥切术后，其后续的处理和随访仍十分重要。

宫颈癌治疗后的复查可以提供很多有效信息，诸如术后盆腔脏器有无脱垂，阴道残端愈合情况，白带是否发黄，放疗后阴道是否粘连，是否挛缩，是否按要求定期冲洗阴道，放疗后宫颈局部肿瘤是否彻底消退，阴道壁是否有病变持续存在，等等。

宫颈癌治疗后的复发包括局部复发，盆腔及腹主动脉旁淋巴结的转移，锁骨下淋巴结的转移，以及远处脏器的转移。这里面最先发生的绝大多数是阴道残端的复发，所以术后定期复查，定期检查阴道残端 TCT，定期进行盆腔超声及腹盆增强 CT 的检查，定期抽血行 SCCA 的检查就尤为重要，通过复查我们可以及时及早发现宫颈癌治疗后的复发，及时进行相应处理，可望延长患者的生存时间。如果不及时复查，当发现复发时肿瘤已经到了无法收拾的地步就回天乏术了。宫颈癌治疗后 5 年再复发的可能性就极小了，5 年之后可以每年复查一次，内容包括 TCT、SCCA、盆腔 B 超、胸片、腹盆增强 CT 等。

396　宫颈上皮内瘤变如何进行复查

目前，CIN 患者在宫颈锥切术后的处理，随切缘情况而有所不同，较为公认的随访模式为术后的 TCT 和 HPV 检测。CINⅡ行 LEEP 术后 3 个月、CINⅢ行冷刀锥切术后 3 个月需要复查宫颈局部伤口的愈合情况，同时应该行宫颈 TCT 检查。如 TCT 无异常，术后 6 个月再次行宫颈 TCT 及 HPV 检查，如果无异常，之后可以每 3～6 月复查 1 次至术后 1 年。之后每 6～12 个月 1 次至术后 2 年。如果宫颈 TCT 及 HPV 提示异常，必要时需再次行阴道镜检查及宫颈活检，根据活检病理结果决定继续观察或者再次手术治疗。

对于 HPV 检测阳性或重复细胞学检测结果为 ASC-US 或更重的患者，推荐采用阴道镜检查加宫颈管搔刮术的随访方式。但需强调的是，对于 HPV 结果阳性的患者，不能仅仅根据 1 次 HPV 检查的阳性结果，而无其他检查（细胞学、阴道镜、组织学）的情况下就实施重复锥切术或子宫全切除术。而对于 HPV 检测结果为阴性或者重复的细胞学检查结果连续 2 次为"无鳞状上皮内病变或癌变"的患者，则推荐采用每年 1 次的常规筛查。CIN 锥切治疗后的复发多出现于术后 2 年内，建议术后严密复查。

397　宫颈癌患者术后如何进行复查

宫颈癌手术治疗后要按时复查，2 年内每 3 个月复查一次，第 2～5 年每 6 个月复查一次，5 年后每年复查一次。每次复查的内容应该包括血 SCCA、盆腔 B 超、妇科三合诊检查及阴道残端 TCT 及 HPV 检查。每半年时应该查盆腹腔增强 CT 或核磁共振（MRI）、胸片等，必要时行骨扫描或者 PET-CT 等检查。如果发现异常，可考虑阴道镜下阴道残端活检检查或者 B 超引导下淋巴结穿刺等检查。

398 宫颈癌患者放化疗后应怎样随访，查些什么

随访在妇科肿瘤防治中占据十分重要的地位，通过随诊可评估肿瘤患者治疗后的效果、健康恢复情况，及早发现病情未控或复发及放化疗并发症，以便给予及早治疗。宫颈癌放化疗后近期随诊应在完成治疗后 2 周至 3 个月内进行，以确定是否需追加放疗照射剂量或者追加化疗等治疗。

对于妇科肿瘤放射治疗后的随诊，重点主要在观察疗效和治疗引起的并发症上。随访方法有门诊随访、信访、电话访、家访等，最常见、最有效的是门诊随访。门诊医师接诊患者后，先仔细复习患者的病历，对患者病情及治疗情况有全面了解，然后依次按下列顺序进行。

（1）复习治疗史及了解疗后情况，如原有的症状是否消失，是否有与放疗并发症有关的症状，是否出现新的症状等。询问患者有无遵医嘱每日进行阴道冲洗（放疗患者）及治疗后困扰病人的问题。

（2）全身体格检查注意患者一般情况，注意全身浅表淋巴结

有无肿大，有无腹水、腹腔肿物，双下肢有无水肿。

（3）妇科检查为随访中的主要内容，以发现盆腔可能的复发。检查时注意外阴有无结节、溃疡；注意阴道黏膜及阴道内分泌物有无异常，阴道有无狭窄、萎缩、闭锁，如为子宫切除注意阴道残端愈合情况；注意宫颈大小，有无出血、溃疡及肿物等，注意宫颈癌放疗后的消退情况，注意有无宫颈管闭锁情况；注意子宫大小、位置、活动度及硬度等，应探宫腔了解宫腔深度及有无积液；注意宫旁有无增厚、结节、肿块及病变范围、弹性等；注意直肠黏膜是否光滑，当有直肠炎时，应忌行直肠活检以免活检处不愈合形成直肠阴道瘘。一般来说放疗结束近期不依细胞学及病理检查来评估肿瘤是否控制，因此对放疗结束近期的细胞学及病理检查的意义应有正确的认识。

（4）辅助检查主要包括细胞学检查、肿瘤标志物检查、胸部透视或拍片、B超、CT或核磁等影像学检查。检查结果详细记录在病历上，检查医师根据检查结果决定处理方案或下一次随访时间。如无异常，随诊频度一般在治疗后的第1～2年间隔3个月复查一次，第3～5年每半年复查一次。若有异常症状或发现肿块或腹水等则应随时就诊。此外，随访时应注意指导患者的生活。如指导患者放疗后阴道冲洗、何时开始性生活及放疗导致卵巢无功能问题的处理。对于放疗后何时开始性生活，我们认为待放疗创伤愈合后即可开始，一般停放疗2～3个月。卵巢无功能的宫颈癌病人补充雌激素尚有争议，是否补充应慎重。

399 为什么 CIN 做完锥切后 HPV 仍阳性，多久能转阴

宫颈锥切术后复查 HPV 仍阳性的患者，这是宫颈锥切术后的持续性 HPV 感染。目前引起锥切术后持续性 HPV 感染的原因尚无统一意见，有学者认为术前 HPV 病毒负荷量与术后 HPV 持续感染相关，即术前病毒负荷越高术后越容易发生持续感染；也有人认为术后持续 HPV 阳性与术前 HPV 感染的分型相关，HPV16 阳性更易术后持续阳性；也有学者认为术后 HPV 持续阳性与年龄、切除深度、切缘阳性及病变残留有关。持续性 HPV 感染可分为 3 种类型：①综合性持续性 HPV 感染，即连续两个时间点复查存在任何类型组合的 HPV 感染；②持续性 HR-HPV 感染，即连续两个时间点复查存在 HR-HPV 感染；③特定分型的持续性 HPV 感染，即连续两个时间点复查存在相同分型的 HPV 感染。

那么，锥切术后持续 HPV 感染怎么办？一般锥切术后需定期监测 TCT 及 HPV 变化，对于再次出现异常者建议阴道镜下活检及宫颈管取样，病理确诊为 HSIL 需再次手术治疗，如组织学病理确诊为复发或持续性 HSIL（包括 CINⅡ及 CINⅢ），年龄较大、无生育需求者可行子宫切除术，年轻、有生育要求者可再次锥切。仅有 HPV 持续感染，无病理组织学异常，不能盲目行重复锥切或子宫切除术，但需要严密监测 TCT 及 HPV，以便及时发现复发病变，尽早处理。

总体来说，锥切术后 HPV 转阴需要一定时间，锥切治疗后

HPV 转阴率会随着时间的延长而增加，术后半年约一半以上患者 HPV 感染转阴，术后 2 年约 90% 的 HPV 感染会转阴。

400 宫颈癌治愈后 HPV 能自然转阴吗，何时能转阴

HPV 感染自然转阴率与年龄有关。治疗后 2 年 91% 的转阴率是限定于年龄 <30 岁的女性中，持续感染状态随着女性年龄增大比例增加，也可能出现终身感染的情况。只要做好定期的 HPV、TCT 或阴道镜检查，无须过度担心 HPV 持续阳性的状况。目前尚无特效药可用于根治 HPV 感染，主要鼓励患者通过加强锻炼，改变不健康的生活方式以提高免疫力，以自身免疫系统去清除 HPV。

401 宫颈癌治疗后出现哪些不适要及时就诊

复发癌的主要症状为一侧下肢疼痛，腹和盆部酸痛，阴道出血和恶臭白带。另外根据复发部位不同而有不同表现，如咳嗽、胸痛、血尿、直肠出血等。或者在下腹部或盆壁扪到肿块，下肢水肿等。当患者治疗后出现以上情况时，要及时来医院就诊，不要等待复查时间，以免延误病情。即使有复发病变，早期查出，及早治疗，预后也会非常好的。

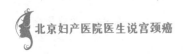

402 宫颈癌治愈后对日常生活有什么要求吗

尽管患者需避免重体力劳动，但是我们鼓励患者仍要加强锻炼，可进行诸如散步、打太极拳、跳广场舞等运动，同时鼓励患者进食高蛋白、富含维生素的饮食，避免熬夜劳累，以提高自身免疫力，加快身体恢复及既往感染的 HPV 转阴。

403 何谓宫颈癌治疗后复发，与治疗后未控有何不同

复发一般是指宫颈癌经根治性治疗痊愈后再次出现与治疗前病理类型相同的肿瘤，包括局部复发和远处转移。局部复发指复发的肿瘤位于盆腔内，包括中心性复发（指宫颈、阴道或阴道残端、宫体等部位的复发）和宫旁复发（指盆壁复发或盆腔淋巴结转移）；远处转移指复发的肿瘤位于盆腔外的组织和器官。根据宫颈癌首次治疗方法的不同，复发可分为放疗后复发和手术后复发。放疗后复发一般是指根治性放疗结束 3 个月后或放疗开始算起 6 个月后原有病灶已消除，在盆腔和（或）远处再次出现肿瘤；手术后复发是指根治性手术 1 年后又出现肿瘤者。

因此，规范手术治疗后 1 年，放疗结束后 3 个月出现新的病灶为复发，短于上述时间为未控。

404 宫颈癌手术或放化疗后复发的表现有哪些

宫颈癌复发或未控的表现与肿瘤所在的部位、大小及是否侵

犯或压迫周围的组织脏器有关。部分或早期复发的患者可无任何症状，主要的表现有以下几个方面。

（1）阴道流水或流血：宫颈癌治疗后再出现阴道流水或分泌物增多，伴或不伴臭味，阴道少量或不规则流血，是肿瘤中心性复发最常见的症状。

（2）疼痛：可表现为下腹痛、股臀部和（或）腰骶部疼痛及下肢痛，通常为肿瘤盆壁复发或骨转移引起。

（3）咳嗽、胸闷、憋气甚至呼吸困难，提示可能有肺转移。

（4）肿瘤晚期可侵犯和压迫周围的脏器，致全身多个器官转移，而出现相应的表现。如肿瘤浸润膀胱时，可出现泌尿系症状；侵犯压迫直肠时，可出现排便困难和肛门下坠等；发生脑转移时，可出现头痛、恶心或喷射性呕吐及视物模糊和语言障碍等中枢神经系统受损的一系列症状。最终出现全身消耗表现：如食欲减退、体重下降、消瘦、贫血、尿毒症甚至恶病质状态。

405 宫颈癌复发后怎么办

宫颈癌的复发是指子宫颈癌经根治性方法治疗后治疗区域内出现与原肿瘤相同病理类型的肿瘤。子宫颈浸润癌一般治疗的区域在盆腔，所以我们通常所说的复发指盆腔内的复发。

宫颈癌复发后应及时就医，因治疗较困难，治疗前应详细地了解病史和全面检查（包括：血、尿、便三大常规，肝功能和肾功能，胸片、心电图、B超、CT、MRI或PEF-CT/PET-MRI等，必要时行膀胱镜、结肠镜及消化道造影等检查），充分了解和评估肿瘤的范围、与周围组织器官的关系及患者对治疗的耐受程度等，应根据初次治疗的方法、复发肿瘤的部位和范围、复发距离初次治疗的时间及患者一般状态、经济情况等制订合理的、个体化的治疗方案。

宫颈癌复发的治疗原则是：放疗后中心性复发可选择手术治疗，而手术后复发一般选择放射治疗，化疗对复发癌的疗效影响目前仍受到质疑，不能说一定存在良好的化疗效果。对于放疗后复发又不适宜手术的患者可考虑选择化疗。手术方案中，由于是放疗后复发，盆腔粘连、纤维化、小血管闭塞等原因使手术困难，且并发症发生率明显增高，故可根据复发肿瘤情况考虑选择筋膜外全子宫切除术或盆腔脏器切除术。子宫颈癌手术后未曾放射治疗者，复发部位无论在阴道、盆腔还是腹膜后淋巴结，经过合理的放疗，可以达到一定疗效。残端及其周围复发一般采用盆腔放射治疗合并腔内放疗，使肿瘤区达到一定剂量后方可起到治疗作用。

近年来，随着放疗技术的进步及靶向药物、免疫药物的问世，复发宫颈癌的治疗取得了一定的进展。随着分子靶向治疗和免疫治疗的研究进展，靶向药物及免疫检查点抑制剂相继上市，给晚期复发性宫颈癌患者带来了新的希望。

406 宫颈癌复发后何时选择手术，手术怎么做

宫颈癌放疗后中心性复发可选择手术治疗。根据复发肿瘤的情况可考虑选择筋膜外全子宫切除术或盆腔脏器切除术。

（1）全子宫切除术或根治性子宫切除术：对于既往有放射治疗史且复发病灶位于既往放疗野内的中央型复发，如病灶直径小于 2 厘米，经仔细评估的病例，首选根治性子宫切除术。但在实际临床工作中，由于放疗野组织水肿及纤维化改变，既往放疗的复发患者行根治性子宫切除难度较大，手术风险较高。手术指征：子宫颈癌局部未控；子宫颈癌放疗后中心性复发，宫旁无肿瘤，阴道无明显肿瘤；对可疑淋巴结可做活检或取样。

（2）盆腔廓清术：盆腔廓清术是指对局部晚期或复发的盆腔肿瘤进行多脏器根治性切除，对肿瘤所累及的相邻解剖结构进行整体切除，以达到肿瘤完全切除。根据肿瘤复发部位不同，盆腔脏器廓清术可分为前盆腔廓清（肿瘤累及膀胱、尿道者），切除整个膀胱（尿道）、子宫和阴道；后盆腔廓清（肿瘤累及直肠者），切除累及的肠道、子宫和阴道；全盆腔廓清（肿瘤累及膀胱和直肠），切除膀胱（尿道）、子宫、阴道和累及的肠道。手术指征：子宫颈癌放疗后未控或中心性复发、累及膀胱或直肠者，可考虑行前盆腔或后盆腔廓清术甚至全盆腔廓清术。此类手术不仅技术有一定难度，而且术后生活质量存在问题，故此种手术目前做得不多。国内仅少数单位做过不多病例。

（3）孤立复发病灶切除术及姑息性手术：尽可能对发现的附件肿瘤、转移灶（包括淋巴结转移）行切除术。既往无放疗史或孤立复发病灶位于既往放疗野外、既往有放疗史病灶位于既往放疗野内的可切除病灶，均可手术切除病灶。

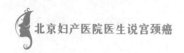

407 宫颈癌复发后何时选择放疗，怎么放疗

子宫颈癌手术后未曾放疗者，复发部位无论是在阴道、盆腔还是腹膜后淋巴结，均可放疗。

残端及其周围复发一般采用盆腔放疗合并腔内放疗。对宫旁、盆壁复发、盆腔腹膜后淋巴结复发，病灶局限清楚，可行三维适形放疗或调强适形放疗，从而提高肿瘤的局部控制率，减少严重并发症的发生。在开腹手术时，对存在有残留风险的瘤床或无法切除的孤立性残留病灶进行单次、大剂量放疗，即术中放疗，尤其适合放疗后复发患者。另外，随着放疗技术的进步，对于特殊部位的肿瘤，可选择组织间插植近距离放射治疗和放射性粒子植入近距离治疗。

408 宫颈癌复发后何时选择化疗，常见化疗方案有哪些

对于失去手术或放疗机会的复发宫颈癌患者，化疗通常作为姑息性治疗手段。也有同步化疗来增加放疗的敏感性。

常见化疗方案如下。

（1）一线联合化疗方案：紫杉醇＋卡铂；紫杉醇＋卡铂＋贝伐珠单抗；紫杉醇＋顺铂；紫杉醇＋顺铂＋贝伐珠单抗；紫杉醇＋托泊替康；紫杉醇＋托泊替康＋贝伐珠单抗；顺铂＋托泊替康。

（2）一线单药方案化疗药物：顺铂、卡铂、奈达铂、草酸

铂、紫杉醇。

（3）二线化疗药物：白蛋白结合紫杉醇、多西他赛、5–FU、盐酸吉西他滨、异环磷酰胺、盐酸伊立替康、丝裂霉素、培美曲塞二钠、托泊替康、酒石酸长春瑞滨。

（4）同步放化疗方案：顺铂或奈达铂或草酸铂单药周疗；顺铂 +5– 氟尿嘧啶月疗；宫颈癌的化疗一般采用静脉途径的全身化疗，对于复发宫颈癌患者也可选择动脉插管介入化疗，既可以提高肿瘤局部的药物浓度，又可以减少全身化疗引起的毒性反应。

409　宫颈癌治疗疗效如何判定，为何远期疗效评定多选择五年生存率

（1）近期疗效。肿瘤大小的变化是各种抗癌治疗客观疗效的重要指标，评价肿瘤治疗的近期疗效将开始治疗后 4 周末和治疗前的肿瘤大小做比较，分为：①完全缓解（CR）：是指所有的瘤块以及肿瘤的临床表现完全消失且持续至少 1 个月；②部分缓解（PR）：是指可测量的肿瘤垂直两直径的和较基线缩小 50% 并持续至少 1 个月；③稳定（SD）：肿瘤病灶的两径线乘积缩小不足50%，或增加未超过 25%，无新病灶出现，维持 4 周以上；④进展（Progression）是肿瘤垂直两直径的和较最低值增加 25%，或出现新的肿瘤或可评价的疾病有明显的进展。另外，近期有效率为完全缓解（CR）和部分缓解（PR）的总和，它可用于评价肿瘤治疗的近期疗效，但仅适用于可测量肿瘤。

（2）远期疗效。五年生存率是临床上最常用于评价肿瘤远期疗效的指标，指某种肿瘤经过各种综合治疗后，生存 5 年以上的比例。宫颈癌经过治疗后，有一部分可能出现转移和复发，其中的一部分人可能因肿瘤进入晚期而去世。转移和复发大多发生在治疗后 3 年之内，约占 80%，少部分发生在治疗后 3 ～ 5 年之内，约占 10%。因此，只剩下接近 10% 左右的少数患者会在五年之后复发，所以，各类肿瘤治疗后 5 年内不复发，再次复发的机会就很少了，故常用五年生存率表示各种癌症的疗效。五年生存率是存活 5 年及以上的生存比例，并不是只存活 5 年。五年生存率可以一定程度反映癌症在人群中总体的预后情况，其数值越高，则反映出该病预后越好，也就是治愈的可能性大。治疗后 5 年之内，一定要定期检查，预防及尽早发现复发，即使有转移和复发也能及早治疗。另外，也有用三年生存率和十年生存率表示疗效的。

410 各期宫颈癌的五年生存率为多少

宫颈癌的预后较好，早期宫颈癌手术治疗的五年生存率达 90% 左右；10 年生存率达 79%；放射治疗能应用于各期宫颈癌，Ⅰ～Ⅳ期总的五年生存率可达 50% 以上。世界卫生组织 2006 资料报道，ⅠA1 期的五年生存率为 98%，ⅠA2 期为 95%，ⅠB1 期为 85%，ⅠB2 期为 75%，ⅡA 期为 75%，ⅡB 期为 65%，ⅢA 期为 30%，ⅣB 期为 30%，ⅣA 期为 10%，ⅣB 期为 <5%。北京妇产医院统计中晚期宫颈癌放疗后的疗效：ⅡB 期的五年生存率可达 80%，ⅢB 期可达 50%。

411 宫颈癌患者达到五年生存期后，还有可能复发吗

五年生存率并不是指肿瘤治疗后就活 5 年，而是指广大患者治疗后能活 5 年的概率。而肿瘤治疗 5 年后如存活，一般再次复发的机会就很少了。但仍然是有复发的可能，仍需要每年复查一次，以便尽早发现，尽早治疗。

（吕讷男　李　静　孔为民　林雨璇　王焜煜）

心宽福厚　人生平稳
——心理调节篇

412　为什么心理调节非常重要

　　心理调节是恶性肿瘤患者治疗的重要一环，调整好心态，有助于疾病的康复。当得知患有恶性肿瘤时，有些人会表现得毫不在乎，过于超脱，也不积极治疗，听之任之；有些人则过度紧张，忧虑重重，恐惧害怕，抑郁消沉甚至悲观绝望；而有些人则能正确认识，勇敢而理智地面对疾病，既不恐惧害怕，也不掉以轻心，而是设法争取时间，积极配合治疗。患者持有何种心态，对恶性肿瘤的治疗及康复至关重要。前两种心态均对治疗不利，后一种心态应是我们所提倡的。然而并不是所有的患者从一开始就会有一个良好的心态，绝大多数需要一个逐渐调整的过程。在调整过程中他人的鼓励帮助是一个方面，但是重要的是学会减轻自我心理压力，调节自己的心理状态。学会正确地面对疾病，多和医生沟通，寻找最适合的治疗方案，积极配合医生的治疗。同时要保持一种积极乐观的心态，要有同疾病作斗争的勇气和信心。科学研究表明，积极乐观的心态对于肿瘤的治疗及康复有十分积极的作用。

413　宫颈上皮内瘤变患者应怎样缓解自己烦躁的心情

　　CIN 是与宫颈浸润癌密切相关的一组癌前病变，分为低级别上皮内瘤变（CINⅠ）和高级别上皮内瘤变（CINⅡ～Ⅲ）。CIN

有 3 个转归，自然消退、稳定或进展。大部分低级别 CIN 可自然消退，但高级别 CIN 具有癌变潜能，可能发展为浸润癌，与病变的程度与范围有关，被视为癌前病变。但宫颈癌癌前病变不等同于宫颈癌，通过筛查可及早发现癌前病变，通过及时治疗可有效地预防宫颈癌的发生。从 HPV 感染发展到癌症的时间各有不同，CIN I、CIN II、CIN III 发展为癌的风险分别约 15%、30%、45%。若活检病理诊断为 CIN I，不用过于紧张，约 70%的 CIN I 会自然消退，如果细胞学检查为 LSIL 及以下，可仅随访观察。因为从 CIN I 发展至宫颈癌的过程较缓慢，仅需随访观察即可。约 20% CIN II 发展为 CIN III，5% 发展为浸润癌。一般 CIN II 可行宫颈环形电切术（LEEP），术后定期复查。很多患者对于 CIN III 非常紧张，事实上即使是 CIN III，宫颈冷刀锥切一般即可治愈。CIN III 锥切后 2 年内，绝大多数 HPV 病毒会转阴。术后要遵照医生的建议进行复查，CIN III 治疗后发现的复发，常常也只是低级别的宫颈病变（不易发展为宫颈癌），再次发生 CIN III 的可能性是极低的（远小于 5% 的可能），而直接发展为宫颈癌的情况更是少见，发展到威胁生命的中晚期宫颈癌就更罕见了。

414　宫颈癌患者要怎样面对自己的病情

患者在怀疑自己患了宫颈癌或已被确诊为宫颈癌时，往往会产生各种复杂的心态。由于人们对宫颈癌的认识各不相同，不同患者面对自己的病情所产生的心理也不尽一样。那么宫颈癌患者

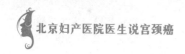

如何正确面对自己的病情呢？

（1）了解有关知识，正确认识宫颈癌。宫颈癌是最常见的女性生殖系统恶性肿瘤，不同于其他部位的恶性肿瘤，其自然病史明确，有一系列的癌前病变。通过有效的筛查手段，宫颈癌可以及早发现。宫颈癌预后较好，早期宫颈癌患者的五年生存率为80%～90%，经积极有效的治疗，不少患者可长期存活。患者需要自己了解一些基础的专业知识，对宫颈癌要有正确的认识。

（2）勇于面对现实，树立坚定信念。人的一生谁也免不了会患有这样那样的疾病，无论是大病小病，恶性还是良性，我们都应该坦然面对。宫颈癌总体预后较好，要有勇于斗争、敢于胜利的决心，要树立一个强大的精神信念。如果患者在各种挫折下丧失了与疾病斗争的信念，会影响肿瘤的治疗和效果。

（3）提高心理素质，善于自我调节。对于恶性肿瘤患者，即使是一个心理素质很好的人，在进行治疗和后期康复中，都会有一个心理的波动和变化过程。那么就需要患者善于进行自我心理调节，这是每一个肿瘤患者应该重视并且必须重视的问题，应积极努力地去进行调整，保持稳定的心理状态，并进入一个良性循环，积极乐观的态度有利于疾病的康复。

415 宫颈癌患者怎样来缓解紧张的心情

（1）保持积极的心态

宫颈癌分早期宫颈癌和晚期宫颈癌，总体上预后较好，部分患者能获得痊愈。患者要学会正确地面对它，多和医生沟通，寻找最适合的治疗方案，积极配合医生的治疗。同时要保持一种积极乐观的心态，试着让自己变得和正常人一样，尽量恢复以前的日常活动。肿瘤不是绝对不能战胜的，尤其是宫颈癌，患者要有同疾病作斗争的勇气和信心，要和亲人、朋友沟通，寻求关心、帮助，大家共同努力，选择最有效的治疗方案和最好的医疗技术，以最大限度地延长寿命、提高生活质量。

（2）坚持身体的锻炼

锻炼身体有益于健康，对于恶性肿瘤患者，锻炼更是必需的。患者可以根据自己的情况，进行适当的锻炼。如宫颈癌术后尽早下地活动，术后在床上时，可做简单的肢体伸展和肌肉收缩活动。回家后，要制订好锻炼计划，如每天锻炼几次，一次多长时间，根据自己的身体情况，循序渐进，逐渐增加活动强度，但要避免劳累过度。比如，每天进行一些简单的步行、散步、上下楼梯、做家务等活动，有助于维持肌肉的张力和强度，防止肌肉萎缩。坚持每天锻炼，有助于身体的快速恢复，可以预防并发症、改善预后。良好的身体状况还能使你更好地耐受治疗，增强身体的抵抗力。

（3）保持良好的营养

良好的营养提供了身体正常功能运转和损伤修复所需的能量，能帮患者克服身体的虚弱、修复受损的组织、提高身体免疫力。宫颈癌患者经常会遇到的与饮食相关的问题有：食欲下降，消化吸收不良，化疗所致的恶心、呕吐、腹泻等，以及放疗引起的口腔黏膜炎、放射性肠炎等。这时，需要及时和医生联系，对症处理、调整饮食，可进食高能量、高蛋白的流食或半流食，严重不能进食者，可选择肠外营养，即静脉输入高营养，如含脂肪乳、氨基酸、各种维生素和微量元素的营养液。良好的身体和心理条件是同疾病作斗争的前提。

（4）积极配合医生治疗

对于宫颈癌或是癌前病变，必须有一个正确的认识，不同分期不同病理类型的患者预后不同。早期宫颈癌经手术或者辅助放、化疗治疗后，是可以控制并长期生存的。只有部分晚期患者预后不理想，但通过积极治疗也是可以延长生存期，改善生活质量的。因此不管是癌前病变还是宫颈癌，不管是早期还是晚期宫颈癌，都应该积极配合医生的治疗。对于宫颈癌所引起的不适以及治疗所引起的不良反应，也应积极处理。

60%～90%的晚期宫颈癌患者会出现剧烈的疼痛，根据WHO关于癌症疼痛控制的三阶梯疗法，对轻度疼痛、中度疼痛、重度疼痛分别依次用非阿片类、弱阿片类、强阿片类药物来控制。所以疼痛时，可选择适当的药物，以减轻疼痛所带来的不良影响。肿瘤治疗常见的不良反应有：疲倦乏力、恶心、呕吐、食欲减退、口腔疼痛、便秘、腹泻、淋巴水肿及肝肾功能受损等。当发生上述不良反应时，要及时告知医生，医生会根据具体情况，及时分析原因并做出正确的处理。出院后，也要学会自我监测，定期到医院复查，如有不适随时来医院就诊。

（5）学会自我享受

宫颈癌并不像想象的那么可怕，得了宫颈癌也没必要灰心丧气，选择什么样的心态来面对疾病，关键在于自己。也许，你会更加珍爱生命、珍惜身边的每一个人；也许，你会变得豁达开朗，不再为一些无关紧要的事而斤斤计较；也许，从现在起改变自己，你将收获不一样的生活。生命的意义更多的是要活得有价值，活出精彩。你可以根据你的身体情况选择能耐受的锻炼项目和活动，如听音乐、出去旅游、品尝美食、看电影或幽默视频、与家人和朋友分享感受、表达感恩、帮助他人等。总之，当你发现自己患有宫颈癌或癌前病变时，不要过于紧张，不要慌张，要有足够战胜疾病的信心和勇气。良好的心态和身体条件，再加上积极配合医生的治疗和自我享受，有助于改善预后、提高生活质量。

416 宫颈癌患者家属应该告诉患者本人病情吗

随着医疗技术的发展及宫颈癌的早诊早治，宫颈癌的生存率逐渐提高，其总体预后较好。不少患者的生存期得到延长，还有患者能长期存活。但前提是接受正规的治疗。宫颈癌的治疗大多为手术或放化疗，需要患者的充分理解和主动配合治疗，且治疗后有一定的不良反应，需要患者发挥积极的主观能动性，用坚强的意志，承担一定的风险，克服一定的痛苦才有可能达到最好的疗效。没有患者本人的积极参与，要顺利完成治疗和康复是不太现实的。告诉患者病情还有利于建立良好的医患关系，防止其产生对医生的不信任感，有利于康复。

总体上，人们对宫颈癌的治疗和预后缺乏了解，对癌症的恐惧仍一时难以消除。一个人一旦被诊断为宫颈癌，会对自身和家庭产生心理和精神上的重大打击，许多患者常常首先被精神上的打击击倒。从减轻患者的思想负担出发，对癌症患者的适度保密是必要的，有的认为如果患者还不知道，也不可能知道恶性肿瘤的诊断时，可以暂时或较长期不告诉她，这样可以免除患者思想情绪上的压力，有利于静心休养治疗。所以患者家属为了减少患者精神上的刺激，要求医生对患者保密。但宫颈癌治疗尤其是接受放化疗的过程较长，一旦了解真相，患者会有被骗的感觉，这时的打击痛苦会更严重。我们认为这种心态可以理解，但值得商榷。对于年龄较大的患者可以尊重家属的意见，不告诉患者真实的病情，但年轻患者可能会产生猜疑心理，引起更加消极恐惧的情绪。有人曾经对癌症患者做过调查，绝大多数患者愿意知道自己的病情真相和病情的变化。这样做有利于和医师密切配合，有利于安排和处理工作上、生活上和家庭里的各种事情。在适当的时机，以合适的方式向患者如实地介绍病情已越来越被肿瘤医师和患者接受，对患者说明疾病的一般知识，包括病因、症状及预后，具有针对性地做科学的解释，以消除患者疑虑和使其安心接受治疗，对患者及其治疗无疑是有利的。

417 怎样看待宫颈癌的五年生存率

五年生存率指肿瘤患者存活超过 5 年的概率，常用于评价肿瘤的预后。一般而言，越是肿瘤早期，治愈的希望越大，五年生存率越高，其预后越好。对于宫颈癌而言，根据世界各国的资料报道，80% 以上的复发发生在初次治疗后的前 2 ~ 3 年内，5 年后复发率仅有 5%～10%。如果能定期复查，早期发现肿瘤复发，病情控制的可能性更高。且 5 年后复发患者既往治疗对身体的影响很小，在复发治疗方案上会留有更多选择的余地。

宫颈癌的预后与多种因素有关，其中，临床分期、肿瘤分级、淋巴转移是公认的重要影响因素，晚期、分化差、有淋巴结转移的患者生存时间相对较短。其他一些因素，如肿瘤体积、病理类型、接受治疗是否正规等也有关系。据统计，早期宫颈癌患者的五年生存率为 80%～90%，晚期患者则不足 50%。多数晚期宫颈癌患者存活超过 5 年的机会很小。但五年生存率并不是绝对的，生存率是概率的统计，每个人的情况都不同，五年生存率不能预测每个人的情况，相当一部分患者存活超过了 5 年，临床上不乏晚期患者治疗后长期存活的例子。因此，当得知病情为晚期时就放弃治疗是不正确的。相反，即使是晚期患者也应积极进行规范的治疗，争取更多的机会。总之，宫颈癌总体上预后较好。

418　宫颈癌患者治疗后应如何调整心态

宫颈癌治疗后的一些不良反应和并发症对患者的健康和生活影响较大，尤其对生殖系统的损伤较大。机体的免疫功能与精神状态有着密切的关系，情绪忧郁、精神压抑会抑制自身免疫功能的发挥。正确地面对手术及放化疗带来的不良反应，积极地配合治疗才能逐渐得到康复。

对于手术的女性而言，术后可能产生一系列相关的并发症。

子宫切除后远期发生盆腔脏器脱垂等并发症，或术后盆腔脏器粘连等引起的盆腔炎症；进行盆腔淋巴结清扫的患者，术后可能产生淋巴水肿、淋巴囊肿等，这些都会对患者的健康和生活质量造成很大的影响，使患者产生恐惧、焦虑不安等心理。因此，术后要注意调整自己的心理状态，多与亲人朋友交流、感觉到周围大家庭的温暖，不明白的问题及时咨询医护人员，减轻身体上的不适，增强战胜疾病的信心和勇气。对于接受放疗的患者，有可能出现阴道弹性消失、阴道狭窄，或放疗造成阴道上皮黏膜变薄、失去分泌功能或分泌减少而导致阴道干燥，甚至产生粘连，严重者造成盆腔纤维化，引起循环障碍而水肿，压迫神经引起疼痛，损伤直肠膀胱可出现血便、血尿。这些并发症在生理上限制了患者的性行为。因而，放疗的患者，出院后半年内要隔日冲洗阴道1次，以后改为每周冲洗 1～2 次至 1 年，以利于组织的修复，防止阴道粘连。同时，在放疗期间及放疗后的 1 年中，需要经常用扩张器扩张阴道，注意伤口愈合前半年内，不可进行性生活。

419 宫颈癌治疗后会很快衰老，失去女性特征吗

宫颈癌治疗后会不会丧失女性特征并很快衰老呢？很多宫颈癌患者在接受治疗前会有这样的疑问。

首先需要知道的是，女性的第二性征在青春期就已发育成熟了，一般不会发生改变，除非存在一些内分泌疾病导致雄激素升高的情况。女性衰老与雌激素水平有关，女性在经历了更年期之后，正常情况下表现为自然绝经。更年期症状是卵巢功能逐渐

衰退导致雌激素水平持续下降的表现。对于治疗前已经绝经的宫颈癌患者，雌激素水平已经下降，不存在治疗后衰老的问题。治疗前未绝经的患者，除了接受保留生育功能治疗外，治疗后基本不会再有月经，但并不意味着卵巢功能一定会衰竭。宫颈癌的治疗往往同时影响子宫，这是绝经的关键。宫颈癌治疗是否保留卵巢尚有争议。如手术时保留卵巢，术中应将卵巢移至盆腔照射野以外，尽可能地保留卵巢功能。在治疗过程中注意保护卵巢，治疗后雌激素可以维持在一定水平。如果手术时切除了卵巢或放射治疗后卵巢功能丧失，会引起女性激素水平下降，提前出现一些更年期的症状。缺乏女性激素可能容易出现心血管疾患和骨质疏松。因此，若宫颈癌治疗不能保护卵巢功能，可通过药物补充雌激素，酌情考虑进行激素替代疗法（口服雌激素类药物），使雌激素水平接近正常，避免更年期症状的发生。

至于性特征，很多人觉得不像女人，这是患者心理上的一种否定。实际上，除卵巢外，人体内还有其他器官分泌雌激素，因此宫颈癌治疗后不会发生性特征的改变。

420　宫颈癌患者性生活会受影响吗，要怎样调节

大家都知道，癌肿组织很脆弱，当阴茎插入阴道撞击宫颈表面的癌灶时，很容易引起局部出血或大出血。同时，由于阴茎的长期刺激与碰撞，除了局部组织充血、血管扩张、血流加快以外，癌细胞极易穿透血管壁或脱落至血管和淋巴管内，随血液和淋巴液流向远处，然后在新的栖息地生长繁殖，成为新的癌肿转

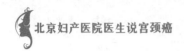

移灶。鉴于以上两种原因，原则上讲宫颈癌患者治疗前是不可以过性生活的。但是，经过手术或其他治疗后，随着癌灶的逐渐清除和体力的基本康复，一般情况下是可以进行夫妻生活的。需要注意的是，由于术后阴道疤痕形成，加之卵巢全切，雌激素将降至最低水平，使阴道逐渐萎缩、变短和干涩。一般比原先短 1/3，而且变得更狭窄。据此，性生活一定要节制，最好在术后 3 个月左右开始为好，且次数不要太多，一般控制在每月 2～3 次左右，可以应用人体润滑剂，其次动作要轻柔、缓慢，以免损伤手术残端而造成局部出血和感染。

421 年轻宫颈癌患者失去生育功能，要怎样调节自己的心理

目前宫颈癌发病呈年轻化趋势，年轻的宫颈癌患者逐渐增多，这些患者中包括一些未婚未生育的女性。这些患者诊断时多数为早期，病灶体积小，浸润表浅，为保留生育功能治疗提供了可能。对于年轻宫颈癌患者的治疗，保留生育功能是改善其生活质量的关键。目前临床上对于早期的宫颈癌，多采用保留生育功能的手术，进行宫颈锥切术和根治性宫颈切除术尽可能保留患者的子宫和卵巢。但对于中晚期或已明确是浸润癌，可能无法保留子宫和生育功能。对于这一类患者，也不用太过担心。近年来随着卵巢移位、冻存卵子或卵巢组织、体外受精 - 胚胎移植等技术的开展和应用，使不少年轻的宫颈癌患者保留生育功能成为可能。受病情和治疗类型的影响，放疗患者可能会丧失生育功能，

最近有研究在探索保留生育功能的新的放疗技术。

422 宫颈癌治疗后在生活、工作方面应怎样调节

需要注意的是，宫颈癌治疗后除了心理健康之外，生活及饮食健康都是女性必须重视的问题。

（1）注意休息，避免劳累：宫颈癌治疗后，患者的身体有不同程度的损伤，体质比较差，因此要使疲惫的身体迅速恢复，一定要保证充分的休息。如果过度劳累，不仅身体受不了，还有可能导致免疫力下降，对身体的恢复不利。但休息并不是整天卧床，而是要根据自身实际情况，劳逸结合地休息，如散步、看书、下棋、钓鱼，做些轻松的家务等，这样的休息，有利于身心健康，有利于康复。

（2）加强营养，合理饮食：宫颈癌患者治疗后可能会出现食欲下降，消化吸收不良，化疗所致的恶心、呕吐、腹泻等，以及放疗引起的口腔黏膜炎、放射性肠炎等。应积极对症处理、调整饮食，多进食高维生素、高蛋白、易消化的食物，忌用烟酒、辛辣刺激食物和生冷、油腻厚味饮食，保持大便通畅。食量要适当，不宜吃过多的补品。

（3）局部护理：手术后每日2次擦洗外阴及尿道口以保持外阴清洁，适当使用抗生素预防感染，每周更换尿袋2次，保留导尿管7～14天。拔管前2日每2～3h开放尿管一次，热敷按摩膀胱及锻炼腹式呼吸，提肛训练，增强尿道肌、尿道括约肌的收缩能力，促使膀胱受损神经逐渐恢复，促进自主排尿。宫

颈癌患者康复期至关重要。出现阴道出血、排液不要紧张，规律阴道冲洗。

（4）适当锻炼身体：宫颈癌康复期的患者，应根据自身的体质状况，适量参加一些体育活动，如散步、做保健操、打太极拳等。术后在床上时，可做简单的肢体伸展和肌肉收缩活动。术后尽早下地活动，促进肠蠕动和肠功能恢复，减少肠粘连的发生。这些锻炼可以增加食欲，恢复体力，增强体质，达到防癌抗癌、机体康复的目的。坚持每天锻炼，有助于身体的快速恢复，增强身体的抵抗力。良好的身体状况还能使你更好地耐受治疗。

（5）工作方面：宫颈癌治疗后可参加正常的工作学习。但要注意休息，避免劳累。患者可从事轻体力活动，工作时间不宜过长。在工作学习上，不要有压力，保持心情愉快。既要参加活动调节心情，又要避免过度劳累。

（6）丰富自己的精神生活：在治疗阶段，患者往往处于一种紧张状态，生活单调。治疗结束后，应根据自身的条件、兴趣和爱好，培养良好的情趣，如欣赏音乐、写诗作画、种花养鸟等，来充实自己。家庭角色的转换很关键。在治疗过程中，家人付出了同样甚至更多的精力和劳动，承受了更多的打击。患者积极的生活态度，是对家人最大的安抚。要敞开心扉，多与亲人、朋友沟通，试着走进社会，参与一些集体的活动，逐步回归到正常的生活中。

（7）性生活方面：宫颈癌治疗后会导致阴道缩短或粘连狭窄，从而影响性生活。适当使用阴道润滑剂可避免性交疼痛。

某些润滑剂含有雌激素，肿瘤患者是否适用，应事先征求医生意见。性交前排空大、小便，减少不适。不少患者在术后第一次性交时担心穿破阴道，事实上这种担心是不必要的。宫颈癌患者没有禁止性生活的必要。放疗后的患者为防治阴道粘连，提倡性生活。

（陈　娇　张同庆　孔为民）

居安思危　对自己负责
——疾病预防篇

423 如何预防宫颈癌，什么是宫颈癌的三级预防

有些患者可能会有疑问，宫颈癌是可以预防的吗？答案是肯定的，这得益于宫颈癌发生的必要条件是已知的，即 HPV 的持续性感染。那么阻断 HPV 的感染，或在发现宫颈癌癌前病变时进行早期处理都可以将宫颈癌扼杀在摇篮里。

如何预防宫颈癌呢？我们提倡三级预防。由 HPV 感染发展为宫颈癌，大多需要数年到数十年的时间。目前在全球开展的宫颈癌及癌前病变的综合性防治，主要是针对 HPV 感染的三级预防策略。包括以 HPV 疫苗、健康教育和建立安全性行为（如同房戴避孕套）为主的一级预防，以宫颈癌筛查和癌前病变治疗为主的二级预防和以早期治疗宫颈癌为主的三级预防。其中又以一级预防为主。

HPV 疫苗主要有二价、四价和九价疫苗，这里我们建议所有已经有过性生活或即将有性生活的女性朋友都能积极、主动地了解 HPV 疫苗，并根据自身情况进行接种。有过 HPV 感染的患者依然可以接种 HPV 疫苗，因其可有效减少 HPV 的重复感染，并有利于机体对于 HPV 的清除，促进 HPV "转阴"，对于宫颈癌的预防效果有目共睹。但并非接种了 HPV 疫苗后就永远不需要进行 HPV 感染的检测，永远不会患宫颈癌，仍然不可放松警惕。

对于年龄较大的女性，如 HPV 疫苗不适用，也可选择其他一级预防措施，如建立安全性行为（使用避孕套）、预防和治疗

生殖道感染（如阴道炎）或性传播疾病（如淋病、梅毒等）。对青少年女性，优先推荐接种 HPV 疫苗，从源头控制宫颈癌的发生。

如果一级预防没能奏效，HPV 还是成功地侵入了人体，我们还能选择二级预防预防宫颈癌的发生。二级预防主要是对疾病早期采取早发现、早诊断、早治疗的"三早"预防措施。这就要求大家要有规律地体检并开展宫颈癌的筛查。有些时候，HPV 的感染是没有特征的，可仅表现为阴道分泌物增多，白带异常，部分患者可能会出现同房出血。但这些症状往往一过而逝，并不能引起我们的关注。这个时候规律的体检就显得十分重要了，我们推荐育龄期女性每年进行宫颈癌的筛查，主要包括宫颈细胞学检测和 HPV 检测，两者均在妇科检查时完成。如果以上两种检查结果都正常，那么恭喜你可以踏实地等待第二年检测。但如果任意一项结果出现异常，都建议在妇科肿瘤门诊（部分综合医院可能只有妇产科门诊）进行就诊，以便对疾病进行早诊断和早治疗。大多数患者都能在癌前病变阶段发现问题，一个小手术往往便可消除我们的烦恼。如果能在癌前病变阶段予以阻止或清除，理论上可 100% 阻止宫颈癌的发生。

三级预防，即对宫颈癌的治疗。早期宫颈癌以手术治疗为主，预后较好。中晚期及复发患者则以放化疗为主，预后较差。大多数女性一生中都感染过 HPV，都有可能导致宫颈癌的发生。虽然"HPV 军团"庞大，战斗力顽强，但好在手术和放疗对宫颈癌的疗效确切，因此，不论是何种阶段的宫颈癌患者，都建议在确诊后积极治疗。

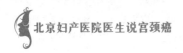

424 生活中哪些不良习惯会致宫颈癌

现代医学已经证实 HPV 的持续感染是引起宫颈癌的罪魁祸首。和性生活有关的一些因素可能会增加 HPV 感染的风险：比如说过早性生活，此时青少年宫颈没有发育成熟，容易造成宫颈局部上皮破损，HPV 就会乘虚而入；多个性伴侣也证实会增加 HPV 感染和罹患宫颈癌的风险；经期及产褥期卫生不良者发生宫颈癌的危险性增加；也有研究显示分娩次数过多（≥4 次）、长期服用口服避孕药者宫颈癌发病风险均有所增高。且营养不良和免疫力低下者，尤其是艾滋病毒感染者，身体对 HPV 的清除能力下降，容易造成 HPV 的持续感染，引发宫颈病变。此外还有吸烟，也证实会增加宫颈癌的风险。

425 注意哪些个人行为可以预防宫颈癌

世界卫生组织（WHO）指出宫颈癌的基本预防是预防 HPV 感染及其他可能增加子宫颈癌发病率的因素。HPV 疫苗已在国内上市，其安全性及有效性已得到充分证实。如果女性能在首次性行为之前注射 HPV 疫苗，会降低 70% ～ 90% 的宫颈癌及癌前病变的发生，对于已有性生活的大年龄女性，接种疫苗也有一定的预防效果。对于已有性生活的女性，不管是否接种 HPV 疫苗都建议定期进行宫颈细胞学筛查及 HPV 筛查，以便及早发现宫颈病变并进行相应治疗，从而降低宫颈癌的发生率。在生活中还应注意：①对青春期少女进行必要的性教育，避免过早的性生活；②固定性伴侣，避免性伴侣过多；③做好避孕，最好选择工具避孕（如阴茎套），可有效降低 HPV 感染的概率；④注意性生活卫生，积极治疗生殖道炎症；⑤均衡营养、作息规律、增强锻炼、不吸烟等，均可有效预防宫颈癌的发生。

426 哪些女性需要进行宫颈癌筛查

宫颈癌发病的高峰年龄在 40 ～ 60 岁，且近年来有年轻化趋势，很多研究证实：性生活紊乱、初次性生活过早、早年分娩、多产与宫颈癌的发生密切相关。有 3 年以上性行为或年龄在 21 岁以上有性行为的女性应该开始定期做宫颈癌的筛查。性行为过早、早婚早育、多次流产史、性病史、拥有多名性伴侣的女性，都是宫颈癌的高发人群，更应定期进行宫颈癌筛查。对于年龄大于 60 岁的女性朋友，可适当减少筛查频率，可由每 1 ～ 3 年筛查 1 次延长至每 5 年筛查 1 次。

427 出现哪些早期症状应提高警惕，加强体检

女性一旦出现不正常的阴道流血、白带异常、月经不调、腰骶部疼痛及下腹部坠胀等症状，一定不能忽视，因为这些表现可能意味着你的身体健康亮起了红灯，但究竟是什么问题还要通过规范的检查来确定，因此妇科体检显得尤为重要。

①异常阴道流血：尤其以绝经后阴道流血或性交出血不容忽视，往往与生殖道肿瘤密切相关。

②白带异常：正常白带呈蛋清样或白色糊状、无腥臭味，量少。如果出现白带呈黄色或灰黄色，豆渣样分泌物、脓性、血性或淘米水样白带往往是炎症或生殖道肿瘤的信号，应及时检查。

③月经不调：有些女性认为月经不调不是什么要紧的病，往往置之不理，有时异常的阴道流血和月经不调难以区分，更严重的是围绝经期女性出现月经不调往往会认为是绝经前的月经紊乱而不予重视，而这一年龄的女性恰恰是生殖道肿瘤的好发人群，并且宫颈癌、子宫内膜癌等妇科癌症常常表现为月经量增多。

④腰骶部疼痛及下腹部坠痛：肿瘤到了晚期，就会出现一些疼痛的症状。这些症状主要是因为肿瘤沿宫旁组织延伸侵犯了骨盆壁或周围神经所致，在临床的表现就是坐骨神经痛，还有就是一侧骶或是髂部疼痛表现出的持续性。当肿瘤压迫或侵蚀了输尿管时，就会使尿路出现狭窄、阻塞的情况，最后导致肾盂积水，而这种情况则主要表现为腰痛。

以上症状的出现说明你的身体健康已经出了问题，必须提高警惕，及时就诊，尽早诊治。

428 无性生活史的女性需要做妇科检查吗

体检人群中未婚女性很少，因为人们受到传统观念的影响，认为结了婚的女性才能做妇科检查，未婚女性做妇检会被认为是做了难以启齿的事而被说三道四。不少女孩出现月经不调、白带过多等疾病时，不好意思来就诊，结果常使病情贻误或加重。另外，一些女孩可能存在生殖器发育不良、子宫位置异常等情况，这些疾病都需要通过妇检才能发现。

还有一些女孩担心做妇检时会损伤处女膜。其实医生会根据情况，通过 B 超、抽血化验或肛门指诊等操作进行检查，不通过阴道，不会损伤处女膜。如果病情复杂或病变部位特殊需要做阴道检查，事先都要征得家属和病人的同意，所以未婚女性可以放心地参加健康体检。

另外，由于青春期的行为思想容易受到社会环境的影响，过早的性行为易导致妇科疾病的发生，为以后的生育和健康留下隐患。因此，年轻的女性是更应该受到关注的群体，目前有许多文献报道，妇科感染性疾病、妇科恶性肿瘤及乳腺疾病等有年轻化趋势，因此未婚女性更应该珍爱自己的身体，消除世俗观念的束缚，积极参加定期妇检，以便及时发现病变，避免延误病情。

429　宫颈癌筛查包括什么

宫颈癌筛查包括：

①临床检查，包括视诊及触诊；

②细胞学检查，包括：传统的巴氏宫颈抹片、TCT、LCT 等；

③ HPV 病毒检查；

④必要时阴道镜检查；

⑤必要时活体组织采取和病理组织学诊断。

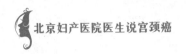

430 宫颈癌筛查会造成组织缺损吗

当然不会！宫颈癌筛查最常用的办法是，宫颈脱落细胞学检查，即用特制的刷头从宫颈表面轻柔收集脱落的宫颈细胞，并不是取大块的宫颈组织。如宫颈癌筛查出现异常需要进行进一步宫颈组织活检时，也只是在怀疑存在病变的部位钳取极小体积（约米粒大小）的宫颈组织，一般不会造成宫颈组织的大面积缺失及宫颈机能的改变。

431 什么是 HPV 疫苗，有哪些类型

疫苗根据其功能，可以分为预防性疫苗以及治疗性疫苗。拿 HPV 疫苗为例，预防性 HPV 疫苗仅仅能够使未感染 HPV 的女性免于感染疫苗相关类型的 HPV，并不能使已经感染 HPV 的女性体内病毒转阴；而治疗性 HPV 疫苗可以清除女性体内已经感染的相关类型 HPV。目前所有已经应用的 HPV 疫苗均为预防性疫苗，而治疗性 HPV 疫苗尚在研究当中。

治疗性 HPV 疫苗可通过触发细胞介导的免疫反应，治疗已确定的 HPV 感染和 HPV 相关恶性肿瘤。因为高危型 HPV 的早期蛋白 E6 和 E7 是恶性肿瘤发生和维持所必需的，且在正常细胞中不存在，所以 E6 和 E7 蛋白是治疗性疫苗的理想靶抗原。期待治疗性 HPV 疫苗早日研发成功！

432 HPV 疫苗的成分有哪些，为何能预防 HPV 感染

HPV 疫苗之所以既可以预防 HPV 感染，又不至于让人体感染相应 HPV，是因为它具有独特的设计。我们都知道 HPV 是一种病毒，在结构上 HPV 由一层蛋白外衣和其包裹的 DNA 构成。HPV 疫苗将 HPV 的最核心部分（DNA）剔除，仅仅留下了蛋白外衣。人类免疫系统仍然可以认出剔除 DNA 的 HPV，从而产生相应的抗体及免疫反应。这样，当人体再次遭受相同类型 HPV 入侵时，就可以很快发现它并将其拒之门外。目前全球范围内已上市的 HPV 疫苗均为预防性 HPV 疫苗，包括以下 3 种（截至 2020 年 1 月）：Cervarix®，二价 HPV16/18 型疫苗；Gardasil®，四价 HPV6/11/16/18 型疫苗；Gardasil®-9，九价 HPV6/11/16/18/31/33/45/52/58 型疫苗。上述 3 种疫苗均不包含抗生素或防腐剂。

433 HPV 疫苗的"价"是什么意思

HPV 包括很多种类型，如 HPV16 型、HPV18 型。HPV 疫苗的"价"是指能预防 HPV 型别数目，价数越高，预防的疾病范围越广。我们常见的二价（2v）、四价（4v）及九价（9v）疫苗是针对 2 种、4 种以及 9 种 HPV 类型来进行设计的。

二价疫苗可以预防由 HPV16 型和 HPV18 型病毒引起的宫颈癌。这可以说是雪中送炭，因为超过 70% 的宫颈癌是由这两种病毒引起的！2016 年 7 月，率先获准进入中国市场的就是这种二价

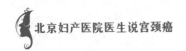

疫苗。2019年底首个获批的国产HPV疫苗（大肠埃希菌，商品名：馨可宁）也是二价疫苗。

四价疫苗可以预防6型、11型、16型、18型HPV。相对于二价疫苗，四价疫苗只是锦上添花而已，因为HPV6型和HPV11型并不属于宫颈癌高危型HPV，它们可以引起尖锐湿疣。这种四价疫苗在2017年6月也进入了中国市场。

九价疫苗针对HPV6型、11型、16型、18型、31型、33型、45型、52型、58型共9种亚型，能预防90%的宫颈癌，是目前能覆盖HPV类型最多的疫苗。它在2018年4月也终于在中国上市。

434 目前大陆有售HPV疫苗是什么类型，这些疫苗一般如何使用

目前大陆有售的HPV疫苗均为预防性疫苗，有Cervarix®（卉妍康，葛兰素史克公司）、馨可宁®（Cecolin国产）和Gardasil®（4价加卫苗，默克公司）即2价和4价HPV疫苗，还有Gardasil®-9（9价加卫苗，默克公司）即9价HPV疫苗（下面简称为2、4、9价HPV疫苗）。

2价HPV疫苗可以防止70%以上宫颈癌的发生。4价HPV疫苗除了可以预防宫颈癌以外，还可以预防阴道癌、外阴癌以及尖锐湿疣等疾病。而9价HPV疫苗不仅可以预防外阴癌癌前病变、阴道癌癌前病变、肛门癌、阴道癌和尖锐湿疣，还能预防90%以上的宫颈癌。

具体见下表。

目前国内市场的 4 种疫苗异同点（截至 2021 年 7 月）

疫苗种类	二价		四价	九价
商品名称	Cervarix®（卉妍康）	馨可宁®（Cecolin 国产）	Gardasil®（佳达修）	Gardasil®-9（佳达修-9）
针对 HPV 型别	HPV16/18 型	HPV16/18 型	HPV6/11/16/18 型	HPV6/11/16/18/31/33/45/52/58 型
抗原	Trichoplusiani（Hi5）昆虫细胞系 L1 蛋白 VLP	大肠埃希菌 L1 蛋白 VLP	酵母菌的 L1 蛋白 VLP	酵母菌的 L1 蛋白 VLP
佐剂	Alum+AS04	Alum+AS04	AAHS	AAHS
适龄接种人群 / 岁	9～45（中国）9～25（美国）	9～45（中国）	9～45（中国）9～26（美国）	16～26（中国）9～45（美国）
接种针次及间隔时间	3 剂：0 个月，1 个月、6 个月	2 剂（9～14 岁）3 剂（15～45 岁）	3 剂：0 个月，2 个月、6 个月	3 剂：0 个月，2 个月、6 个月
上市时间 / 年	2007（全球）2016（国内）	未知（全球）2019（国内）	2006（全球）2017（国内）	2014（全球）2018（国内）
国内疫苗价格	603 元 / 支（1809 元 / 人份）	361 元 / 支（9～14 岁，722 元 / 人份；15～45 岁，1083 元 / 人份）	798 元 / 支（2394 元 / 人份）	1298 元 / 支（3894 元 / 人份）

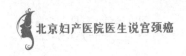

435 国产 HPV 疫苗与进口 HPV 疫苗有何区别

（1）制备差异：不同于葛兰素史克（GSK）HPV 二价疫苗的昆虫细胞生产体系、默沙东 HPV 疫苗的重组酿酒酵母生产体系，馨可宁利用 DNA 重组科技在大肠埃希菌中表达类病毒颗粒抗原，并使之用于疫苗生产，其生产体系产能高、成本低。

（2）价格差异：在价钱方面，进口 HPV 疫苗的价格普遍偏高，如九价疫苗全程费用大约在 4000 元，进口二价疫苗近 2000 元。按照国产 HPV 疫苗 329 元 / 支的价格计算，9 ~ 14 岁全程接种需 658 元，大龄接种为 987 元，是进口二价疫苗价格的一半。

虽然国产疫苗价格减半，但是效能却不减半！研究数据显示，馨可宁的产品安全性及有效性指标等方面均达到了国际先进水平。产品的三期临床试验在国内五个省份 7372 名健康女性中进行，结果显示国产疫苗的安全性良好。在预防癌前病变、预防 HPV 的持续感染这两个关键效果指标上，国产疫苗对相应的高度癌前病变的保护率为 100%，对 HPV 持续性感染的保护率为 97.8%。

436 HPV 疫苗为何能预防大多数宫颈癌

德国科学家豪森花了十多年时间发现某些类型的 HPV 就是导致浸润性宫颈癌和宫颈上皮内瘤变的罪魁祸首，他也因此获得了诺贝尔生理学和医学奖。科学家们对各个国家的宫颈癌标本进行研究显示，在 95% 的宫颈癌标本中都可发现不同型别 HPV 的存在，并且患者大多是先出现 HPV 感染，后有宫颈癌的发生，因此 HPV 与宫颈癌关系密切，其他因素可能起到协同作用。

目前市场上的 HPV 疫苗是预防性疫苗，它是利用病毒上的一种特别的蛋白质外壳，来引发免疫力，免疫系统会长期关注该病毒，当病毒再次入侵时就能将其轻松消灭。

市面上有 2 价、4 价和 9 价疫苗，无论接种哪一款 HPV 疫苗都能大大降低罹患宫颈癌的风险。

437　HPV 疫苗能治疗宫颈癌吗

目前，HPV 疫苗根据作用效果分为三类。第一类是预防性 HPV 疫苗，它是通过提供 HPVL1 衣壳蛋白抗原来刺激机体产生中和抗体以阻止 HPV 感染上皮细胞，因此，其主要适用于未感染过 HPV 的年轻女性。预防性 HPV 疫苗已经上市，并在许多国家开展接种，目前科学家们也在研制更加高效的预防性疫苗。第二类是治疗性 HPV 疫苗，通过被动体液免疫或细胞免疫起到治疗作用，适用于已感染 HPV 或已有宫颈病变的患者，但还处于研发和临床试验阶段。第三类是兼具预防和治疗作用的 HPV 疫苗，目前尚未研究成功。现在临床应用的 HPV 疫苗主要为预防性疫苗，因此市面上的 HPV 疫苗无法治疗宫颈癌，它只能预防因感染 HPV 而形成的子宫颈的癌前病变及生殖器疣等 HPV 相关疾病，若已经感染病毒，注射疫苗也不能清除。下表为预防性 HPV 疫苗的研究概况。

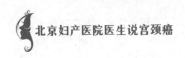

预防性 HPV 疫苗研究

表达体系	原核表达系统		真核表达系统			
表达载体	PET30d载体	重组减毒沙门氏载体	重组痘苗病毒载体	重组杆状病毒载体	重组塞姆利基病毒载体	非复制性痘苗病毒载体
表达病毒的亚单位产物	HPV16 L1，L2结构蛋白	HPV16 L1结构蛋白	HPV16 L1，L2结构蛋白	HPV16L1结构蛋白	HPV16 L1，L2结构蛋白	HPV16 L1，L2，E6，E7结构蛋白

治疗性 HPV 疫苗的研究现状如下。

未来 HPV 靶向治疗性疫苗有可能通过激活机体的免疫应答特异性消除 HPV 感染的细胞和 HPV 引起的相关肿瘤。很多研究将 HPV 的 E6、E7 基因作为治疗性疫苗的理想靶点，但研究仍在继续中，包括基于活载体、多肽、蛋白质、树突状细胞、DNA 以及靶向 E6 或 E7 抗原的联合疫苗。

最新一项研究介绍了一种被称为 DNA 文身的治疗方法，在人类身上应用的效果优于实验动物，目前已将其作为 HPV16E7DNA 疫苗（TFCE7SH）用于治疗人类 HPV16 型感染的普通型外阴癌前病变（uVIN），但是最终治疗效果还有待观察。

438 HPV 疫苗安全吗，有何不良反应

HPV 疫苗应用的安全性一直都是大家最关心的问题。预防性 HPV 疫苗是利用基因重组技术来获得病毒 L1 衣壳蛋白，它是一种病毒样颗粒（VLPs），注射 HPV 疫苗并不等于注射病毒，因此

不会造成病毒感染。此外，大多数注射 HPV 疫苗后的不良反应与其他疫苗一样，是比较温和且会自行消散的。经过上市前的临床试验及上市后安全监测后发现接种 HPV 疫苗的少数不良反应主要包括以下几点。

（1）注射部位局部不良反应　最常见的为疼痛，其次为红斑、瘙痒和肿胀。

（2）一般性全身反应　最常见的为头痛、头晕、发热（<38.9℃）、咽痛、疲劳、肌肉酸痛以及轻微全身不适，但是研究显示它们与接种疫苗关系不大，因为在接种疫苗组和未接种疫苗组的发生率是大致相同的。

（3）过敏反应　表现为全身风疹或者血管性水肿、喘鸣，发生率为 2.6/10 万。

（4）严重不良事件　经调查表明这些不良事件为接种者自身因素引起，与接种疫苗无明显相关性。包括死亡、格林 - 巴利综合征（GBS）、血栓栓塞、免疫系统疾病、反流性食道炎、胃肠炎、盆腔炎性疾病、链球菌性扁桃体炎、多发性创伤、心肌炎、心包炎、胃溃疡、急性鼻窦炎、中暑、胰岛素依赖性糖尿病、先兆流产、抑郁症等。

HPV 疫苗总体安全性良好，已被多项研究证实。在 16～26 岁的拉丁美洲女性中，接种 9 价 HPV 疫苗总体耐受性良好，最常见的局部反应是疼痛、肿胀和红斑，最常见的全身反应为头痛和发热。接种部位反应在 9 价 HPV 疫苗接种组高于 4 价 HPV 疫苗接种组，但大部分为轻中度。在 18～45 岁美国女性中，接种 2 价 HPV 疫苗后局部反应发生率比接种 4 价 HPV 疫苗稍高一些。

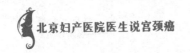

　　HPV 疫苗的安全性获得权威机构的认可。全球疫苗安全咨询委员会（GACVS）认为：现有证据表明使用 HPV 疫苗不存在安全性顾虑。FDA 批准 HPV 疫苗上市持续 10 年的监测和研究发现，HPV 疫苗的安全性良好。

439　HPV 疫苗是不是价越高越好

　　我国不同价数 HPV 疫苗的接种年龄有所不同。从接种年龄段及经济效益来说，二价疫苗，适合 9～45 岁的女性接种，需接种 3 剂次，分别在 0 个月、1 个月、6 个月各接种 1 剂次，三针接种完共计价格约 1800 元。四价疫苗，适合 9～45 岁女性接种，需接种 3 剂次，分别在 0 个月、2 个月、6 个月各接种 1 剂次，三针接种完共计价格约 2500 元。九价疫苗，适合 16～26 岁女性接种，分别在 0 个月、2 个月、6 个月各接种 1 剂次，三针接种完共计价格约 4000 元。国内之所以明确限定了疫苗的接种年龄，是因为只针对特定年龄组进行了临床试验。这并不等于这个疫苗对其他年龄组无效，只是在国内需要进行更多的临床试验，获得批准后才能扩大适用的接种人群范围。

　　另外，从预防疾病角度来说，不同价疫苗所预防的疾病、适合人群有所不同。二价、四价和九价疫苗都能预防 HPV16 型、HPV18 型引起的宫颈癌，这两种亚型引起的宫颈癌和宫颈癌癌前病变，几乎占所有病例的 70%。四价和九价疫苗除了能预防 HPV16 型、HPV18 型引起的宫颈癌，还能预防多种 HPV 亚型引发的生殖器尖锐湿疣。

但是价数越多的 HPV 疫苗越好吗？不一定，价数越多对工艺和稳定性提出的挑战也越高，各种蛋白之间也许会相互影响。有一些科学家对二价疫苗和四价疫苗进行了正面的"头对头（head-to-head）"比较。结果发现，二价疫苗在针对 HPV16 型和 HPV18 型的抗体水平上高于四价疫苗，而且能部分预防 HPV31 型和 HPV33 型感染。如果以预防宫颈癌为目的，二价疫苗可基本满足需求。从预防医学的角度来说，疫苗应该遵循保护大多数公众健康的原则。因此，疫苗的选择并不是越贵越好，公众不要一味追求"豪华版"，要根据自身情况和需求进行选择。

440 HPV 疫苗有用吗，哪些人群适合接种

一旦开始有性生活，大多数人都有暴露于 HPV 感染的危险，防止 HPV 感染理想的方法应该是在未暴露前接种疫苗。HPV 预防性疫苗的问世具有划时代的意义，它使宫颈癌的一级预防得以实现。约 70% 宫颈癌与高危型 HPV 病毒（HPV16 和 HPV18 型）感染相关。目前的宫颈癌疫苗属于预防性疫苗，包括二价、四价及九价疫苗。

二价 HPV 疫苗：主要针对 HPV16 和 HPV18 型病毒，其在所有引发宫颈癌的 HPV 亚型中占了 70% 以上的份额，因此，针对它们的疫苗可以给宫颈癌以致命一击。换言之，接种了二价 HPV 疫苗，女性同胞们今后患上宫颈癌的风险可大大减少。二价 HPV 疫苗此前获批适用于 9 岁以上女性群体。完成整个免疫程序共需接种三针，分别在第 0、1、6 个月。

四价 HPV 疫苗：在 HPV16 和 HPV18 二价 HPV 疫苗的基础上，增加了 HPV6 和 HPV11 二种 HPV 低危型亚型。因为低危型的 HPV 也会引起外生性湿疣类病变、扁平湿疣类病变和低度子宫颈上皮内瘤变，同样也对人体健康造成损害。也就是说，四价 HPV 疫苗可预防更多的 HPV 感染，不仅可减少宫颈癌的风险，更有其他的预防效果，预防作用也更加广泛。该种疫苗同样需接种三针，分别在第 0、2、6 个月，半年接种完成。

九价 HPV 疫苗：在四价 HPV 疫苗的基础上又增加了属于高风险组的 31、33、45、52 和 58 五种 HPV 亚型，是迄今为止功能最强大的 HPV 疫苗。可以说是四价 HPV 疫苗的加强版，其接种周期跟四价 HPV 疫苗一样，适用于 9 岁以上的男女。从疫苗的效果来看，最适合接种的人群是尚未发生性行为的年轻女性；目前认为，HPV 病毒疫苗的使用人群为 9～26 岁的无性生活的女性。一旦有性生活后，疫苗效力明显下降但仍有较为可观的预防效果。由于男性也会携带 HPV，仅仅为女性实施免疫不可能完全阻断该种病毒的传播途径，因此，有学者提出应该要求男性也及时接种。

441 哪些人不宜接种 HPV 疫苗

以下人群不适宜接种 HPV 疫苗。

（1）有免疫系统疾病（如糖尿病、艾滋病等）及长期使用免疫抑制剂的人：疫苗的接种会引起人体免疫反应，若本身免疫系统存在问题的人，接种后可能会加重免疫系统疾病，因此不建议接种。

（2）妊娠妇女及哺乳期妇女：目前的研究资料尚无法证明 HPV 疫苗对妊娠妇女及胎儿是安全的，因此出于安全考虑，建议妊娠期间以及哺乳期的妇女避免接种 HPV 疫苗。

（3）正患有急性疾病者：急性疾病患者常伴有发热等全身症状，接种疫苗可能会加重症状。

（4）过敏体质者：疫苗中的活性成分以及辅料成分可能会引起过敏反应，接种前应该提前了解自己是否会对疫苗产生过敏，再决定能否接种。已知对酵母过敏的人不宜接种。如果既往接种过 HPV 疫苗，有过敏史，是不适合再次接种的。

（5）长期服用药物者：目前关于药物与 HPV 疫苗之间是否会产生毒副作用的研究尚缺，从安全角度上看，长期服用药物者不建议接种 HPV 疫苗。

442 经期、妊娠期间和哺乳期间能否接种 HPV 疫苗

月经期：目前的资料显示，月经期并不影响 HPV 疫苗接种。但是月经期女性普遍免疫力降低，且接种疫苗后会有发热、疼痛等不适，所以虽然不是绝对禁忌，但还是尽量避开较好。

妊娠期：虽然目前国内外研究没有发现 HPV 疫苗对胎儿有不利的影响，但是由于研究有限，并不推荐在妊娠期计划接种 HPV 疫苗。如果在开始疫苗系列接种后才发现妊娠，可以继续妊娠，并且建议剩下的疫苗系列接种应推迟到产后再接种。

哺乳期：目前研究尚未发现 HPV 疫苗诱导的抗体经母乳分泌情况，但是由于相关研究数据有限，疫苗说明书上也并不建议哺乳期接种疫苗。

443 如果感染过 HPV，或者已导致宫颈癌或癌前病变但目前已治愈，可以接种 HPV 疫苗吗

大部分女性在 HPV 感染后，其自身机体免疫机制能对 HPV 进行清除，故称为一过性 HPV 感染，也就是我们常说的既往感染。那么，这类女性如果接种 HPV 疫苗，是否依然能保持良好的预防效果呢？

国外的一项对 16 ～ 26 岁既往感染过疫苗相关 HPV 型别、血清学阳性但 DNA 阴性女性随访 440 个月的临床研究显示，四价 HPV 疫苗对包括 HPV16/18 型在内的 CIN I 以上的宫颈病变的保护力为 100%。国外的一项对 24 ～ 45 岁血清学阳性但 DNA 阴性女性随访 4 年的临床研究显示，四价 HPV 疫苗对包括 HPV16/18 型在内的 CIN 等 HPV 相关病变的保护力为 66.9%。由此可见，在 HPV 既往感染人群中，预防性 HPV 疫苗能有效预防 HPV 相关病变。

下面我们再来看看，曾经患宫颈病变，并治疗痊愈后的女性，她们的 HPV 感染情况如何？一项纳入了 25 项研究、近 2000 例接受过宫颈癌前病变治疗的女性的荟萃分析显示，宫颈病变女性治疗后，术后随访 3 年的 HPV 的感染率为 0% ～ 47%。由此可见，接受过宫颈病变治疗的女性仍然容易感染 HPV。故对于

有既往癌前病变治疗史的女性患者，接种 HPV 疫苗可有效预防宫颈病变复发。另有一项研究对 737 名在 20 ～ 45 岁、被诊断患有 CINⅡ～Ⅲ、且接受过宫颈 LEEP 手术的患者进行随访，结果显示，接种过 HPV 疫苗的患者中，有 2.5% 的患者 CINⅡ～Ⅲ复发，在非 HPV 疫苗接种组中，复发的概率是接种组的 3 倍；在感染 HPV16 型和 / 或 HPV18 型的患者中，非 HPV 疫苗接种组发生与疫苗 HPV 型别相关的复发性 CINⅡ～Ⅲ的概率约是接种组的 3.5 倍。国外的一项对 178 名有既往 HPV 病史的女性的前瞻性随机对照试验显示，有既往 HPV 病史的女性在接种疫苗后，可有效降低 HPV 相关疾病复发的风险。疫苗接种组的 HPV 相关疾病复发率仅为 3.4%，而未接种疫苗组的 HPV 相关疾病复发率为 13.5%，是疫苗接种组的 4 倍。所以，对于过去曾经感染过 HPV 且患过宫颈癌或癌前病变，目前已治愈的人群，接种 HPV 疫苗有益，尤其是患者并未感染过目前的疫苗能预防的几类 HPV 时，接种疫苗非常有好处。

444 中国内地（大陆）哪些机构可以接种 HPV 疫苗

目前我国内地（大陆）在售的 HPV 疫苗包括二价、四价和九价疫苗。不少地区可在定点医院接种，北京地区女性在社区医院、社区卫生服务中心或一些私立医院就可以接种。具体接种单位请咨询当地疾病预防控制中心。

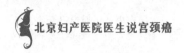

445 各种 HPV 疫苗的接种程序、价格、给药方式是怎样的

三种疫苗都是肌内注射，首选接种部位为上臂三角肌，就是打在胳膊上。本品严禁静脉或皮内注射。

二价疫苗推荐于 0 个月、1 个月和 6 个月分别接种 1 剂次，共接种 3 剂，每剂 0.5mL。即打完第一针间隔 1 个月后再打第二针，距离第一针 6 个月后打第三针。国产二价疫苗与进口二价疫苗规定的接种程序稍有不同。进口疫苗需按上述程序完整接种 3 剂，国产疫苗的说明书指出 9～15 岁女童接种 2 剂即可（0，6 个月），15～45 岁女性需接种 3 剂（0，1，6 个月）。

四价和九价疫苗按照 0 个月、2 个月、6 个月的免疫程序接种 3 剂，就是第二针和第一针间隔至少 2 个月，其余和二价疫苗一样。根据国外临床研究数据，首剂与第二剂的接种间隔至少为 1 个月，而第二剂与第三剂的接种间隔至少为 3 个月，所有 3 剂应在 1 年内完成，并且 15 周岁以下女童只需要接种 2 剂。

关于费用问题：北京公立机构价格为二价疫苗（进口）580 元／支，加上挂号费、注射费等其他费用，3 支打完需要 1800 元左右；二价疫苗（国产）329 元／支，9～15 岁打完 2 支需 658 元，15～45 岁打完 3 支需 987 元。四价疫苗 798 元／支，3 支需要 2400 元左右。九价疫苗 1298 元／支，3 支需要 4000 元左右。私立医院因为挂号费和注射费等附加费用的关系，价格会有不同程度的上浮，但是疫苗本身没有区别。

446 HPV 疫苗的预约和接种流程如何

可以到就近的社区医院或卫生服务中心询问，也可以询问当地疾病预防控制中心，私立医院可以网上购买后电话咨询预约。请注意，医疗机构会按照身份证上的年龄计算，必须符合国家规定的年龄才能接种相应的疫苗。预约完毕后，按照预约时间前往接种点接种疫苗就可以了，请携带身份证，未成年人需要监护人陪同。接种疫苗前医师会进行简单问诊，如果当日有感冒、发热或有任何医师认为不宜接种的特殊情况，不能注射疫苗。任何一剂疫苗接种后均可能会出现晕厥（昏厥），导致跌倒并受伤，尤其是在青少年及年轻成人中。因此，建议接种本品后留观至少 15分钟或按接种规范要求。

447 HPV 疫苗接种前要做什么准备，有何注意事项

因为考虑到 HPV 疫苗的所有基因型都感染一遍的可能性较低，如果已经感染过 HPV，依然可以通过接种疫苗来预防其他基因型的感染。所以，一般认为不用在接种前特地做 HPV 检测。但是，发热、感冒、器官功能障碍、对 HPV 疫苗成分过敏的人群不宜接种疫苗。另外，妊娠和哺乳期的女性应暂缓接种。详细的禁忌接种情况可咨询接种点的医师。

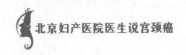

448 打过 HPV 疫苗是否就不需要做定期宫颈癌筛查了

大家接种完 HPV 疫苗仍然要重视定期宫颈癌筛查，因为无论是接种 2 价疫苗、4 价疫苗还是 9 价疫苗，都不能 100% 预防宫颈癌的发生。

宫颈癌的一级预防即病因预防，主要针对宫颈癌的高危因素，如 HPV 感染、多个性伴侣、初次性生活 <16 岁、早年分娩、多产以及吸烟、性传播疾病、免疫抑制等加以避免，来防止宫颈癌病变的发生。其中 HPV 疫苗目前被世界公认为预防宫颈癌发生的首要预防手段。

宫颈癌定期筛查属于宫颈癌二级预防的内容，即临床前预防，指的是通过筛查早期发现、早期诊断宫颈癌，以达到早期治疗的最终目的，及时将宫颈癌的恶果扼杀在摇篮里。对于筛查，主要遵循三阶梯步骤：①首先以宫颈细胞学检查或细胞学结合 HPV–DNA 检测作为初筛；②对可疑或阳性人群做阴道镜检；③最后可以在镜下定位取活体组织进行病理学诊断，它是诊断的金标准。

所以接种 HPV 疫苗后仍然需要做定期宫颈癌筛查，多一道防线，您与宫颈癌之间的距离也就更远了。

449 如果不能或者不想接种 HPV 疫苗，怎么预防宫颈癌

虽然 HPV 疫苗的接种人群有年龄限制，但是实际上，人一

生中任何阶段都有可能感染上 HPV，所以理论上说，即使超龄也可以接种 HPV 疫苗，以预防 HPV 感染。但是为了让有限的疫苗资源发挥最大的作用，目前国家只允许了一定年龄段的女性接种 HPV 疫苗。那么，如果您不能或者不想接种疫苗，您还可以通过以下方式预防 HPV 感染及其导致的病变。

第一，要避免 HPV 找上门来。保持健康的生活方式，如减少性伴侣数量、性生活前注意清洁、性生活全程使用避孕套、减少妊娠次数、戒烟等。

第二，借助筛查手段及早发现是否有 HPV 感染及其癌前病变。要知道，即使接种了 HPV 疫苗，也需要定期筛查，因为它不能帮助我们完全杜绝宫颈癌的发生。基于我国国情，推荐女性于 25 岁（有性生活后）开始筛查，最好进行 HPV 检测和宫颈细胞学联合筛查，如无异常，可延长筛查间隔。如果 HPV16/18 型阳性或宫颈细胞学检查结果显示 ASC–US 及以上，则需要行阴道镜活检来明确诊断。

第三，发现病变后应及早治疗。宫颈上皮内瘤变主要通过宫颈锥切术来切除病灶，同时清除感染的 HPV。万一不幸发展为宫颈癌，则需要根据患者的期别、年龄和生育要求等，制订以手术、放疗、化疗三大手段为主的综合治疗方案。

所以，即使没办法接种 HPV 疫苗，我们还是有多道防线保护我们远离宫颈癌的伤害的。前提是您要足够重视，洁身自好，早发现，早治疗。

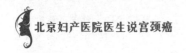

450 使用避孕套可以预防 HPV 感染吗

子宫颈癌是人乳头瘤病毒的感染所致，这是一种很常见的病毒，主要通过性生活传播，感染多发生于年轻人，而大多数人往往对此并不了解。使用避孕套可以对防止 HPV 感染起到一定作用，并降低患 HPV 相关疾病如生殖器疣和子宫颈癌的危险。

避孕套的使用仅对 HPV 感染有部分保护作用，因病毒可存在于未被避孕套覆盖的体表，如肛门、女性的外阴及会阴部、男性的阴囊。避孕套可减少发生 HPV 相关疾病的危险，因可减少 HPV 病毒量，或减少再暴露的可能性。女用避孕套（能覆盖女性部分会阴）是否能提供像男用避孕套一样或更多的预防 HPV 感染作用，有待于进一步研究。然而，持续及正确使用避孕套有重要益处：①减少 HPV 感染。②减少生殖道疣的危险。③减少子宫颈癌癌前病变及子宫颈癌的发生。④对其他性传播疾病（STIs）如衣原体及 HSV-2 的感染提供保护作用。这些可能是子宫颈癌发生的协同因子。⑤可预防 HIV 感染。⑥可防止意外妊娠。

451 有预防宫颈癌的食谱吗

吃什么可以预防宫颈癌呢？随着我们的生活质量的提高，人们对于吃的要求已不仅是为了填饱肚子，更多的是要吃出健康。对于宫颈癌的防治并没有什么特效的食谱，只有营养均衡才会对我们身体有益。

人体每天要补充足量、均衡的各种营养素，如蛋白质、优质脂肪、维生素、膳食纤维等。其中维生素是我们必不可少的一类，在各种维生素中维生素 A、维生素 C、维生素 E 和具有良好的预防肿瘤的效果，亦是抗氧化物，可保护细胞免受自由基的损害，从而起到一定的预防宫颈癌的作用。富含维生素 A 的食物包括橙子、胡萝卜、南瓜、鸡蛋、动物肝脏、金枪鱼等，而强化乳制品预防宫颈癌的效果最好，且对女性皮肤和内分泌调理也十分有益。维生素 C 可以抑制病毒所造成的伤害，增强免疫的作用，所以对人体有很大的帮助。而女性可以多吃一些白萝卜、土豆和油菜等富含维生素 C 的食物，防止肿瘤发生，降低宫颈癌的发病率。微量元素锌和硒对免疫细胞的产生和功能发挥有着极为重要的作用，宫颈癌与微量元素锌和硒有关。这些微量元素的不足导致宫颈癌、乳腺癌的发病率明显增高，所以在日常生活中多吃一些牡蛎、鱼、蛋、紫菜、芝麻、花生等食物对增强免疫力都有很大的帮助。总之，我们要管住口，迈开腿，多多锻炼，合理饮食，均衡营养，以提高免疫力，做好定期的筛查才能够有效地预防宫颈癌等疾病的来袭。

（邓波儿　焦思萌　赵轩宇　金碧霞　宋　丹　晏　燕

王　晨　韩松筠　丁　丁）

提前了解　少走弯路

——就诊经验篇

452 妇科检查：女性每年不能忽视的工作

健康是人类生存和发展的重要因素，而女性健康涉及人类的繁衍生息，是关系子孙后代的大事。随着当代社会工作竞争压力的加大和生活节奏的加快，人们的心理压力越来越大，伴随生活条件的改善和社会风气的改变，人们的生活方式正在发生着变化，导致疾病日渐增多，很多人表面看起来很健康，殊不知身体中已潜伏着某些早期病理改变，某些病魔正在悄然走近。健康检查就是为了尽早发现隐藏在身体里的疾病，以便早发现，早诊断，早治疗。

很多妇科疾病包括妇科癌症在早期是没有明显症状的，患者和正常人一样。但是如果等到患者自己觉得不舒服时，很多病已经错过了最好的治疗时机，甚至已经开始危及生命，所以女性一定要提高自我保健意识，定期进行妇科体检。像子宫颈癌、卵巢癌、乳腺癌，还有子宫肌瘤等常见病，通过体检都可以早发现、早治疗，正因为如此，对女性来说，妇科检查是一道"护身符"。

宫颈癌早期治疗后五年生存率接近100%，晚期治疗五年生存率只有20%～50%。因此宫颈癌是一种可早发现、早诊断、早治疗的疾病，关键是定期进行筛查，防患于未然。如果及时发现早期宫颈病变，及时进行恰当的处理与治疗，宫颈癌是可以被战胜的。

（1）哪些人需要做妇科检查呢？

一般已婚的所有年龄的女性都是妇科普查的对象，但是由于近年来妇科肿瘤的发生有年轻化的趋势，建议只要有性行为的女性，都应该积极参加定期妇科检查。

（2）多长时间进行一次妇科检查合适呢？

目前建议：自30岁开始普查，为避免出现假阳性，间隔一年再查一次，根据第一、第二次的检查结果列出重点高危人群（如HPV病毒感染和性病患者等）和高危人群（如初次性交年龄在18岁以下、性生活紊乱、经期卫生不良、宫颈糜烂等）。对重点高危人群应每年查一次，对高危人群每两年查一次，非高危人群每三年查一次，两次阴性后每五年查一次，两次检查间隔时间不得超过五年，这样可以及时发现癌肿性病变。

（3）妇科检查的内容及其能够发现哪些问题？

①外阴阴道检查：可观察外阴部是否有炎症、溃疡、赘生物和肿块，外阴皮肤黏膜有无色素减退，阴道炎症、宫颈炎症（宫颈息肉、宫颈糜烂、腺囊肿和赘生物），有无阴道前后壁膨出、子宫脱垂及尿失禁等。

②双合诊：是盆腔检查的主要部分，通过检查了解阴道是否通畅，有无畸形和肿块，宫颈有无接触性出血，触痛等情况，位于盆腔的子宫、双附件及其周围组织是否正常，有无炎症和肿物，如子宫肌瘤、子宫内膜异位症、卵巢肿物和盆腔炎症等。

③阴道分泌物检查：通过分泌物的检查和测定，了解阴道炎症的性质，如霉菌性阴道炎、滴虫性阴道炎和细菌性阴道病等。

④防癌刮片：可对宫颈癌进行筛查，早期发现宫颈癌，还可以同时发现有无滴虫、霉菌、人乳头瘤病毒（HPV）和疱疹病毒等感染。

⑤激素水平测定：通过阴道细胞学检查了解此激素水平，对于卵巢功能减退和不孕症等疾病有指导治疗意义。

⑥B超检查：超声波检查分为腹部B超和阴道B超，可以了解子宫、子宫内膜、输卵管和卵巢的情况，如子宫肌瘤、子宫内膜异位症、卵巢囊肿、畸胎瘤、宫内环位置等。

⑦乳腺检查：乳腺检查除进行局部触诊外，一般还可根据情况配合使用仪器辅助检查，如超声波检查、红外线扫描、热图检查、钼靶摄片等，通过一次仔细而全面的检查可以发现乳腺增生、乳腺纤维瘤、乳腺炎等常见的乳腺疾病，更重要的是可以早期发现乳腺癌。

（4）B超检查前要做哪些准备？

腹部B超应憋足尿后再进行，便秘的患者应在检查当日晨或前日晚排空大便，以免误诊。行肝胆脾B超检查时，需在检查当日晨禁食水。

（5）做宫颈刮片（防癌刮片）前要注意什么？

在进行宫颈刮片时应该避开月经期，24小时内无性生活，经常行阴道上药的患者至少停药3天，在做内诊之前进行。

（6）乳腺检查时如何配合？

医生详细地询问病史和仔细地体格检查（乳腺触诊）是发现乳腺癌的最好方法。受检者在检查时应认真回答医生的提问，同时不要紧张和不好意思，应充分暴露上身，放松身体，注意：乳腺检查最好避开月经前期，因为此时乳房胀满，甚至触痛明显，容易混淆或掩盖某些疾病。

（7）妇检时哪些操作后应该注意避免性生活？

①诊断性刮宫术：简称为"诊刮"。当发生月经失调、患有不孕症、怀疑子宫内膜腺癌或更年期月经失调需要排除子宫内膜癌时，便需要做诊刮术。在行诊刮术前3天和术后1个月内，均应禁止房事，预防宫腔感染。

②子宫颈活组织检查：当医生怀疑一个人有可能患有子宫颈癌症时，常需要做子宫颈活组织检查。一般手术后2周内禁止房事。若2周后仍有出血，则应在流血停止后1～2周才能过性生活。

③子宫颈息肉摘除术：凡是借助于细长的蒂附着于子宫颈的小肿块，临床上都可称为子宫颈息肉，是良性肿块。在手术前3天及术后2周应禁止房事。

④重度"子宫颈糜烂"治疗后：重度子宫颈糜烂的治疗，可选用电熨、激光烧灼或做锥形切除术。术后2个月内应禁止房事，以避免痂皮脱落，造成出血多。

453 怀疑得了宫颈癌应怎样选择医院

宫颈癌是最常见的妇科恶性肿瘤，严重威胁着广大女性的身心健康，由于医院众多，患者在选择医院方面难免会眼花缭乱。由于宫颈癌的筛查、诊断受到取材、检验机器和技术等的影响，而且治疗方面还受到治疗条件设备以及治疗技术的影响，所以一定要选择一家正规的公立医院。患者可以选择就近的公立二级以上的医院进行相关检查，待明确诊断后可根据情况进一步选择医疗水平相对较高的大型三级医院就诊治疗，这样可以避免大型医院挂号难、检查难的问题，相对节省时间及金钱。

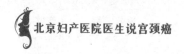

454 怀疑得了宫颈癌应怎样选择科室

宫颈癌患者就诊应该选择正规医院的妇科肿瘤科，如果医院没有设置妇科肿瘤科，则可以选择妇科就诊。

455 网络（电话）咨询可靠吗

现实生活中，并不是所有的患者都有条件或者有必要到正规大型医院就诊。比如，偏远地区或行动不便的患者、一些简单的疾病或一般的疾病困惑，可能通过网络（电话）咨询平台进行咨询，这就节省了患者及家属大量的时间、精力和金钱。但疾病的诊疗需要结合患者的病史、查体、辅助检查，如果不清楚病情就容易误诊，而且目前相关平台众多，有些正规性及真实性有待考证，所以目前网络咨询仍有许多不可靠性和不确定性。如果要选择网络（电话）咨询，一定要选择正规网站，而且为了提高咨询效率，建议患者掌握以下几点：①尽量详细描述症状、发病时间；②尽量上传化验、检查及病理报告；③如果曾经接受治疗的，请具体说明医院和治疗方法；④在咨询前可先浏览其他患者的咨询，可以避免一些遗漏。如果网络（电话）咨询未能解决问题或病情较重，请及时到医院就诊。

456 患者应怎样预约挂号

患者可以通过医院官网或医院微信公众平台了解医生的出诊

时间，确定就诊日期后，可通过以下方式预约挂号：①现场持就诊卡或医保卡挂号；②微信搜索并关注医院公众号，根据操作指引进行预约挂号（到北京市就诊的患者可登录 114 北京市预约挂号平台 https://www.114yygh.com/ 进行预约，或微信关注"京医通"点击相关医院进行预约）；③电话预约（114），就诊当天挂号交费处取号；④对于恶性肿瘤或癌前病变的患者，如未能预约到号，可于门诊日找医生酌情加号。

457 患者就诊前应做好哪些准备

宫颈癌患者就诊前，有必要做好一些准备工作，以避免因缺少某方面的数据而来回奔波或者做一些不必要的重复检查，节约时间和金钱，提高就诊效率。更重要的是，做好充分的就诊准备，尽量让医生掌握详尽的情况，才能做出正确的诊断，制订出最佳的治疗方案。

首先，患者应提供准确、完整的病史，包括自身一般情况（姓名、年龄、家庭住址等），发病的主要症状和时间，月经史（初潮年龄、月经周期、经期持续时间、末次月经等），婚育史（是否已婚、结婚年龄、怀孕次数、分娩次数及方式、避孕方式等），家族肿瘤病史等。

其次，梳理好以往的诊疗信息并携带相关资料，包括病理诊断数据（病理报告、切片等），影像学检查数据（CT、MRI、PET-CT 等），其他化验检查单（肝肾功能、心肺功能、梅毒艾滋检查等），若为出院病人复诊，还应带上出院小结、用药方案、

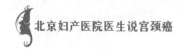

治疗效果等数据。

最后，宫颈癌患者以及初次就诊的有性行为的女性需要行妇科检查（双合诊、三合诊）协助诊治，必要时还需做宫颈刮片，未婚女性可通过直肠－腹部诊或 B 超了解盆腔情况。患者要尽量避开月经期，检查的前一天应禁忌性交，不做阴道灌洗，平时做阴道上药治疗的妇女在检查前一周停止用药，以免影响细胞学检查的结果。

458 医生做妇科检查时应怎样配合

对女性来说，妇科检查是一道"护身符"，像子宫颈癌、卵巢癌、乳腺癌，还有子宫肌瘤等常见病，通过体检都可以早发现、早治疗，所以定期妇检不容忽视。只要有性行为的女性，都应该积极参加定期妇检，如果无性生活的女性出现月经不调、痛经、闭经、白带异常或者生殖器发育不良、子宫位置异常等情况也应进行妇科检查。一般可以从以下几个方面配合医生做好妇检：①询问病史，疾病的正确诊断往往取决于患者提供的病史是否完整、准确，受检者在回答医生的提问时必须真实客观，不能隐瞒病史；②盆腔检查，包括双合诊和三合诊，对于无性行为女性可通过直肠－腹部诊或 B 超了解盆腔情况，一般根据病情还会行宫颈癌筛查（TCT 及 HPV 检测）、分泌物检查等。患者应首先排空大小便，取一块新的一次性妇检垫垫于臀下，脱下一只裤腿，采取膀胱结石位，充分暴露外阴，检查时双手放于身体两侧，同时充分放松臀部和腹部的肌肉，以保持腹部平软，必要时可做深呼吸以利于消除紧张情绪，配合医生完成检查。需要注意的是：妇科检查要尽量避开月经期，检查的前一天禁忌性交，不做阴道灌洗，平时做阴道上药治疗的妇女在检查前一周停止用药，以免影响阴道细胞学检查的结果。

459 为何要做病理会诊，其程序如何

病理检查是经活检或手术的方式将人体部分组织或器官取出来通过专业的医疗技术手段制成病理切片进行分析，用以确定疾病的诊断、组织来源、性质和范围等，为临床诊断和治疗提供重要的依据。在诊断癌症方面，病理诊断可谓绝大多数癌症的"金标准"。因此，病理报告的准确程度，对于癌症的治疗意义重大。病理会诊是患者在一个医院就诊时的病理切片需要借到另一个医院进一步检查并出具会诊结果。患者就诊时如出现以下三种情况，均需要申请病理会诊：①为患者进行活组织病理检查、制成病理切片的医院所出具的报告提供的病理信息不全，需要进行其他相关病理检查；②考虑出具病理报告医院的专业技术水平，其报告的准确程度需要进一步核实；③患者初次就诊时的诊断可能错误，若依此诊断进行后续治疗，一旦出现医疗事故，患者初次和此次就诊的医院均会承担责任。

病理会诊的具体程序如下：①患者前往出具病理报告所在医院的病理科，携带本人身份证（或委托人身份证和委托书）及就诊时的病理报告，借出病理切片（玻璃片）；②前往此次想要就诊的医院，由接诊医生开具病理会诊单，交费后携带所有病理切

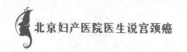

片前往该医院病理科会诊，等候病理结果。

注意事项：①借阅病理切片时尽量将所有病理切片（包括多次手术或活检的切片、免疫组化切片）均借出，以助诊断；②如患者此次就诊的医院要求制成病理切片的医院出具石蜡块，以便重新切片或进行免疫组化分析，也应满足要求。

460 商业保险如何报险、索赔

不同的商业医疗保险其报销范围不同，部分商业医疗保险的报销范围与社保报销范围一致，若已从社保或其他社会福利机构取得赔偿，保险公司仅对剩余需按比例自负的部分进行赔偿。而部分商业医疗保险则规定，只要是实际发生的合理费用，都可按比例或在一定免赔额后，得到保险公司赔偿。

商业门诊类医疗保险报销需要准备三种材料：①被保险人身份证明复印件；②医疗费收据原件（附门诊医疗收费项目明细）；③医疗手册，处方，检查单，化验单等原件。

商业住院类医疗保险报销需要准备的材料有：①被保险人身份证明复印件；②病历复印件盖医院章（需要用患者身份证原件到医院医务科复印）；③医疗费收据原件，住院医疗收费项目明细原件；④医疗手册，处方，检查单，化验单等原件；⑤出院小结或诊断证明（由医院提供并盖章）；⑥有社保报销的需提供社保理赔分割单。

报销流程大致包括四大步骤。①及时报备。被保险人一旦不幸发生保险事故应该及时向所投保的保险公司报备，一般来说，超过保险公司规定的时间后报备保险公司是有理由拒赔的。②理赔受理。受益人按条款或协议约定的要求提交理赔材料，对符合受理要求的，保险公司予以受理。③理赔审核。保险公司专业理赔人员对案件进行审核并做出理赔决定。④若商业医疗保险报销获得保险公司认可，那么被保险人可以在几个工作日后获得赔款。

461 本地医保及新农合患者如何报销

现大部分医院已开通本地就医即时结报，患者只需入院时向医院医保中心出示身份证、医保卡或者合作医疗证，就可以在出院时直接报销结算。

如若就诊医院未开通即时结报或患者因其他原因未能在住院时及时出具医保凭证，这就需要患者回当地报销。报销所需材料：①门诊医药费报销，须持门诊收据和处方；②住院报销，需持住院收据并盖章、检查和用药情况清单、出院记录、诊断证明；③本人身份证明（身份证复印件或户籍证明）；④合作医疗证；⑤非本人存折收款，要代收人身份证、户口本；⑥在辖区外医院住院需区级医院转诊证明和用药情况清单，在辖区外医院急诊就医的，凭急诊证明，由镇合作医疗结算中心按标准审核予以报销；⑦恶性肿瘤放、化疗和尿毒症肾透析及肾移植后服用抗排异药物，高血压、糖尿病、心脑血管三种慢性疾病在规定以内的部分门诊医药费凭门诊收据和处方报销。

手续和程序：患者在市内就诊，直接在各定点医疗机构结算住院费用；参合人员因病情需要转市外就诊治疗的，由经治医生填写病情诊断，医疗机构医保办审批，报市合管办备查。转市外的住院费用，在1个月内将上述材料交本乡镇卫生院（合管所）经办人员办理结报手续，经初审后，由乡镇集中送交市医保处结算。外出打工者住院治疗，除需提供住院发票、出院记录、医药费用清单（或医嘱单）、身份证明外，还需提供打工地的打工证明材料（可由打工所在地的居委会或工厂等单位提供），否则，按无转诊证明比例结算。

462 外地医保及新农合患者如何报销

门诊患者医保报销流程：需携带①身份证及医保卡；②定点医疗机构专科医生开具的疾病诊断证明书；③门诊病历、检查、检验结果报告单等就医资料；④财政、税务统一医疗机构门诊收费收据；⑤医院电脑打印的门诊费用明细清单或医生开具处方的底方；⑥定点药店：税务商品销售统一发票及电脑打印清单；⑦如代办则提供代办人身份证。带齐以上资料到当地医保中心相关部门申请办理，经审核，资料齐全、符合条件的，即时办理。申请人办理门诊医疗费用报销时，先扣除本医保年度内划入医疗保险个人账户的金额，再核定应报销金额。

住院患者医保报销流程：入院或出院时都必须持医保卡到各定点医疗机构医保窗口办理出入院登记手续。住院时个人预交一定医疗费，出院结账后多退少补。因急诊住院未能及时办理住院登记手续的，应在入院后次日（节假日顺延）凭急诊证明到医保

窗口补办住院手续，超过时限的其医疗费自负。在一个基本医疗
保险结算年度内，多次住院的医疗费累计计算。在定点医疗机构
出院时，各定点医疗机构会按照相关政策计算报销金额和个人应
自付金额。异地就医患者首先需要县级医院以上的转诊证明，然
后到医院社保窗口盖章，再到当地的社保所做外出治疗的登记，
做好这些就可以转院治疗，转诊转院后发生的医疗费用，由个人
或单位先垫付，治疗结束后带好住院收据并盖章、相关化验检查
和用药情况清单及收据、出院记录及诊断证明、本人医保卡及身
份证等相关资料到上级的社保局去报销就可以了。如果异地就医
仅为门诊，就不需要这些手续，直接先去外院就诊，看完回来到
社保局报销就可以了。

（李　静　孔为民　刘　瑶　杨　甜）